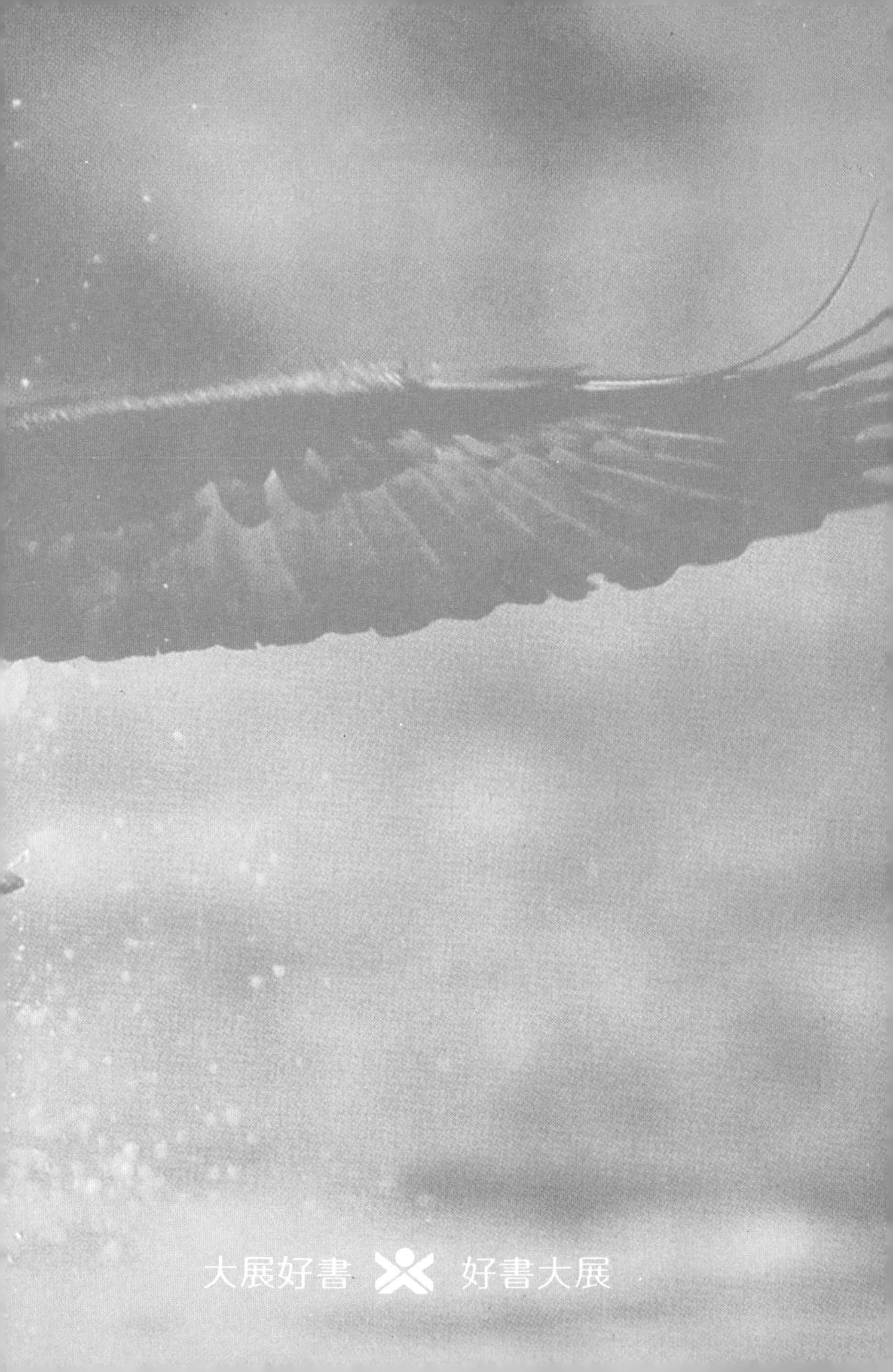
大展好書 好書大展

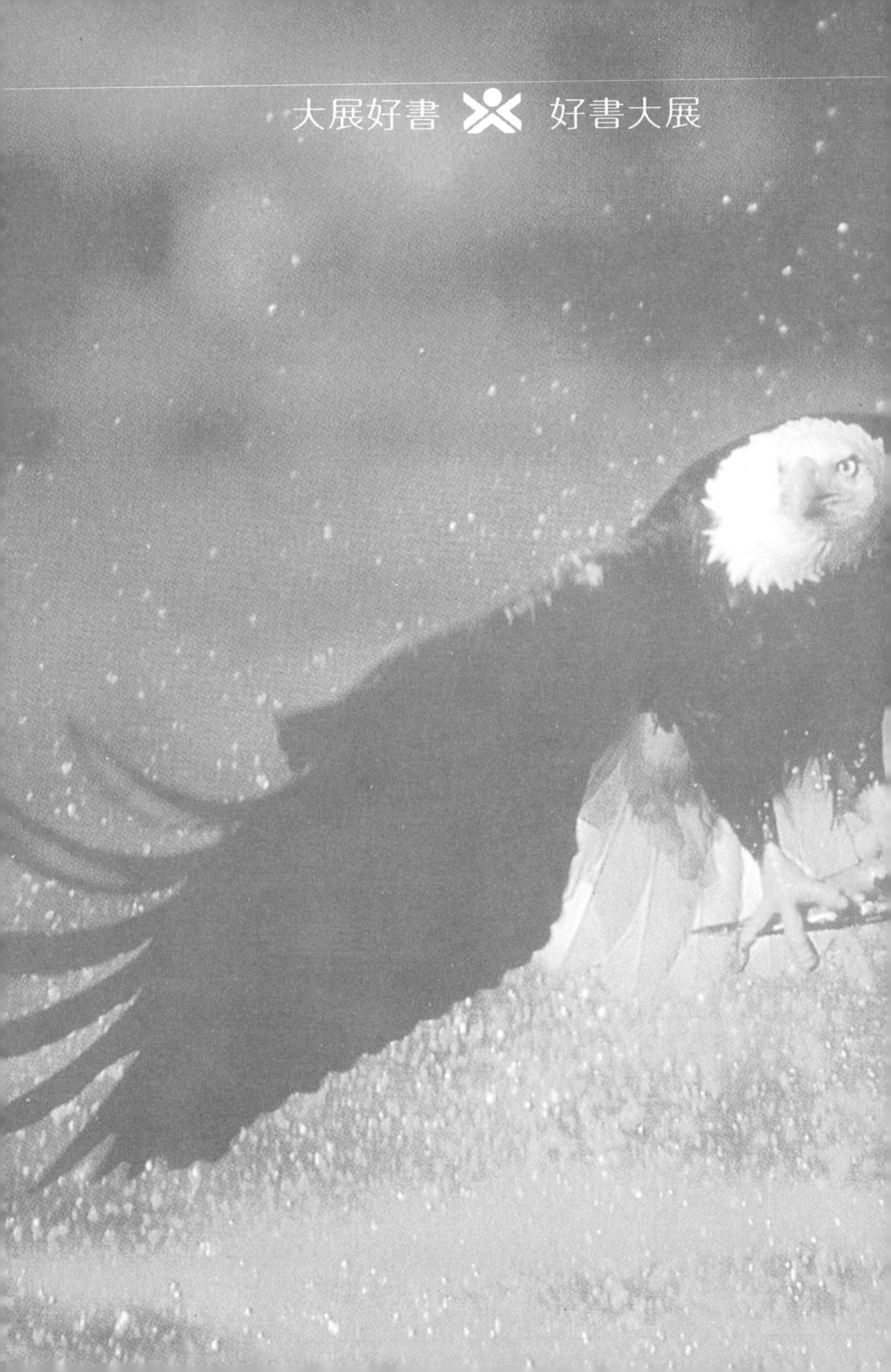
大展好書 好書大展

飲食保健 4

藥酒與健康果菜汁

成玉編著

大展出版社有限公司
DAH-JAAN PUBLISHING CO., LTD.

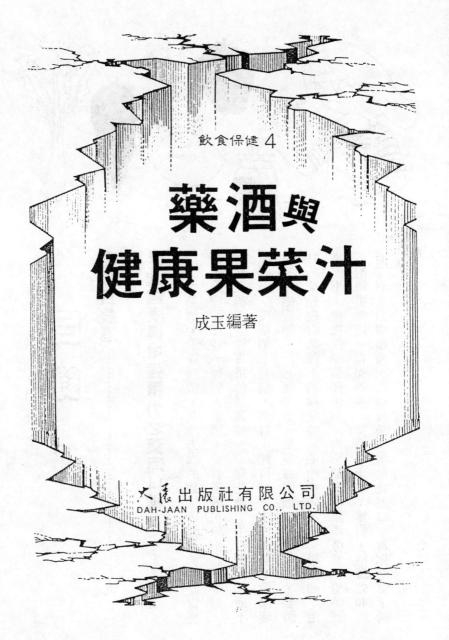

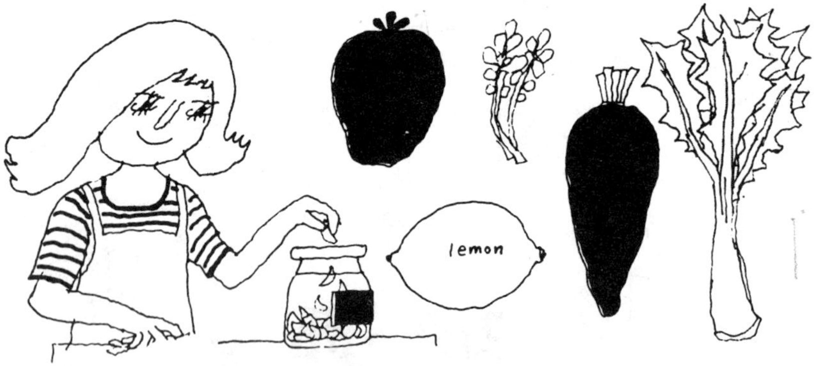

目錄

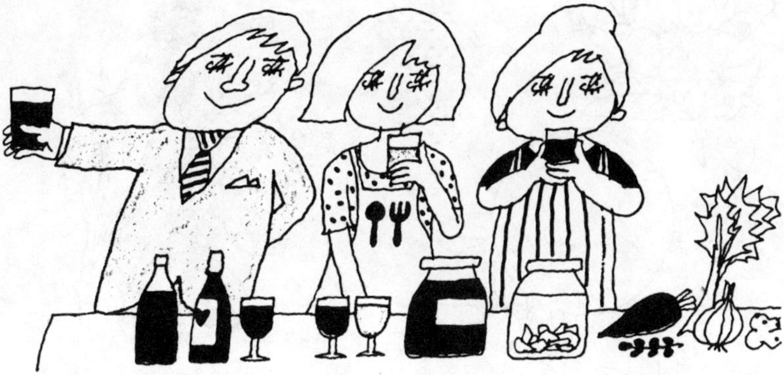

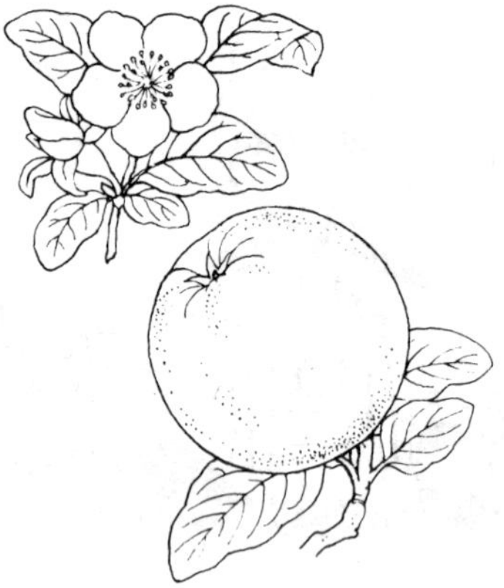
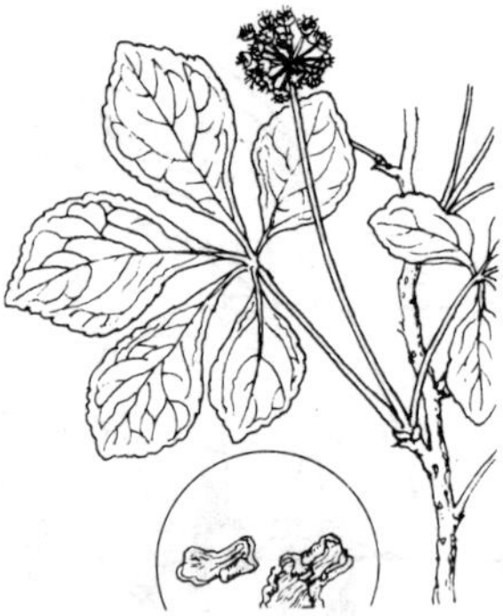

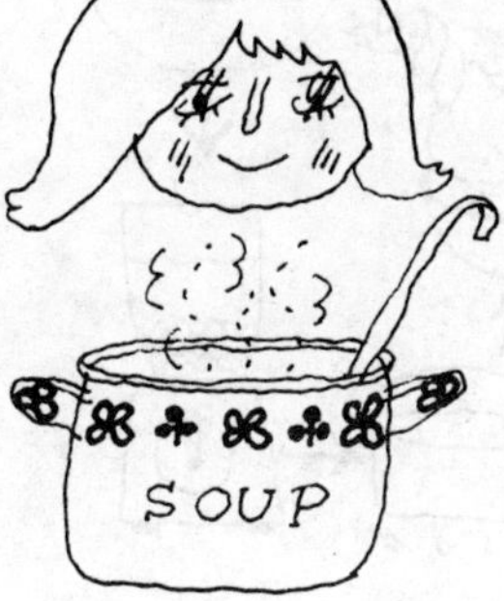
SOUP

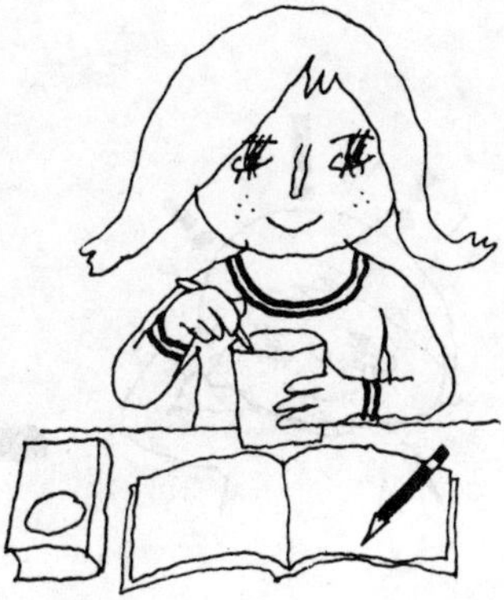

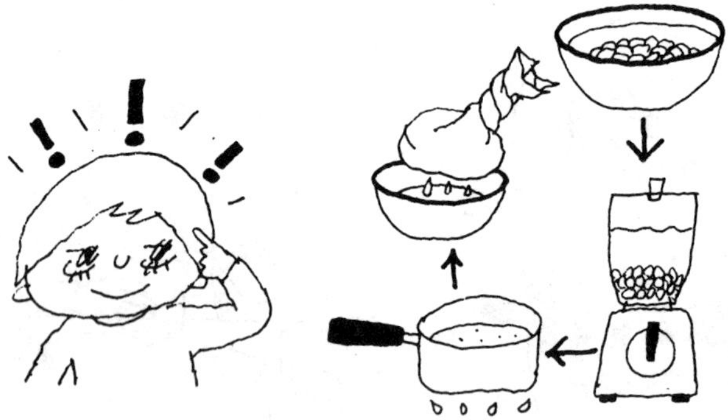

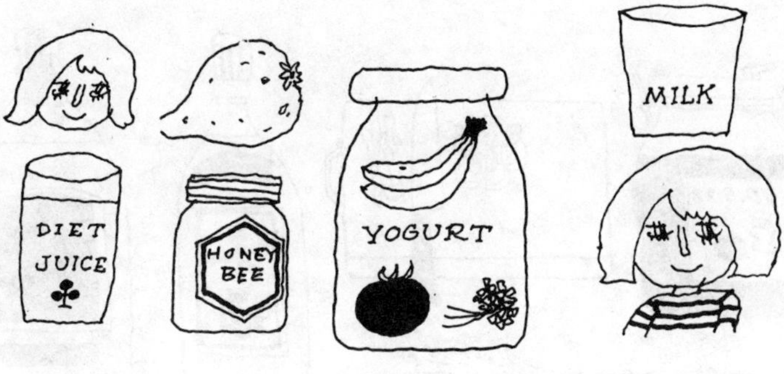
DIET
JUICE
HONEY
BEE
YOGURT
MILK

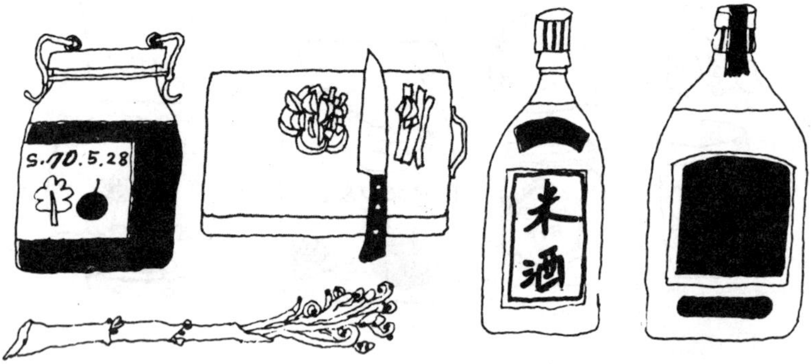
S.70.5.28
米酒

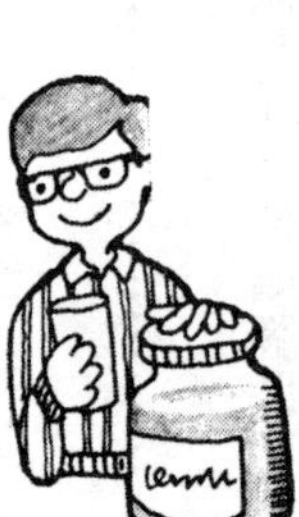

周公百歲酒

幾千年前中國的賢君周公旦，他考慮到百姓的長生問題，而自製此酒，因常飲此酒，傳說活到一百歲，此卽「周公百歲酒」

作法簡單，每日稍微喝些。

此為保持青春、美麗與長壽的秘方，讀者們也來自製吧！

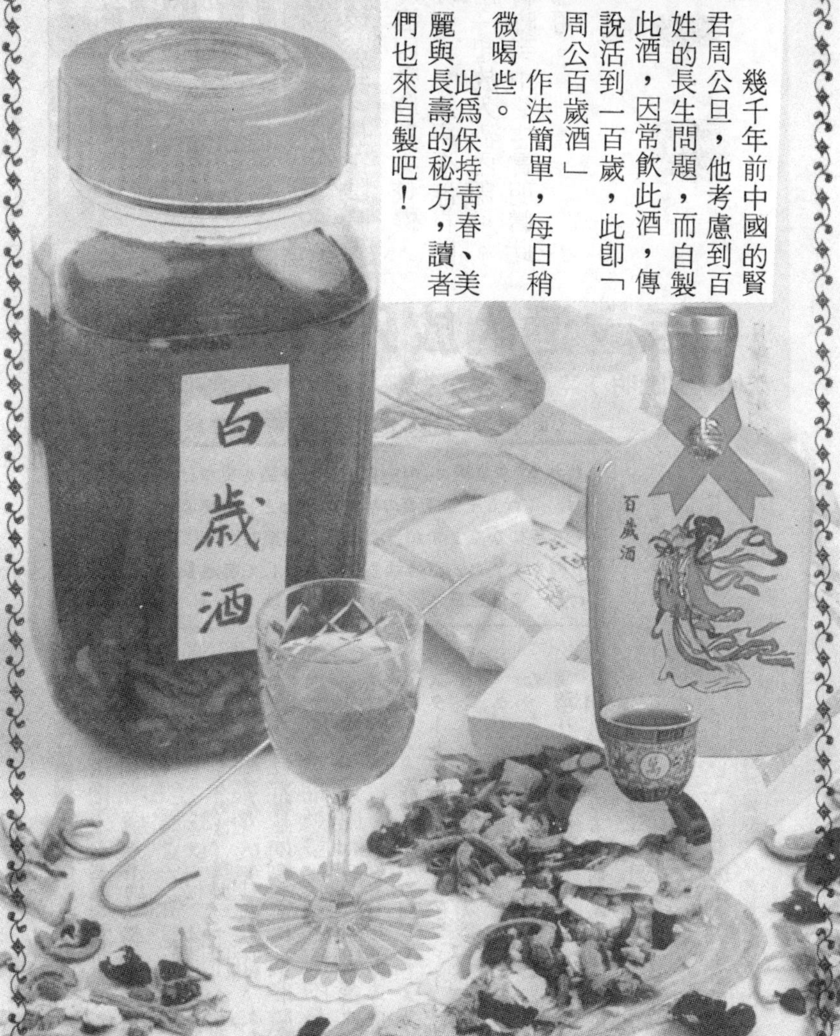

百歲酒之作法

準備廣口瓶子，注入酒精度四十三%的酒，放入定量的漢藥、蜂蜜，然後密封，放在陰暗場所三個月（燒酒因吸收藥力較慢，須放置六個月），中途絕不能打開。

漢藥混在一起放入酒內卽可。

準備材料時到中藥店言明購此分量之處方卽可。

材料（3.6ℓ分）
黃精25g 地黃24g
黃耆、白茯苓、肉桂各15g、當歸12g 黨參、白朮、赤茯苓、麥門冬、陳皮、山茱萸、枸杞子、川芎、防風、龜板各10g 五味子、羌活各7.5g
厚酒（酒精度43度）
或燒酒（酒精度35度）
3.6ℓ
蜂蜜150—200g

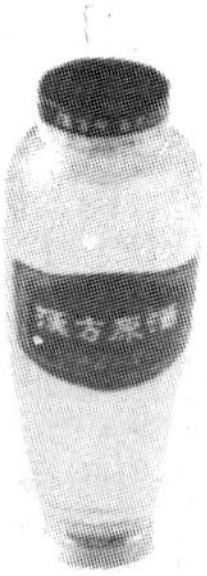

百歲酒內放入18種中藥

（本項說明）：⑴中藥之特徵⑵藥效　有★記號者表示卽使單味做藥酒也能顯出藥效。

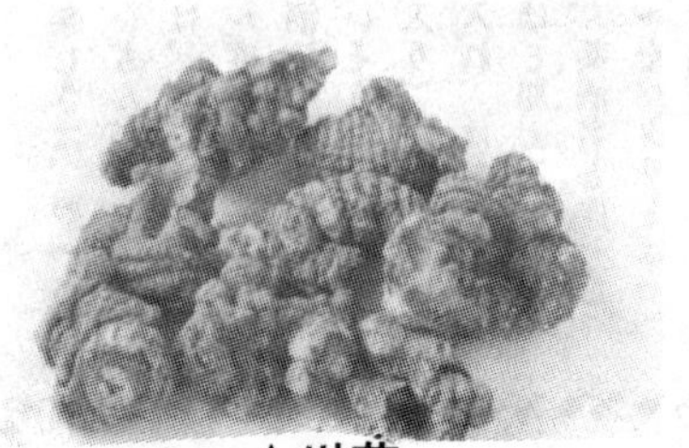

★川芎

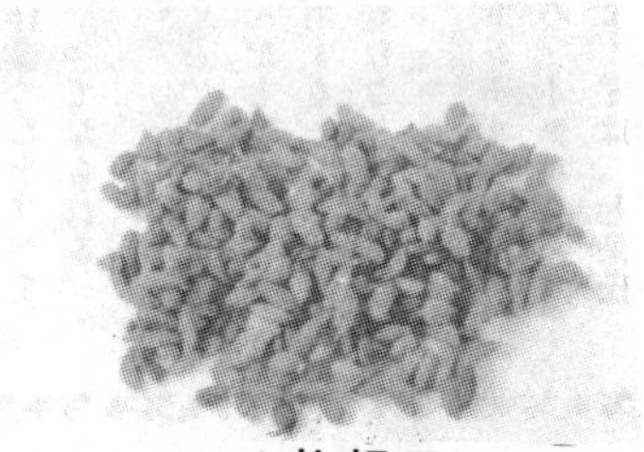

★枸杞子

⑴茄科落葉低木、枸杞果實乾燥而成。能治萬病，在日本平安時代卽爲貴族所愛用。

⑵健胃、強壯、消除疲勞、治療失眠、冷感症也有效，能使肝臟機能煥發。在庭院內栽培使用生的成熟果實亦可。

⑴芹科川芎的根莖乾燥而成。

⑵又稱「女草」與當歸藥效趨向女性。補血、增血、鎭痛、強壯，對女性之頭痛、腰痛也有效。具特殊香味、味苦。

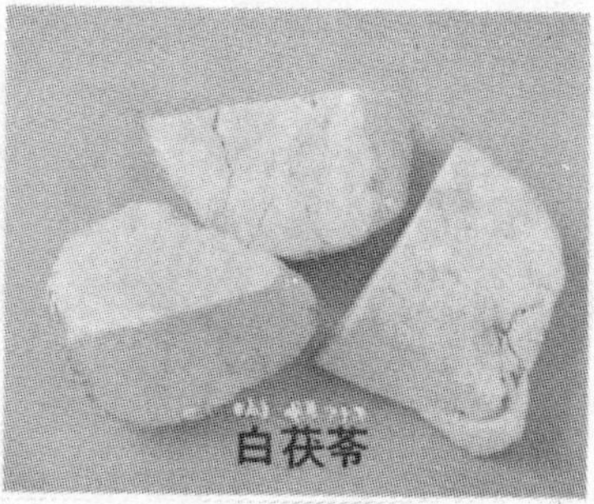

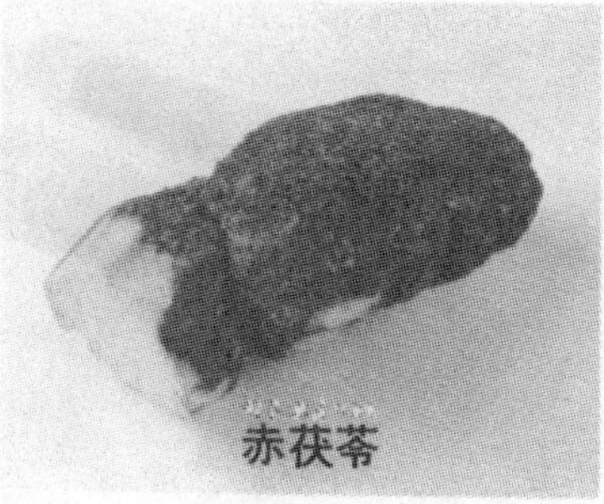

(1)胡龍眼木質担子菌科之松塊菌核剝掉外皮之物。

(2)調節體內水份之新陳代謝機能，具利尿作用，對任何浮腫有效，有胃下垂傾向者服之亦有效。

赤茯苓、白茯苓藥效大致相同，只是赤茯苓利尿作用較强些。

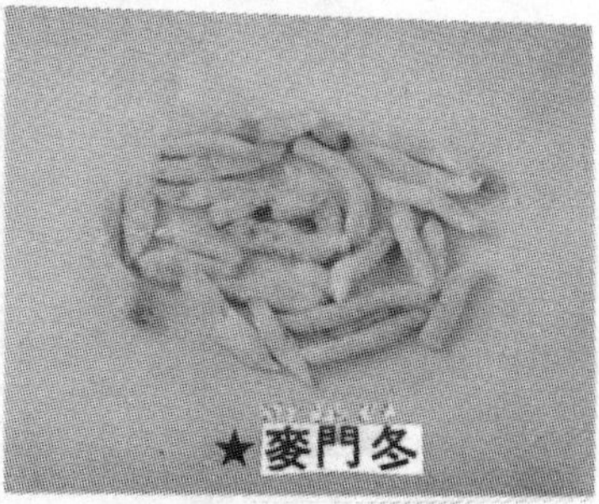

(1)百合科之沿階草之根，水洗乾燥而成。以具淡黃色，柔軟性質者爲佳。

(2)在體內有潤濕作用，喉嚨氣管乾燥、咳嗽時，能止咳，且具滋養、强壯、强心、去痰、利尿的功能。

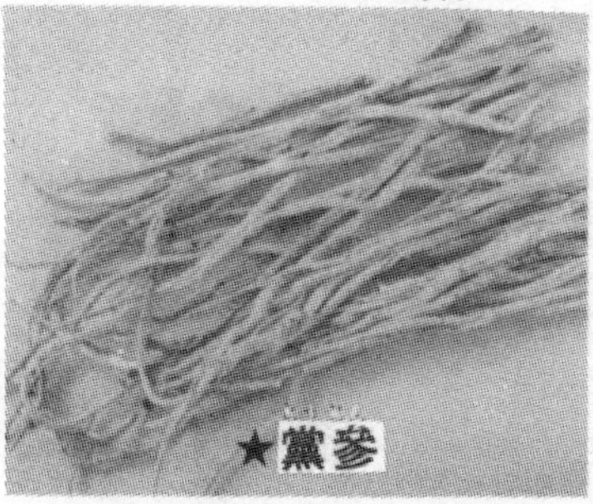

(1)桔梗科植物的根。

(2)中藥中以「參」爲名者約爲六種，此種雖比朝鮮人參差，但另有效用，單味處方也常被使用。

消化力衰弱、疲勞、咳嗽、口渴服之有效。此外肚脹時服此藥亦有效。

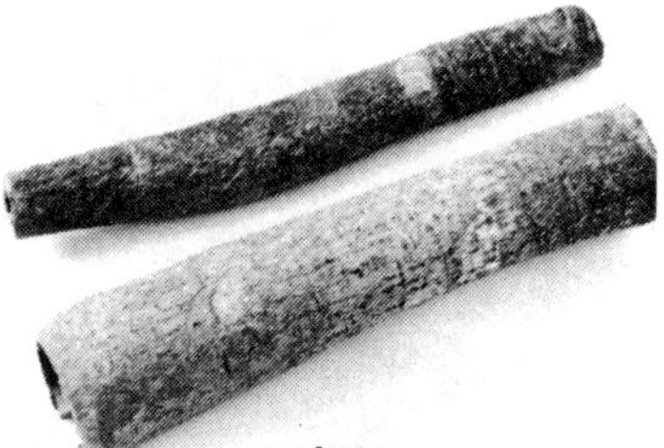

★肉桂

(1)產於中國南部及越南之樟木科高木肉桂類的樹皮。

(2)具健胃、整腸的作用、治療腹痛、腹脹、頭痛、腸胃痛、頭昏眼花等有效。

傷風感冒的初期，溫服此藥亦有效。具強烈辛辣味及甘美、芳香味，除藥用外，亦可作爲料理、糕餅的香料。

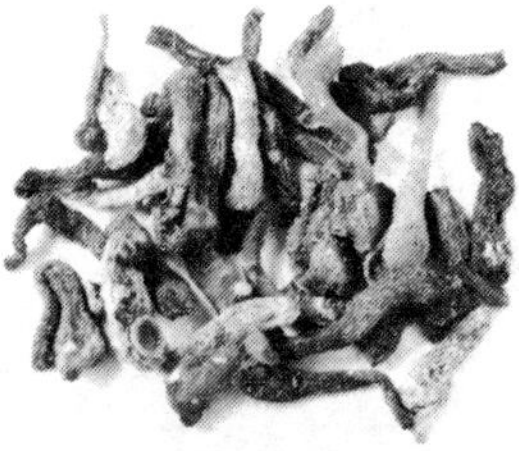

黃精

(1)百合科、黃精（鳴子百合）之根莖乾燥而成。含有微量生物鹼

(2)滋養、强壯、强精、虛弱、病後之衰弱、體力之恢復亦有效。

稍具甜味。

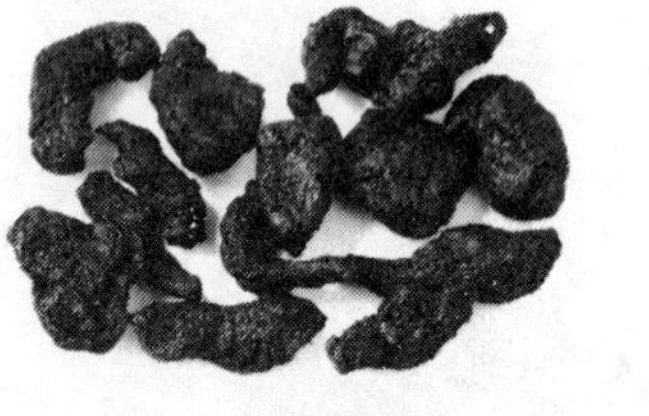

★地黃

(1)玄參科之根莖乾燥而成。(2)對於病後體力之恢復、增血、止血、鎮痛、鎮靜、滋養、强壯等有效。

糖分非常多，胃弱者飲之可能會胃脹，故煎熬來飲時可加上些清酒。此藥製藥酒最適合。

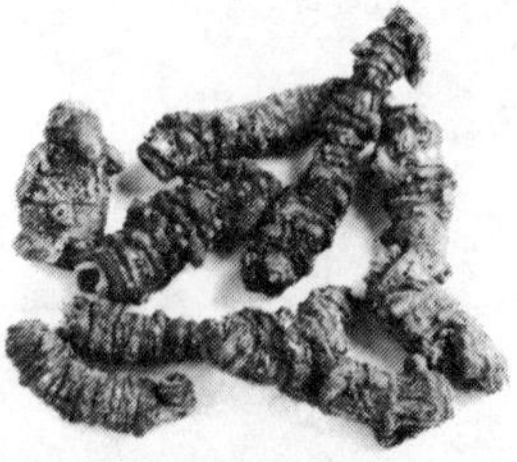

★羌活

(1)產於中國芹科之獨活的根乾燥而成。(2)具發汗、鎮痛的效果故治感冒、神經痛、風濕痛有效。從前以土當歸的乾燥幼根來代替（藥效相同），上山時容易採取。

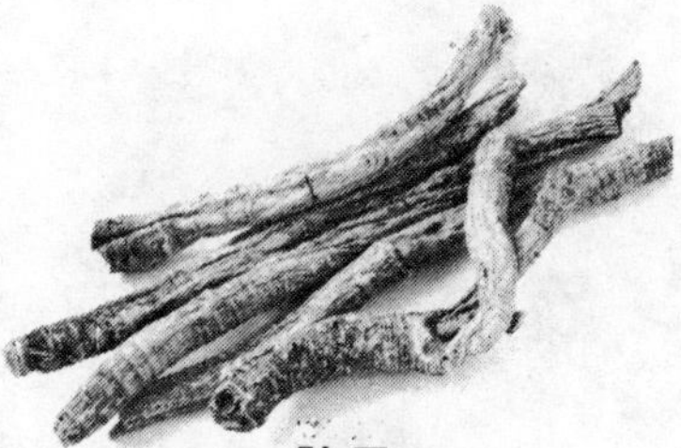

防風

(1)產於中國芹科防風的根乾燥而成。海岸所見的爲濱防風，爲別種植物，故爲了區別此又稱之「眞防風」。

(2)具發汗、解熱、解毒的效果，治感冒、頭痛、關節痛亦使用。

單味不能使用，必須和別的中藥混合使用。

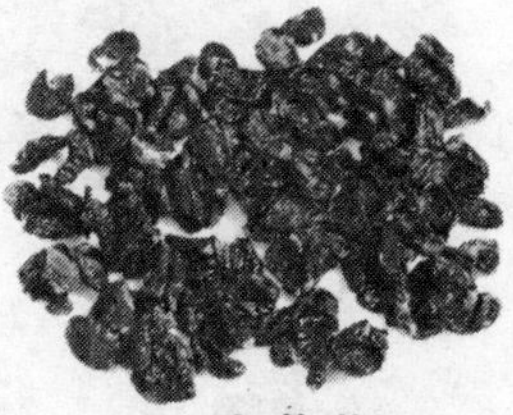

★山茱萸

(1)瑞木科山茱萸果實乾燥而成。中國產。

(2)具滋養、强壯、强精、治冷汗、利尿、陽萎、脚氣病等有效。

單味浸酒時成甜、酸、澁之味道的紅色酒。

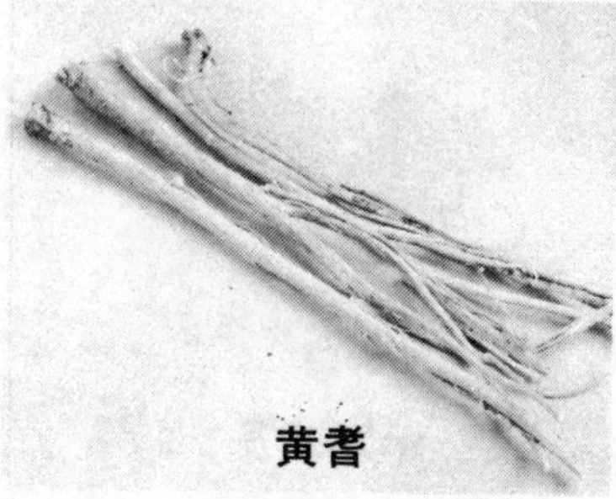

黃耆

(1)豆科中國產黃耆植物的根乾燥而成。

(2)具强壯的效果，營養皮膚、降低血壓也具功效。

此外治療多汗、冷汗也有效，能使傷口早日復原。

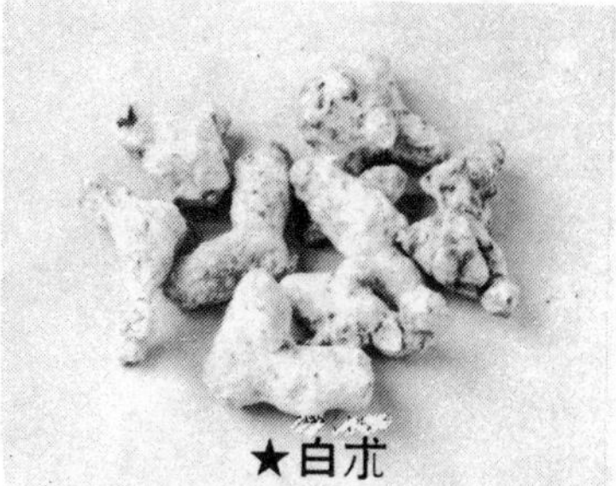

★白朮

(1)中國產之各種蒼朮的根莖乾燥而成。

(2)具健胃、整腸、利尿、鎮痛、鎮靜之效果。

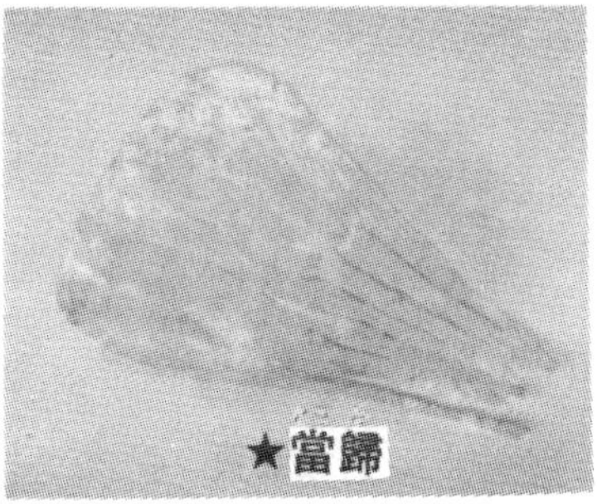

★當歸

(1)芹科當歸的根乾燥而成。(2)與川芎、芍藥同具治療女性生理機能之藥效而有名。爲婦人之基本藥方、具增血、鎮痛、鎮靜之效，治更年期之障害也有效，服後身體會變暖活，就寢前或有傷風、感冒傾向時來飲也不錯。

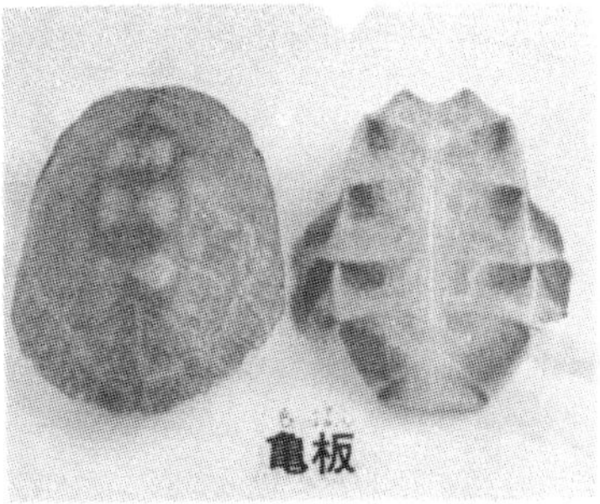

龜板

(1)爲烏龜背部的龜甲，此外如虎骨、牡蠣之殼等含大量的鈣常被使用。

(2)具補血、强壯之功效。

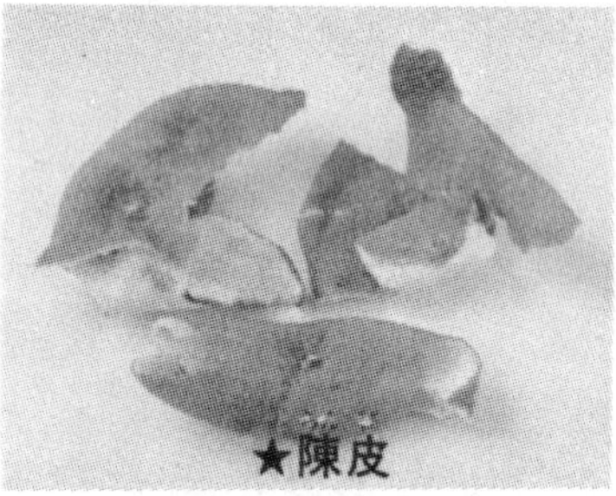

★陳皮

(1)橘科溫州蜜柑之成熟果實之皮乾燥而成。(2)止咳、去痰、胃部不爽時防止噁心、嘔吐。

芳香而帶苦味，單味做酒，食前飲用能增進食慾。

吃橘子，剩下的皮，乾燥作成亦可。

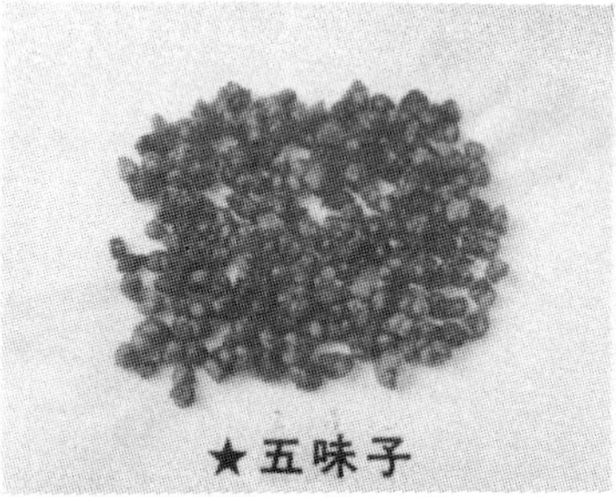

★五味子

(1)木蘭科五味子之成熟果實乾燥而成。(2)具滋養、强壯、鎮咳之功效。頭暈、頭痛亦有效。

從前廣泛地被用爲止咳的民間藥。酸味强、香味佳，單味作酒，用水沖淡來喝，是夏天好喝的清涼飲料。

促進健康與增强精力的藥酒14種

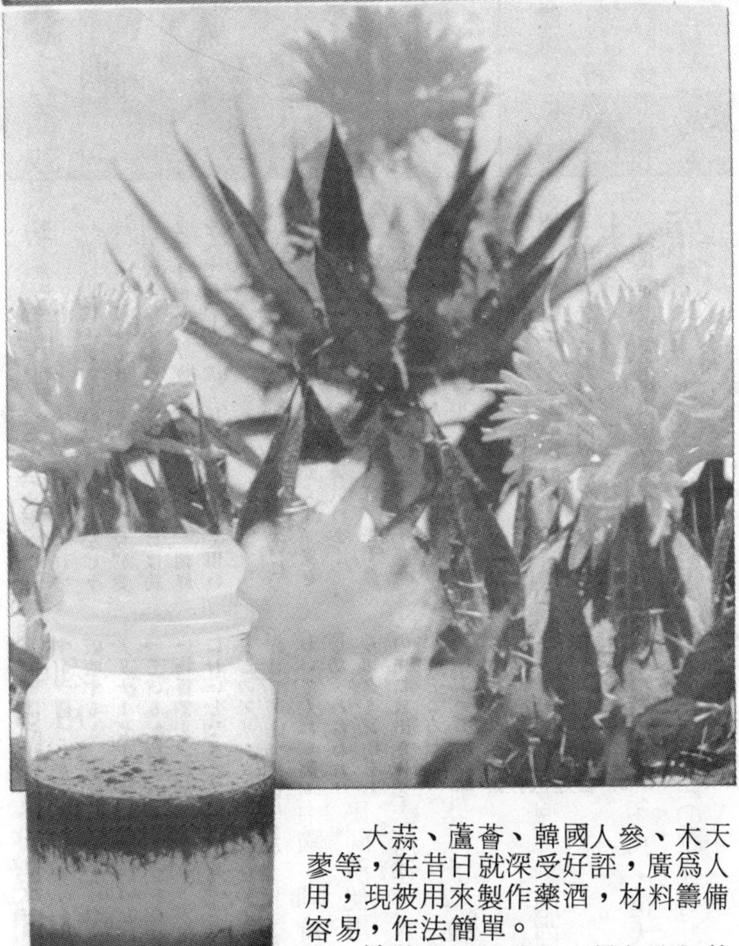

大蒜、蘆薈、韓國人參、木天蓼等，在昔日就深受好評，廣爲人用，現被用來製作藥酒，材料籌備容易，作法簡單。

消除今天的疲勞，增加明日的活力，大家均來嚐一嚐吧！

消除疲勞、具多方面效果的大蒜酒

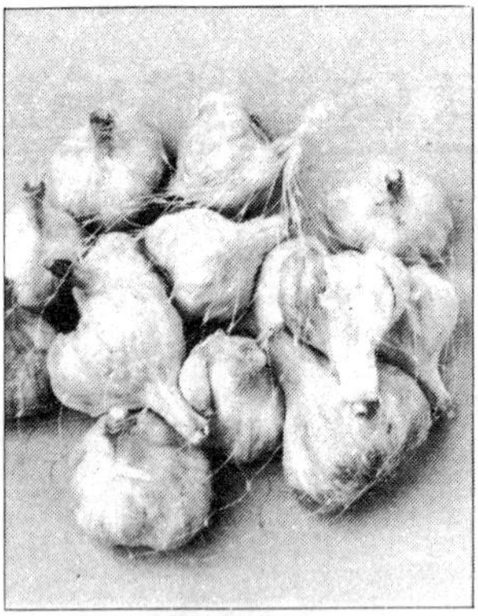

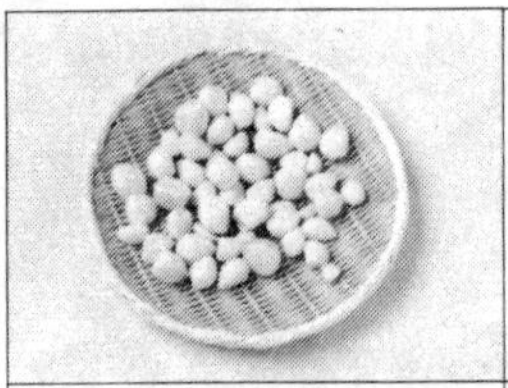

①將大蒜去皮，切片後，用水洗後擦乾。

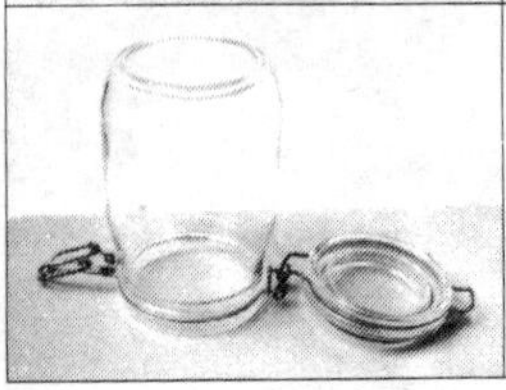

②將容器洗淨，倒放使水分去掉。

自古以來就爲民間所利用

大蒜的效果自古卽爲人知，聽說古代的埃及在建築壯大的金字塔時，那些工人卽非常愛用大蒜。日本約在二千年前由中國、朝鮮傳入，廣泛地爲民間所使用。

民間療法所述，大蒜能消除食物中毒、止鼻血、痔等。

大蒜雖有益健康，但令人難以忍受的就是它的氣味，大蒜切開後，細胞遭破壞，細胞內所含的酵素分解配糖體成新物質蒜辣素，故發生特殊氣味。

蒜辣素與體內的維他命B_1結合，而產生功用。因爲吾人雖從各種食物中攝取維他命B_1，但大部分均由尿中放出。若服大蒜的話，B_1不會失掉，就不必再特別服用B_1的藥，一九四〇年代有此新發

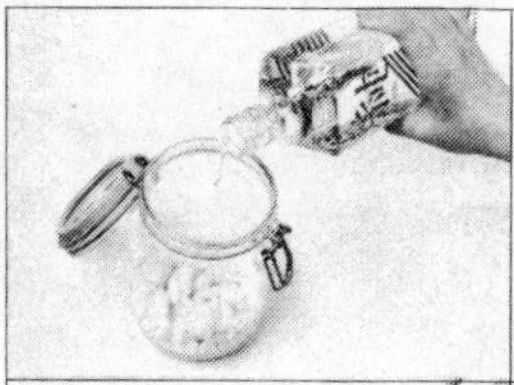

③放入大蒜，倒入酒精度三五%的酒。

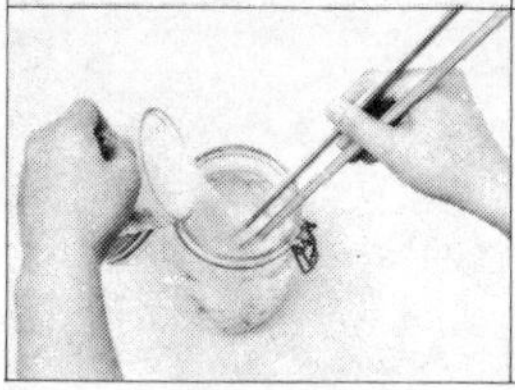

④加入砂糖，攪拌使砂糖溶化。

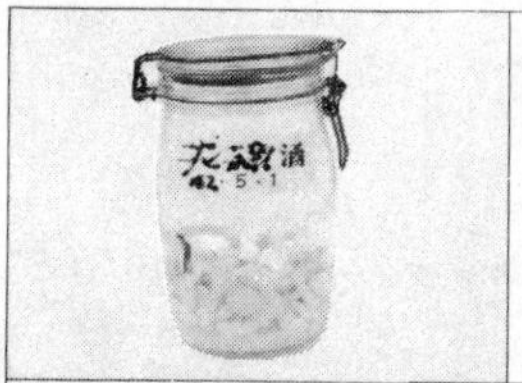

⑤將瓶子封閉，最少存二~三個月，儘可能放半年以上。

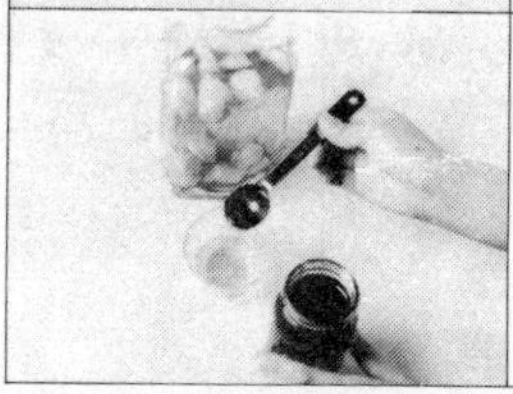

⑥若感到難喝時可加入蜂蜜和水。

現後，大蒜更被廣泛的使用。

效能：消除疲勞、健胃整腸、發汗、冷感症、不眠症、傷風感冒等，具多方面的效果。

對肺結核也有效，做成藥酒時因酒精之作用，速效性會增強。

材料：大蒜二五〇g、燒酒七二〇mℓ、精製砂糖二五〇g。

作法：(1)去掉大蒜外皮，把它切成數片，用水洗後，除去水分，擦乾淨。

(2)將寬口瓶洗乾淨，去掉水分，然後放入大蒜，再放入燒酒、砂糖，用筷子攪拌。

(3)將瓶子密封，記入製造年、月、日，放在冷暗場所約二、三個月。

(4)製造時呈麥芽糖色，這樣就可以喝了，不必過濾，大蒜倒入喝也可以。漸漸地麥芽糖色更濃，臭味漸輕。

❖加入檸檬或紫蘇的作法也有，但這仍無法消去大蒜的臭味，口中的氣味仍然很重，放進其他的東西，氣味不但不能解消，反而使味道變複雜。我認爲單味的藥酒味道反而較好。

用法：一日飲用限度爲三〇c.c.。由於氣味强烈，最好就寢前飲用。若早上喝後通車上班，那臭味發散實在不好聞。若認爲此酒太强者可滲蜂蜜加水飲用，或加入梅酒飲用亦可以。

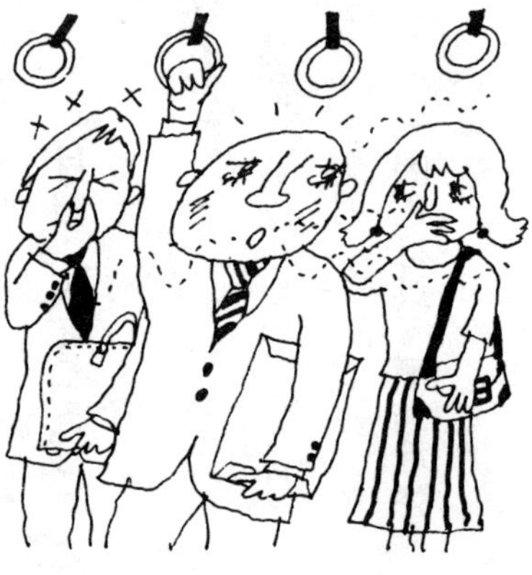

健胃整腸、治療便秘

蘆薈酒

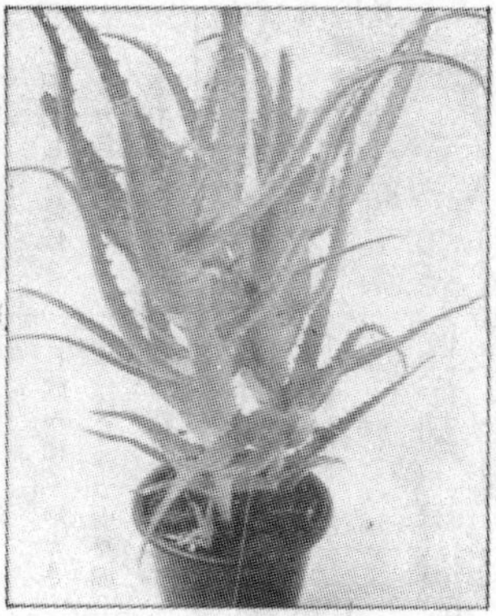

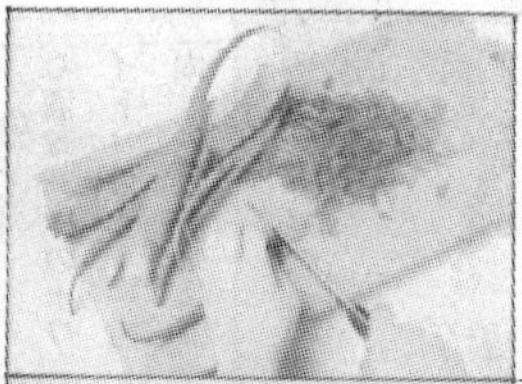

①用水洗淨使之乾燥後切片成2公分寬。

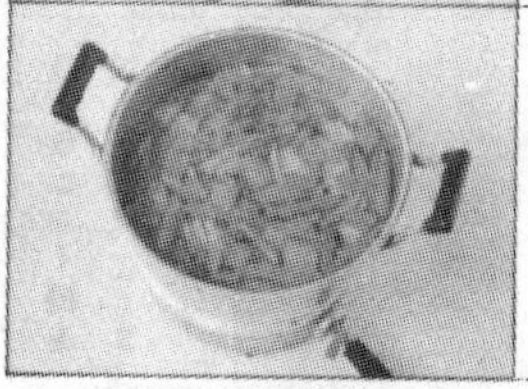

②加上比材料多4倍的水，用中火來煮。

蘆薈原產於非洲南部

蘆薈原產地在南非之開普敦，以作爲健胃藥、瀉藥而聞名於世。

開普敦所輸出之蘆薈，將數種品種蘆薈之葉切口，收集葉汁，然後將葉汁放入銅製鍋內加火加熱，使之濃縮乾燥成褐色之固形體，然後再用鐵鎚將之擊碎，因爲非洲產之蘆薈葉子特大，一片葉子若要男人抬的話也頗費工夫。日本產的蘆薈品種較小。

效能：健胃整腸，且可做瀉藥，故可治便秘。因具瀉劑的效果故服後可能輕微腹痛，但不必擔心，這是蒽醌的有效成分在發揮藥效的緣故。

生葉作酒之作法

材料：蘆薈葉四〇〇g，精製砂糖二〇〇g，燒酒一・八公升。

作法：(1)將蘆薈葉洗淨，使之乾燥，然後切成一片片寬二公分。

(2)在寬口瓶內放入精製砂糖、切好的蘆薈葉及注入燒酒。

(3)將瓶子封緊，放入陰暗地方約二個月。

(4)然後再擰榨汁，移入細口瓶，捨棄殘渣。

蘆薈精之作法

材料：蘆薈葉一公斤，精製砂糖五〇～七〇公克，燒酒一・八公升。

作法：(1)將蘆薈葉一公斤洗淨使之乾燥，各切片成二公分。

(2)然後放入鋁製大鍋內加上四倍量的水，中火煮約一個小時。

(3)煮後冷却，用布過濾。

(4)過濾之汁倒入鍋內，由弱火不使之燒焦，用筷子攪拌再煮。

(5)此時濃縮成少量，成褐色，此時再移入小鍋內用弱火，一邊慢慢搖動鍋子，使之煮成糊狀，此濃縮大約

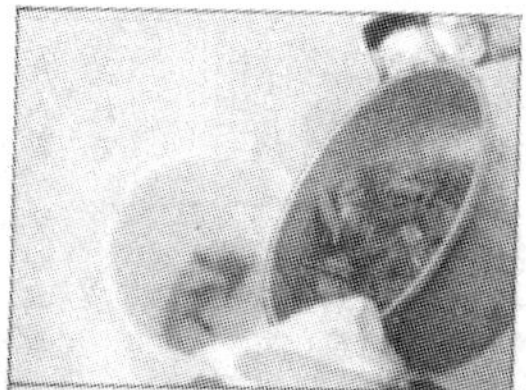

③用上二重布使之過濾。

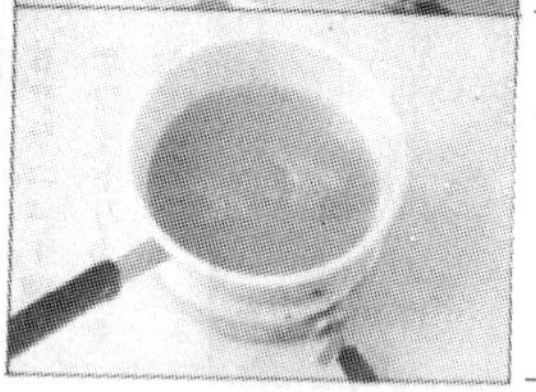

④用弱火來煮，但不要使之燒焦，約煮2小時。

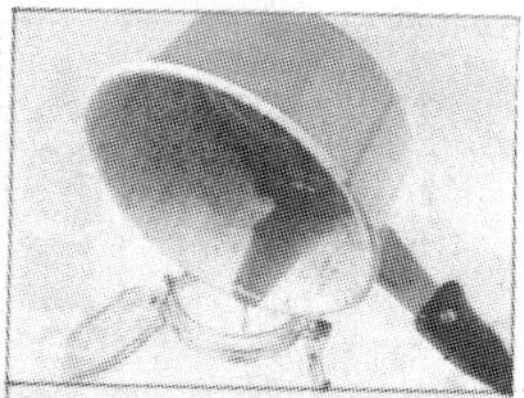

⑤煮至稀糊後使之冷却，移入瓶內。

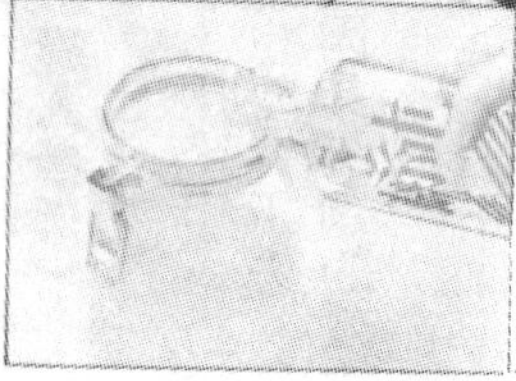

⑥加入燒酒，呈白濁色。

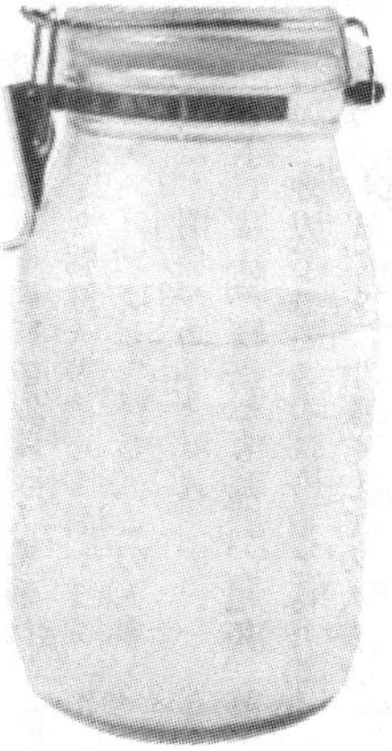

⑦加上砂糖，放於陰暗處，經1～2個月後過濾除下沈澱物。

費時二小時，分量成二〇～三〇公克左右。

⑹煮後使之冷卻，將此糊狀液蘆薈加入七二〇公撮的燒酒及精製砂糖五〇～七〇公克，放入瓶內，將瓶蓋封緊放入陰暗地方。

⑺經一～二個月後，用布過濾，除掉白色沈澱物，移入細口瓶內。

✤以上介紹兩種作法，效果均好。

健胃整腸、治低血壓症藥

人參酒（朝鮮人參酒）

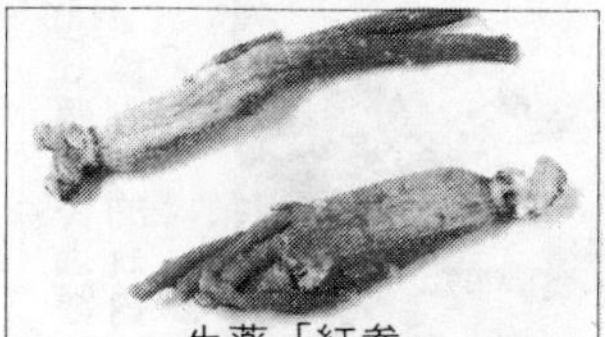

生薬「紅参」

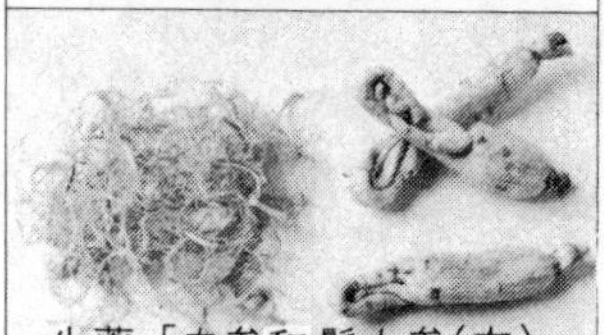

生薬「白参和鬚人参(左)」

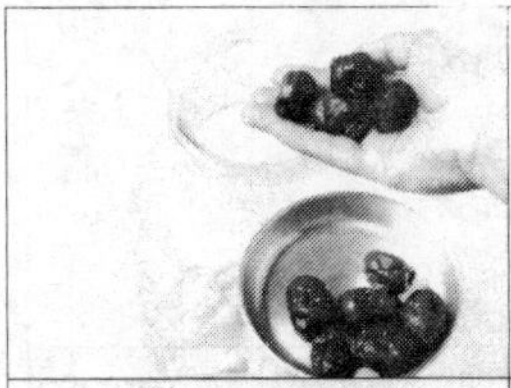

①放入人參與大蒜。

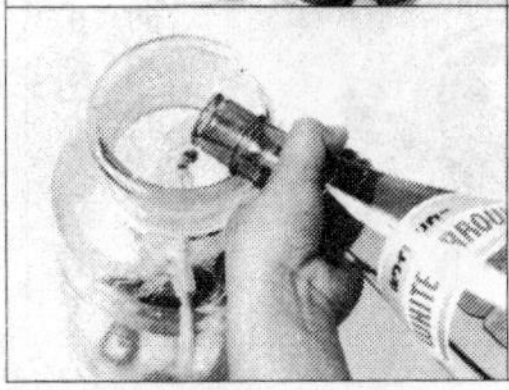

②加入精製砂糖與燒酒。

用法：一日一回約服二〇～三〇c.c.，儘量在就寢前服用較好。做瀉藥時，飲後會引起輕微腹痛，但不必擔心，不過不可飲用過量。

人參原產地在中國及朝鮮

人參爲五加科多年生草本植物，以中國東北地方及朝鮮爲原產地。人參酒又稱藥用人參酒或朝鮮人參酒。蔬菜的胡蘿蔔爲芹科，而與人參全無關連。

日本從江戶時代在長野、福島、島根等三地有栽培，今日栽培仍很興盛，人參在奈良時代由中國、朝鮮輸入，作爲貴重醫藥品。

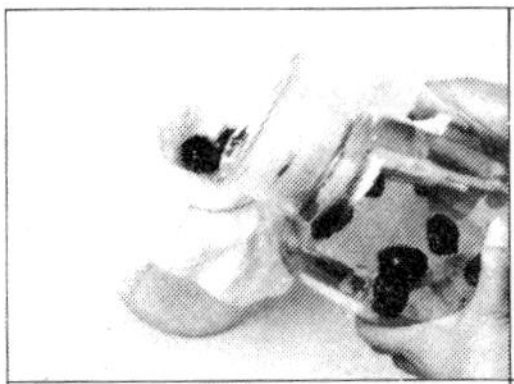

③6個月後過濾，移入別的瓶內。

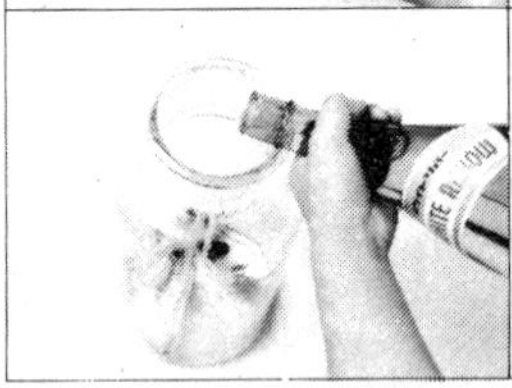

④藥渣放入大棗、糖、酒，6個月後過濾。

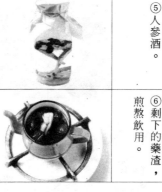

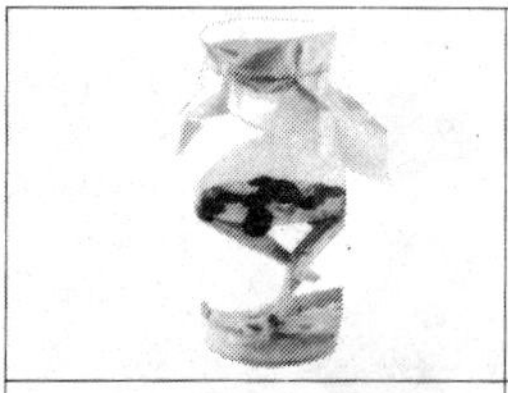

⑤人參酒。

⑥剩下的藥渣，煎熬飲用。

根據中國最古之醫藥書「神農本草經」所載人參能「補五臟、安精神、阻止心悸亢進、去邪氣、明目、寬心、增智、長久服用能使身體輕快，延年益壽……」。依各種臨床實驗確認人參具健胃、整腸、治胸痛、嘔吐、低血壓、冷感症、病後體力之恢復等良好功效。

效能：健胃、整腸、增加食慾，對病後體力之恢復特具效果，治冷感症、低血壓症也不錯。

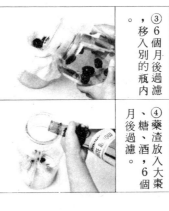

基本的方法

材料：生人參約六年左右，一根（約一五〇公克）大棗十個，生薑五〇公克，精製砂糖一五〇公克，燒酒二·五公升。

✤生人參因其栽培地較遠，獲取較困難，可用藥用人參代替。大棗可到中藥店去購買。生薑則到蔬菜攤買卽可購得。

作法：⑴將生人參用水洗淨，去除表皮，使之乾燥。

⑵生薑也去除表皮，用水洗淨。

⑶準備寬口瓶，用熱水消毒，去除水分後，放入生人參、生薑、大棗，砂糖、酒，封密置於陰暗場所。

⑷放置六個月至一年左右再使用。

藥用人參使用的方法

材料：白參或紅參一〇〇公克，大棗十個，精製砂糖一五〇公克，燒酒一·八公升。

✤乾燥加工之人參，白色者爲白參，麥芽糖色者爲紅參，效果大約一樣，此外還有人參鬚，較便宜。

作法：⑴寬口瓶內放入白參或紅參，及精製砂糖、燒酒、大棗，然後封閉瓶口，放置陰暗場所。

⑵放六個月。

❖人參酒因爲會產生人參特有的樹脂分，故難喝，爲了好喝些所以加上大棗、糖分，使味道改變一下，若仍感到難喝，可加入去皮之檸檬五～六個或依自己的喜好加上有香味的東西亦可。

女性專用的保健藥
番紅花酒

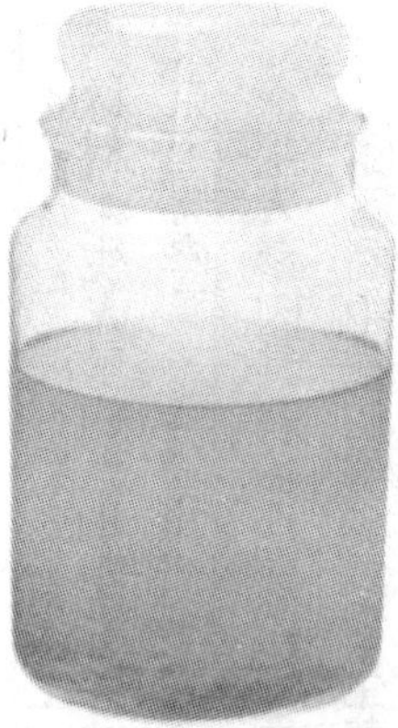

番紅花酒

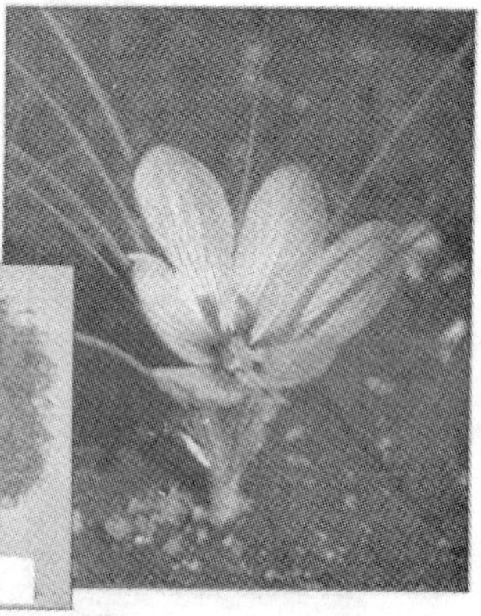

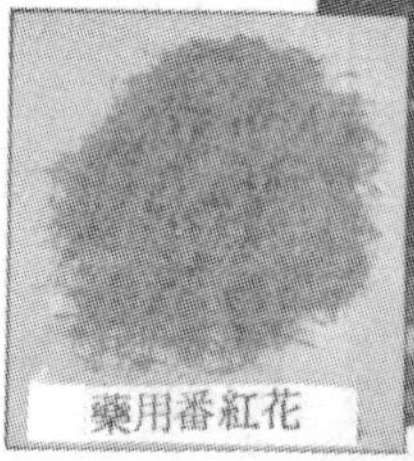

用法：一日飲用量30c.c.分三回服用，只是要注意的是患有高血壓症者服比較危險。不胖不瘦的人來服用較合適。

使用雌蕊

番紅花原產於歐洲，菖蒲科之多年生草本科植物。秋天花開時取下雌蕊的先端，乾燥而成，製成中藥。雌蕊紅色較好，黃色部分則不好，紅色之鮮明部分質好價高。

藥用之番紅花在日本江戶末期由荷蘭人傳來，在這以前，江戶時代中期，日本亦植有觀賞用之番紅花，但這觀賞用之番紅花爲石蒜科與藥用之番紅花外觀也不同，現藥用與觀賞用均有栽培，也有從西班牙輸入的。番紅花除作藥用外，食品及化粧水之著色亦使用到它。

效能：此藥酒爲女性專用，有鎭靜的效果。治療焦躁不安、頭暈、月經痛、月經不順、頭痛等有效。具通經劑的效果。

材料：藥用番紅花十公克、精製砂糖二〇〇公克、燒酒七二〇公撮。

作法：⑴準備細口瓶，放入藥用番紅花、酒，密閉放於陰暗場所一～二個月。

⑵再用布過濾移到另一細口瓶，加入精製砂糖。

⑶瓶子儘量選用褐色瓶子。因爲褐色瓶子不易受光線之影響，具防止變質的效果，過濾前的瓶子則用透明的即可，保存用時則用褐色瓶子，瓶子放在冷暗場所。

用法：一回量十～二十c.c.，一日二回，早、晚各飲兩次。爲橘色，香味芬芳的酒，飲用容易。

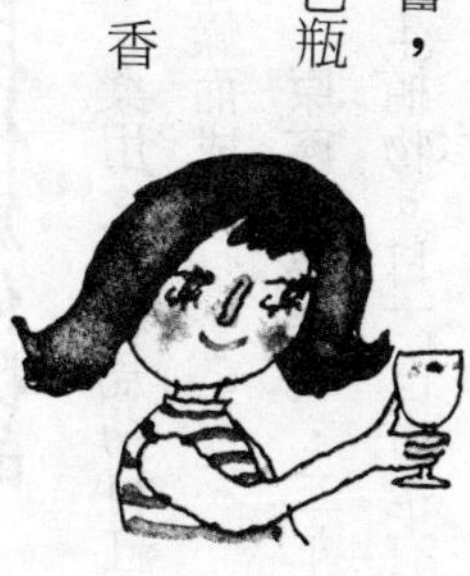

紅花酒

月經痛、月經不順

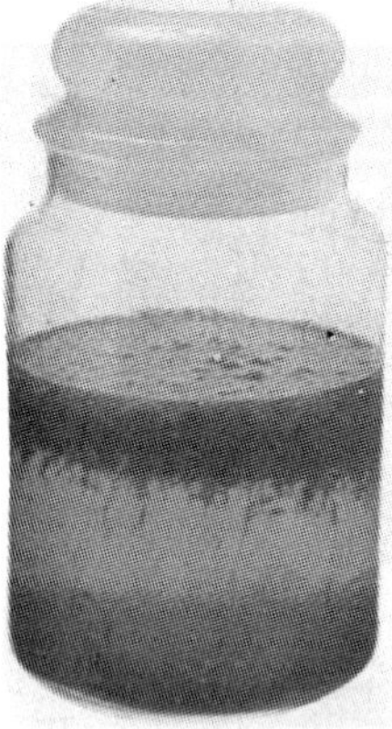

紅花酒

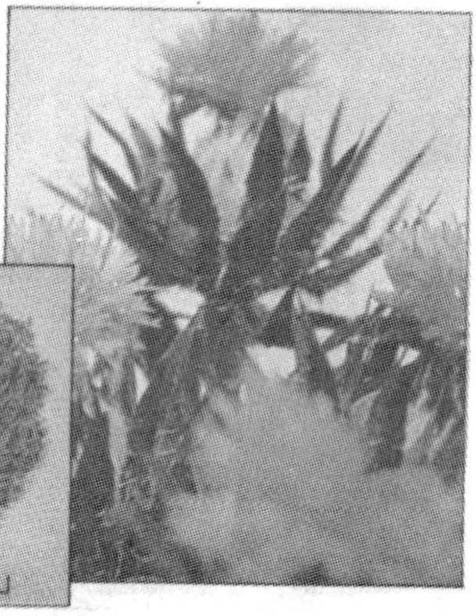

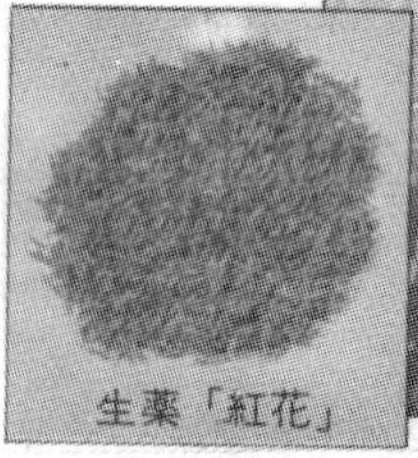

生藥「紅花」

古代作爲化粧品

藥用之紅花爲菊科紅花乾燥而成。

原產地爲埃及，二年草本生植物。日本自古也有栽培作爲染料及化粧原料。日本女性在天平年間至最近化學合成染料、顏料尚未出現前之千年間，均用紅花爲化粧原料，做口紅及胭紅之用。

紅花之最大產地爲美國，紅花之花瓣中含有紅色色素及黃色色素，紅色色素不融於水，黃色色素則溶於水。

染布或做紅色化粧原料，均用紅色色素，做爲婦人藥則用黃色色素。

效能：治療女性下腹部之疼痛，特別是月經痛、月經不順、冷感症等具效果。

材料：紅花五〇公克，精製砂糖一〇〇公克，燒酒五〇〇公撮。

作法：⑴乾燥的紅花可到藥店去買，將紅花及燒酒放入清潔的瓶內，密閉，放於陰暗地方。

⑵二個月後用布過濾後，移到別的清潔瓶內，加入精製砂糖。

爲紅色，甜甜的酒，易於飲用。

用法：一次十五c.c.，一日服用二回。

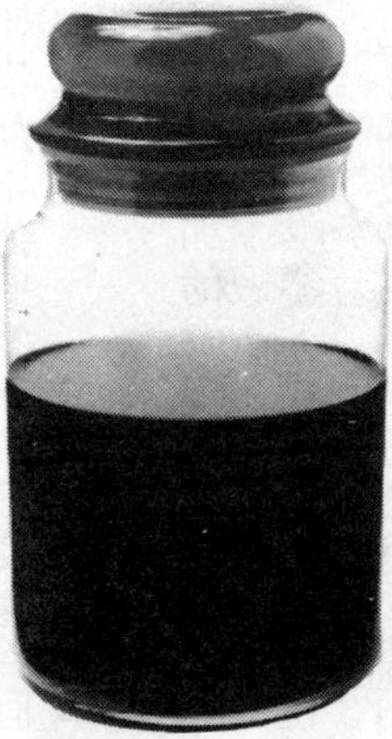

碇草酒

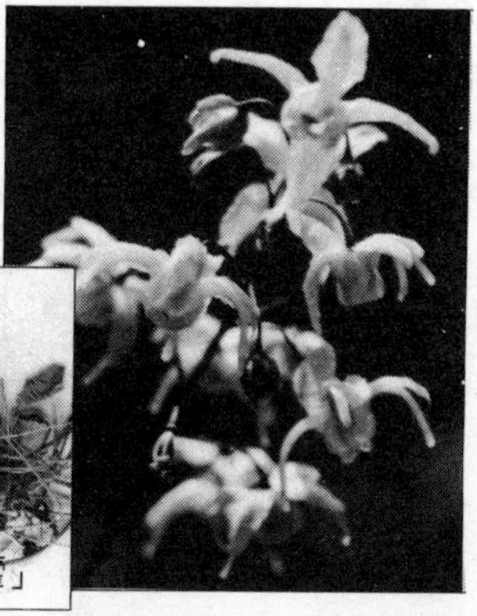

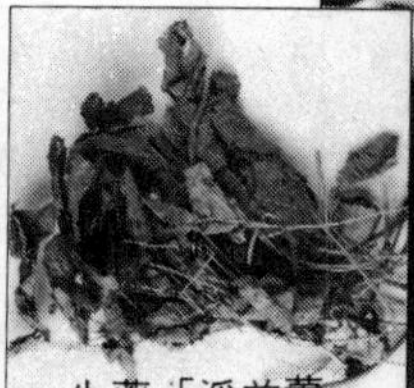

生藥「淫羊藿」

強精、強壯、健胃

碇草酒

又稱仙靈脾酒的藥酒

目木科多年草本生植物之碇草的莖與葉乾燥而成，中藥稱爲淫羊藿，此淫羊藿做成之藥酒稱之爲碇草酒或仙靈脾酒。

碇草在四～五月時開紫色的花，此花在五～六月採取乾燥製成淫羊藿。

碇草之植物名是因其花形似錨因而如此命名，淫羊藿之名依中國古典所載，「四川之北部有淫羊之動物，一日交尾百回，是因乾藿草之故，故此草命名曰淫羊藿。」

效能：具强精、强壯的效果，治陰萎、健忘症、胃弱也具效果。
碇草之葉、莖含某種配糖體具增加精液中精子數之功用。

材料：淫羊藿二〇〇公克、精製砂糖一〇〇公克、燒酒一・八公升。

作法：⑴將淫羊藿切細，放入廣口瓶，加入精製砂糖、燒酒，封閉起來。
⑵過數週後卽可飲用，但放二～四個月過濾較好，過濾後移到細口瓶，殘渣丟棄。

✤不放精製砂糖也可，但放入一〇〇公克砂糖較爲好喝。爲具清爽香味的酒。

用法：一次飲用二十c.c.，一日二回飲用。注意不要飲過量。

消除疲勞、治療腰痛、冷感症

木天蓼酒

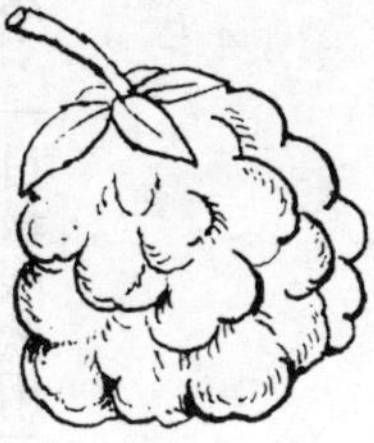

木天蓼

名稱之由來

木天蓼在日本全國各山地地帶均有分布，爲木天蓼科蔓性植物，七～九月開白色芬香的五瓣花，在開花的季節，葉之先端變白，遠方看來極爲顯目。

木天蓼之日本名稱的由來，是因昔日旅人疲憊時食用其果實，以消除疲勞而命名之。

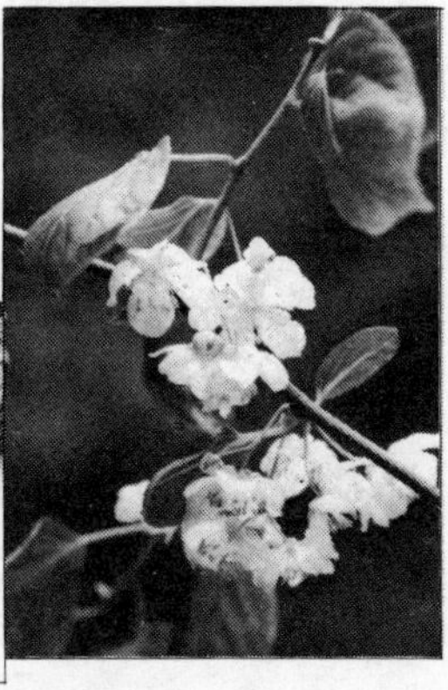

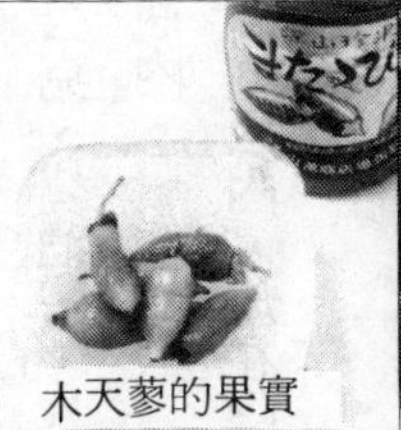

木天蓼的果實

作爲藥酒

木天蓼若要鹽醃的話可用生的果實，做藥酒的話就用中藥木天蓼。普通之果實如照片所示，而上圖所畫之木天蓼爲偏球形，外面凹凸不平。

木天蓼在七月盛開白花，花之子房有小蟲產卵，上圖所示如蟲瘤狀。到秋天採此，淨入熱水殺死幼蟲，乾燥而成，即是中藥木天蓼。

效能：據說將木天蓼拿給貓食，貓會受不了而作舞蹈狀，強精作用特強，但這是有些可疑點的，而對疲勞之恢復，治療腰痛、冷感症等則有眞實效果。

材料：木天蓼一〇〇公克、精製砂糖一五〇公克、燒酒一・八公升。

作法：⑴木天蓼、精製砂糖、燒酒放入寬口瓶內。

⑵經二～三個月後，用布過濾，移入細口瓶內，放在陰暗場所保存。

用法：一日量限飲用三十c.c.，可用水沖淡飲之。

消除疲勞、整腸
貼梗海棠酒

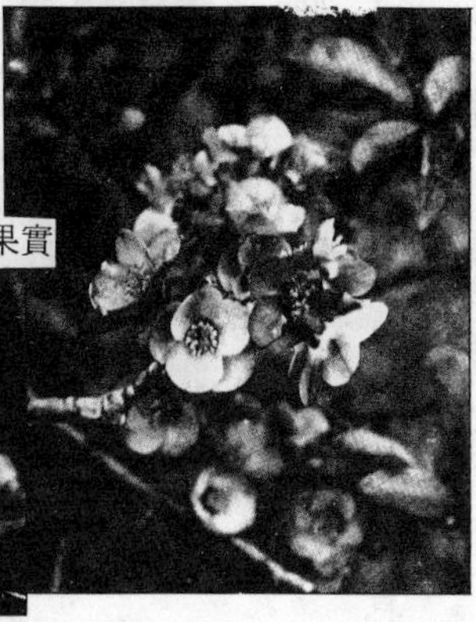

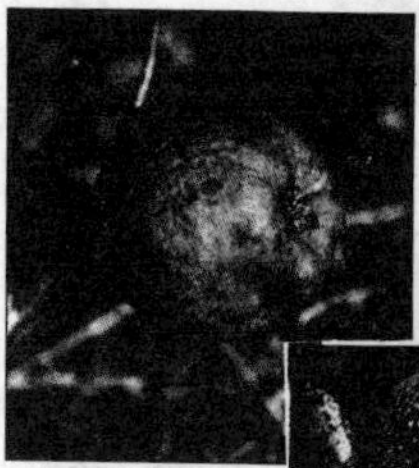

貼梗海棠的果實

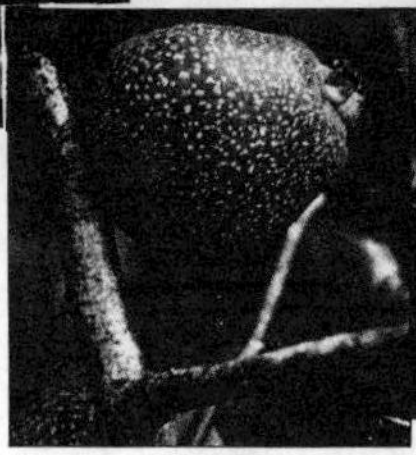

草貼梗海棠

使用貼梗海棠的果實

貼梗海棠爲薔薇科落葉低木，以中國爲原產地，在庭園栽培四～五個月後，就開直徑二・五公分左右的花，花色繁多美麗，品種也不少。

一株各結雄花與雌花，雌花的數量少，故開花後結果實少。

貼梗海棠含酒石酸、蘋果酸、蔗糖、果糖、檸檬酸等。

效能：消除疲勞、整腸作用、治下痢、腹痛、中暑等。

材料：貼梗海棠一公斤、精製砂糖四〇〇公克、燒酒一・八公升。

✣貼梗海棠要選微黃，成熟前摘取，自己庭院也可栽培。

作法：⑴將貼梗海棠洗淨，用布擦乾。

⑵然後切片放入清潔寬口瓶內，倒入砂糖及燒酒，封閉起來，置於陰暗地方（床下也可）。

⑶經六個月～一年左右，過濾移到細口瓶內，再用。

✣儘可能存放一年以上，貼梗海棠就能成獨特的藥酒。藥酒瓶必須註名製造年月日，以作爲來年製造之參考。

消除疲勞、治療中暑
草貼梗海棠酒（楂子酒）

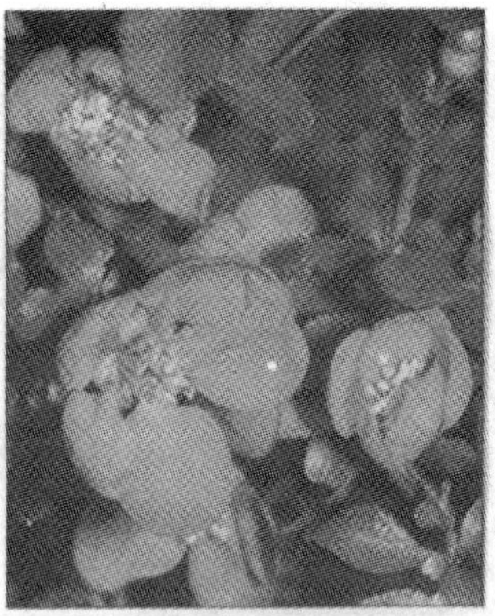

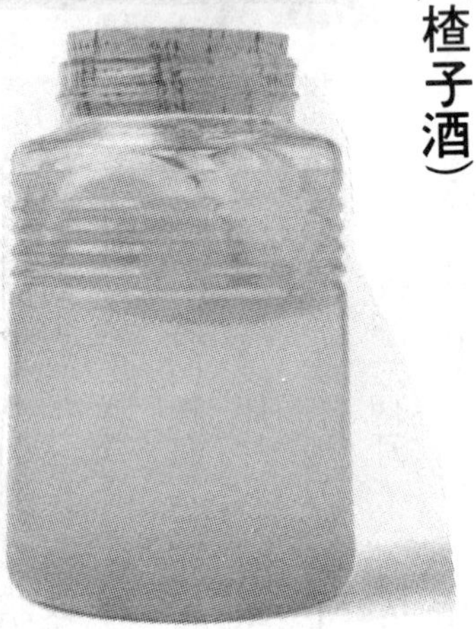

楂子酒

用法：一回飲用量爲二〇c.c.，一日一至二回，一次大量飲用不好。

與貼梗海棠酒相同

草貼梗海棠也是薔薇科野生低木。春天開紅色五瓣花，後結偏球形直徑二～三公分的果實。到了秋天果實呈黃色，成熟具獨特香味，但做藥酒則採用夏天青色的果實。

果實雖香，但味澀、酸，具纖維質，故不能當水果食用，與貼梗海棠酒一樣，作爲藥酒具獨特芳香、酸甜味道。

到山上野餐，遊玩時可以採取。草貼梗海棠別名爲楂子，貼梗海棠爲栽培物，而草貼梗海棠則爲自然生之物。

效能：成分與貼梗海棠相同，含檸檬酸、蘋果酸、酒石酸、蔗糖、果糖等，故效能亦與貼梗海棠一樣。具消除疲勞、整腸、治下痢、腹痛、中暑之效果。

材料：草貼梗海棠之果實五〇〇～六〇〇公克，精製砂糖三〇〇公克，燒酒一・八公升。

❖草貼海棠之果實要採用成熟前青色的較好。

作法：⑴將草貼梗海棠之果實洗淨，擦乾後切片成輪狀。

⑵將寬口瓶用熱水消毒擦乾後，放入草貼梗海棠之切片果實，精製砂糖、燒酒，封閉後存放於陰暗地方保存約六個月至一年。

⑶盡量保存一年以上後再用布過濾，移入細口瓶內，加以利用。

❖草貼梗海棠放一年後，味道及香味均不錯。

用法：一次飲用二〇c.c.，一日飲用一至二回，不要一次大量飲用，少量飲用效果不錯。

治高血壓、使血液循環旺盛

松葉酒

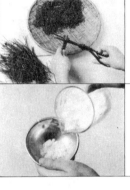

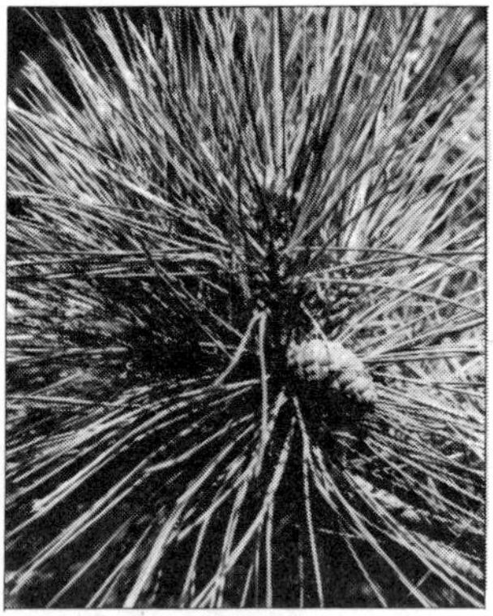

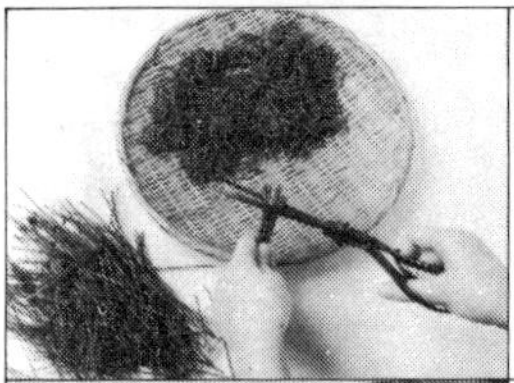

①松葉洗後，使之乾燥，再切短。

②將松葉及精製砂糖放入瓶內。

依中國之古書本草綱目所載，松葉之效能爲「風濕瘡、生毛髮、安五臟、延年益壽」。

即能治關節神經痛，使毛髮增加，促進胃腸消化，增進食慾，保持長壽。

依「千金方」所載有關松葉酒曾提到「患中風者，將松葉一斤細切，加酒一斗煮成三升服之出汗就好多了。」斤以現在計量約二〇〇公克，斗爲二公升，升爲二〇〇公撮，千金方又提到松葉酒能治風痺（中風）。

效能：松葉之化學成分經研究發現精油約十種類，又維他命A及C，尤其是C特別多，故有强化血管壁之作用。對中風、高血壓症頗有效，而精油成分刺激血管，使血液循環旺盛，對關節、神經痛亦有效，且具預防與治療凍傷之效果。

用燒酒來製造

材料：赤松葉或松葉三五〇公克、精製砂糖一〇〇公克、燒酒一・八公升。

作法：(1)將赤松葉洗淨使乾後，用菜刀切細。

(2)在清潔的寬口瓶內放入松葉，精製砂糖，及一・八公升的燒酒。輕輕封閉蓋子。

(3)經三個月後，用布過濾，移入細口瓶內，捨棄赤松葉。

✤寬口瓶密栓時，可能瓶子會破裂，故只要輕輕栓

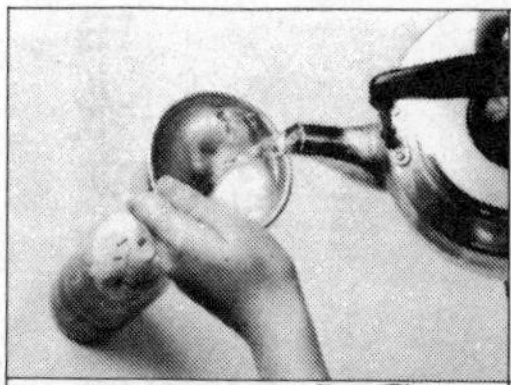

③注入水至距瓶口3至4公分處為止。

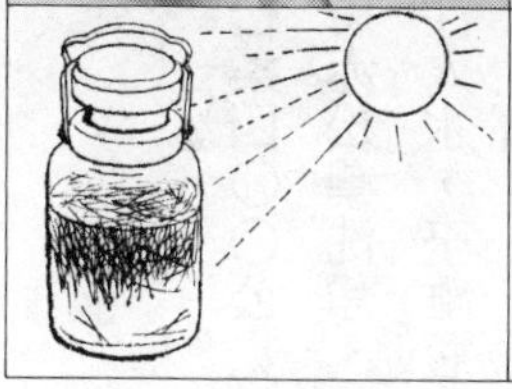

④輕輕地拴住瓶口，每天讓日光照射，使之發酵。

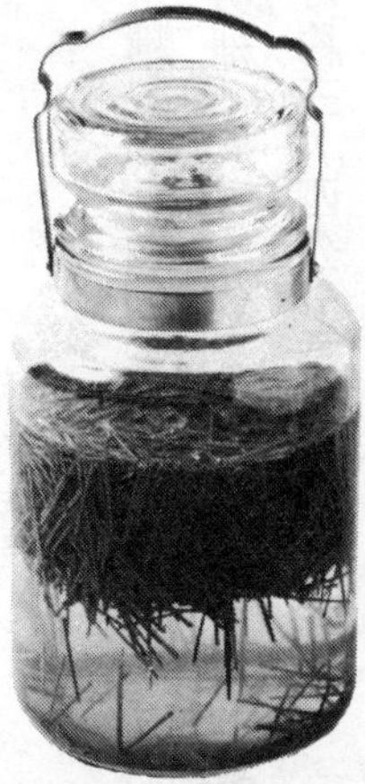

松葉酒

住卽可。

用水來製造

材料：赤松葉四〇〇公克、精製砂糖四〇〇公克。

作法：⑴將赤松葉洗淨、切細，放入約裝一·八公升容量的透明瓶子內，再加入砂糖。

⑵注入水，至離瓶口約三～四公分爲止，輕輕栓上。

⑶約經一週，放在戶外日光能照射的地方，每日照射。在夜間、陰天、雨天則拿進來，瓶中起泡是酒精發酵之故。

✤瓶子要使用透明的。褐色瓶日光接觸不到，不能良好的發酵。

✤用水來製造是日本農村流行的民間藥，與其說松葉酒不如說「松葉水」來得恰當些，但是一般製作者仍稱之爲松葉酒。

✤瓶子之蓋仍和松葉酒一樣輕輕的栓上，因酒精發酵可能會弄破瓶子。

用法：松葉酒爲預防高血壓之藥酒，一回飲用二十c.c.，一日分三回飲用卽可。

松葉水爲預防高血壓，治關節神經痛、凍傷、腳氣。一回飲用四十c.c.，可加水滲薄飲用，不會醉，飲用容易。

消除疲勞 枸杞酒

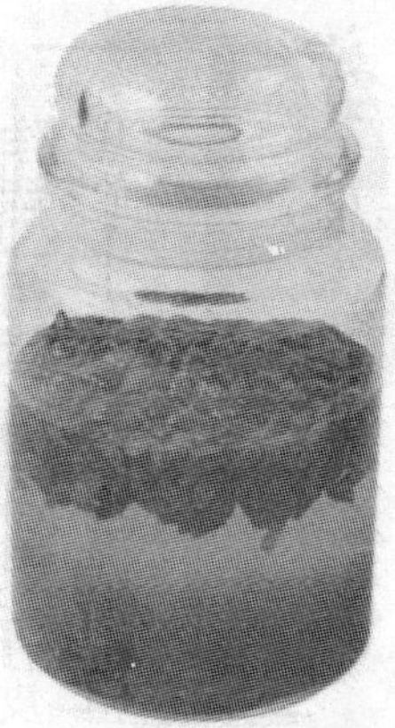

枸杞酒

用枸杞子來製造

枸杞酒是用中藥枸杞子所製造，枸杞子爲茄科落葉低木之枸杞果實乾燥而成。

最近枸杞之愛用者越來越多，被稱之爲萬能藥。藥效是不錯，不過稱之爲「萬能藥」則未免誇大其詞。

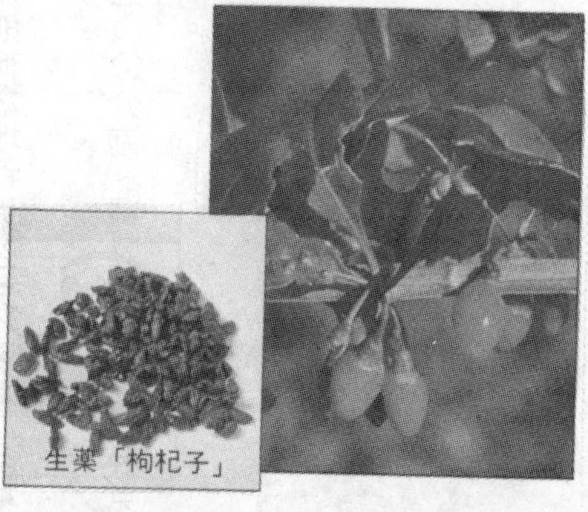

生藥「枸杞子」

效能：枸杞在日本平安時代以來卽爲貴族所愛用，枸杞子之成分至今未明。依中國文獻所載，枸杞具解熱、止咳、恢復疲勞之效果。

材料：枸杞子二〇〇公克，精製砂糖二〇〇公克，燒酒一・八公升。

❖可到中藥店去購買，庭院栽培，則等果實成熟後再利用。

作法：(1)將中藥枸杞子弄乾淨，放入寬口瓶內，再放入精製砂糖、燒酒。

(2)將瓶封閉，放在陰暗場所二～三個月。

(3)然後用布過濾後，移入別的細口瓶內。

用法：作爲恢復疲勞藥，一日飲三回，一回飲用量爲一五～二十c.c.。

用地骨皮來製造

枸杞子爲枸杞之果實，根之皮則稱之地骨皮，可製成稱之「地骨酒」之藥酒，具強壯、解熱之效果。

作法、用法：材料爲地骨皮二〇〇公克、精製砂糖二〇〇公克、燒酒一．八公升。地骨皮切碎，其他作法和用法與枸杞子相同。

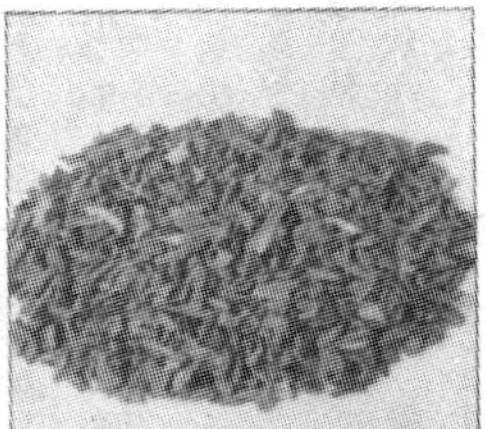

生藥「地骨皮」

治療肌肉痛、胃痛

芍藥酒

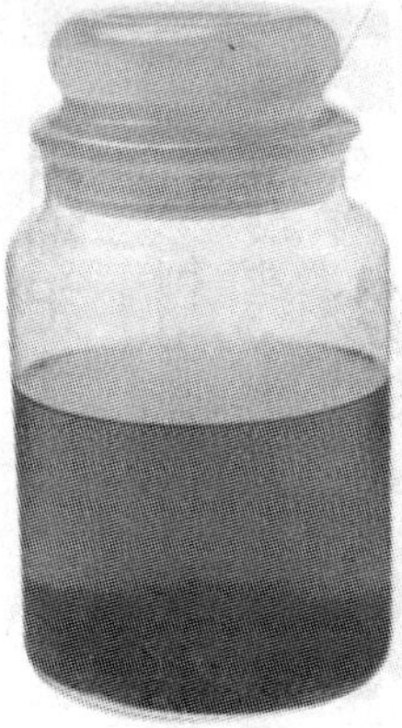

芍藥酒

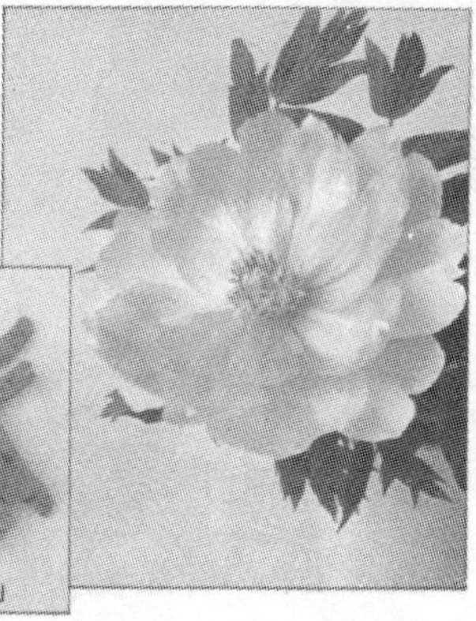

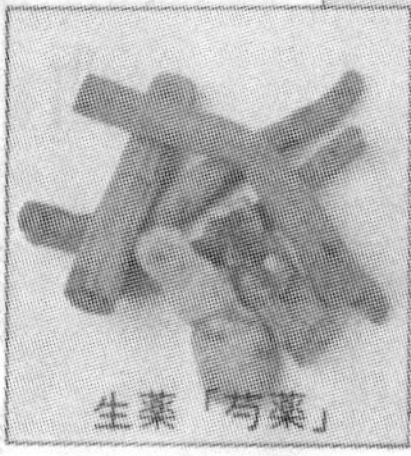

生藥「芍藥」

與其他的藥酒混合

芍藥酒爲牡丹科，中國或西伯利亞原產之多年草本生植物。五月左右開大輪之花，作爲藥用栽培時，花在有花蕾時棄之，注重根部發達，秋天時取根部除去外皮，讓日光曬，作成中藥。

與甘草酒配合飲用，具芍藥甘草湯之藥效，做爲四物湯（當歸、川芎、地黃、芍藥之藥物）混合飲用藥效更廣。

著名的「中將湯」「實母散」均是以此四物湯爲基礎而做成的。

效能：芍藥之藥效爲鎮痙、止下痢，如前面所述與其他藥酒混合效果更好，與甘草酒混合能治急迫性之肌肉痙攣疼痛，及手腳筋肉痛、胃痙攣、腎臟結石、腹痛、排便時之疼痛，均具止痛之效果。

做爲四物湯配合飲用時能治月經不正常、子宮出血、指掌角皮症、不妊症等。

材料：中藥芍藥七十公克、精製砂糖七十公克、燒酒七二〇公撮。

作法：(1)芍藥可到藥店去購買，切細碎後放入廣口瓶內。加入精製砂糖，及七二〇公撮的燒酒，密封。

(2)放入陰暗場所，經二～三個月後，用布過濾，移入細口瓶內，捨去殘渣。

用法：與甘草酒（參照123頁）配合飲用時，各混合十c.c.。

做爲四物湯配合飲用時，除芍藥酒之外，當歸、川芎、地黃等中藥作成的藥酒各十c.c.，合計四〇c.c.，早晨、晚上各飲二〇c.c.，分二回服用。

芍藥酒與其單獨服用，不如照上述的方法來服用有效些。

止咳、健胃、治貧血

艾酒

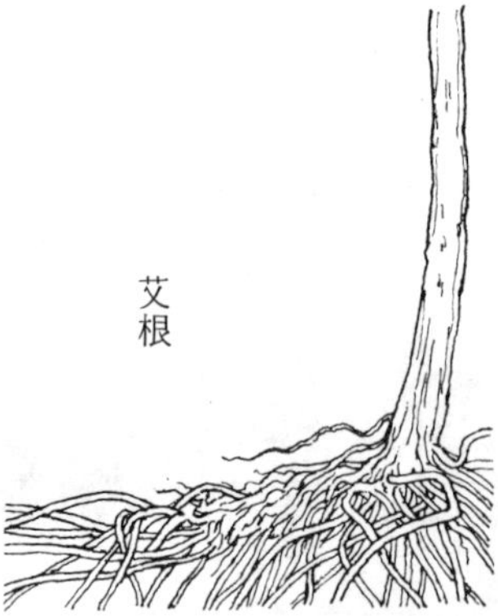

艾根

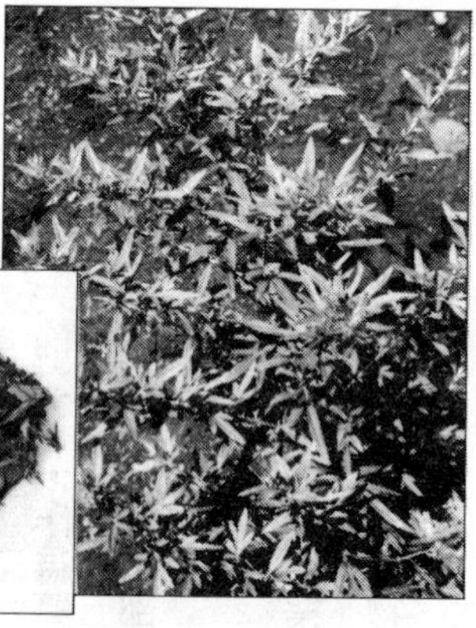

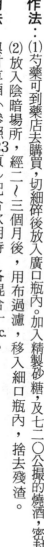

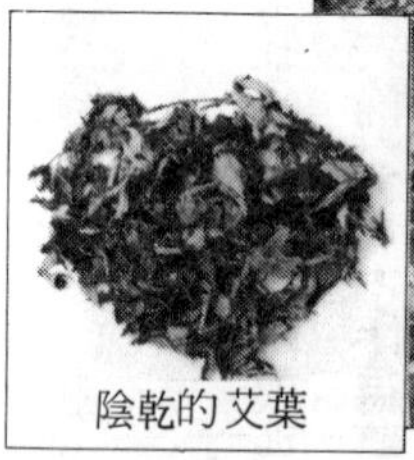

陰乾的艾葉

用根來製造

爲日本木曾地方的民間藥，艾酒普通均用葉來製造。但用根來製造則是日本信州木曾地方的獨特方法所製之民間藥酒。

艾根市面上無販賣，故可利用郊遊、野餐時到郊外採取，野地、路旁均有。

效能：氣喘或傷風引起劇烈咳嗽時用艾酒具止咳之效果。

材料：新鮮艾根三〇〇～五〇〇公克、精製砂糖三〇〇公克、燒酒一・八公升。

作法：⑴艾根在夏天採取最好。

⑵用水洗淨，用布擦乾、切細。

⑶在寬口瓶內放入艾根及精製砂糖、燒酒，封閉起來置於陰暗場所。

⑷經六個月～一年後，移到別的細口瓶內。

✤若不用燒酒可用清酒代替，但此時不必放糖進去，效果一樣。

用法：一回量二〇c.c.，一日三回。

用葉來製造

效能：艾葉含精油，具健胃、補血、強壯之效果。

材料：艾葉一〇〇公克，精製砂糖一〇〇公克，燒酒一・八公升。

作法：⑴艾葉用水洗乾淨，再陰乾之，不必完全乾燥，半乾燥即可。

⑵葉盡量切細，放廣口瓶內，加入砂糖、燒酒，封閉起來，置於陰暗地方。

⑶經二～三個月後，用布過濾，移到別的細口瓶內。

治療頭痛、消除疲勞、增進食慾

菊花酒（菊酒）

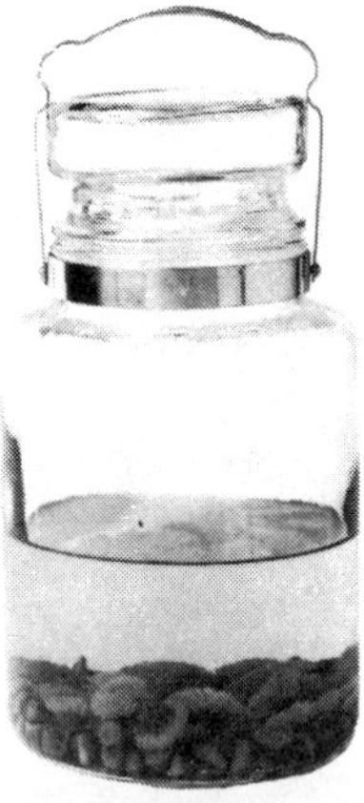

菊花酒

用法：一回量二〇～三〇c.c.，一日服用二～三回。

使用菊之花瓣

作此藥酒，一般使用食用菊之乾燥花瓣，稱之菊海苔（將食用菊蒸之使乾燥成板狀），但使用生的食用菊亦可，只是要多於菊海苔之五～六倍量，此時要注意的是僅利用菊之花瓣。

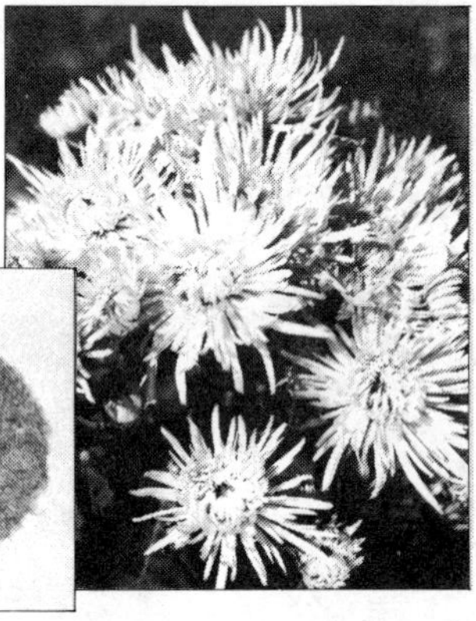

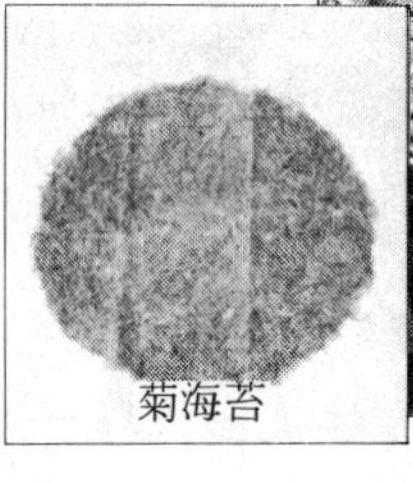

菊海苔

效能：在日本平安朝時代，於舊曆九月九日重陽之宴時，天皇均賜臣下喝菊花酒，據說喝此藥酒能無病無災，延年益壽，此為傳之中國。

依本草綱目所載，菊花酒能治頭痛、明耳目、消除疲勞、增進食慾。

材料：菊海苔一〇〇公克、精製砂糖一〇〇公克、燒酒一・八公升。

作法：⑴將菊海苔切細，放入寬口瓶內，加入燒酒與精製砂糖。

⑵經二～三個月後過濾，移入細口瓶內，置於陰暗處保存。

用法：味道具强烈菊香，及輕微苦味，但易喝，一日飲用一杯卽可，可加水飲用。

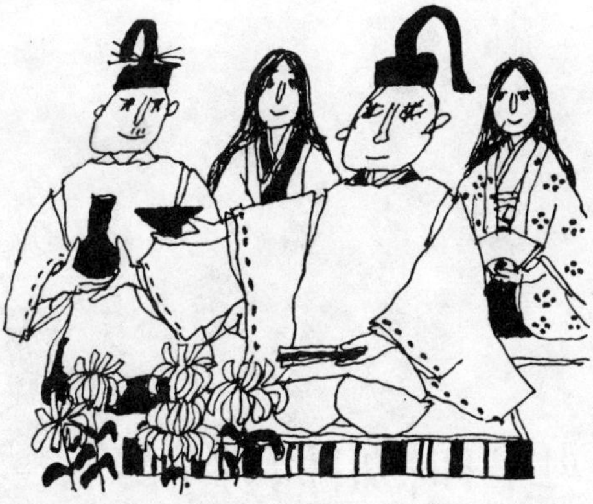

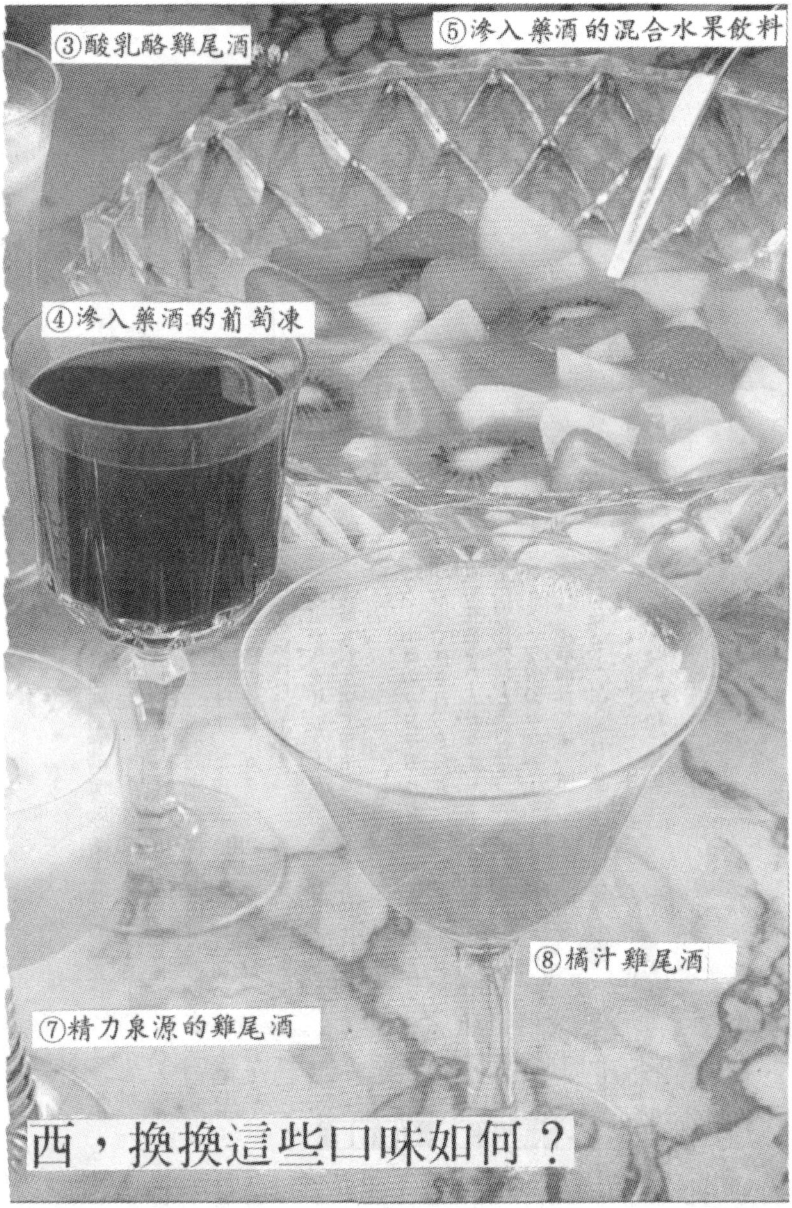
③酸乳酪雞尾酒
⑤滲入藥酒的混合水果飲料
④滲入藥酒的葡萄凍
⑧橘汁雞尾酒
⑦精力泉源的雞尾酒
西，換換這些口味如何？

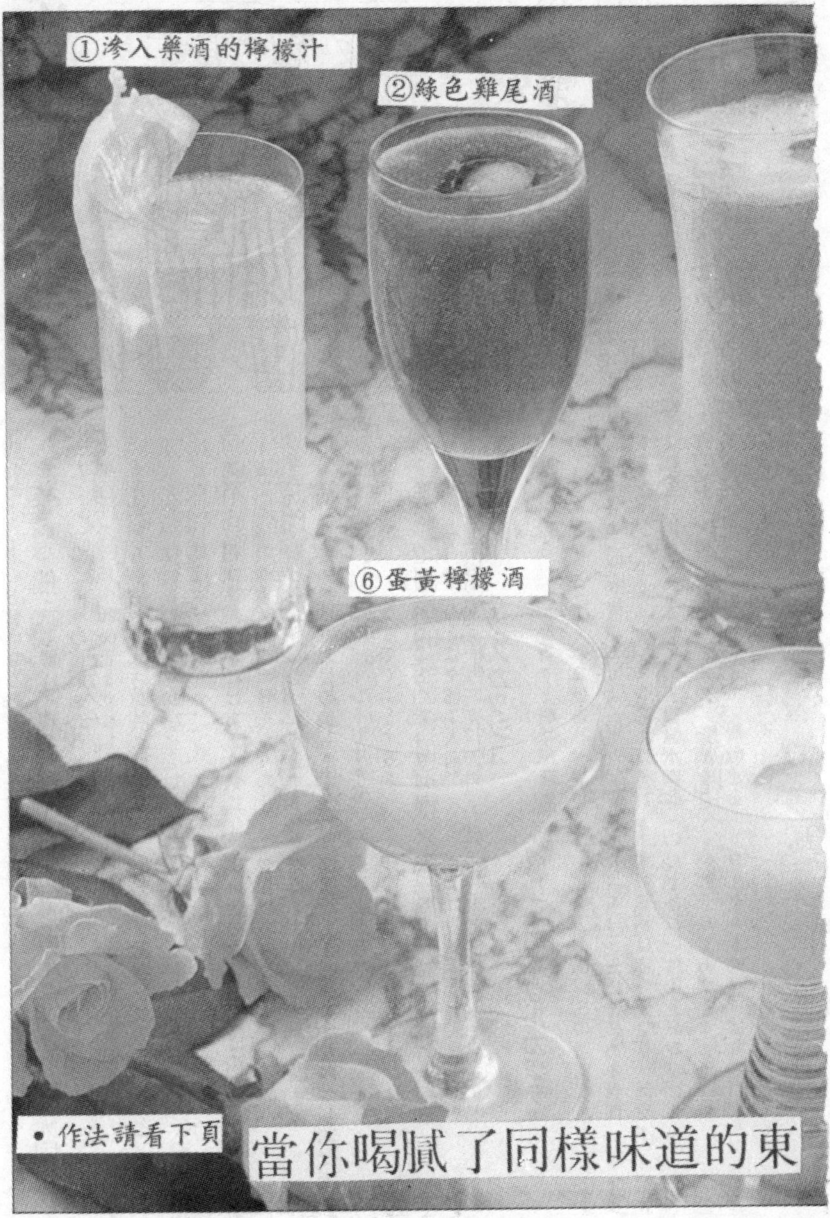

• 作法請看下頁

44～45頁之作法

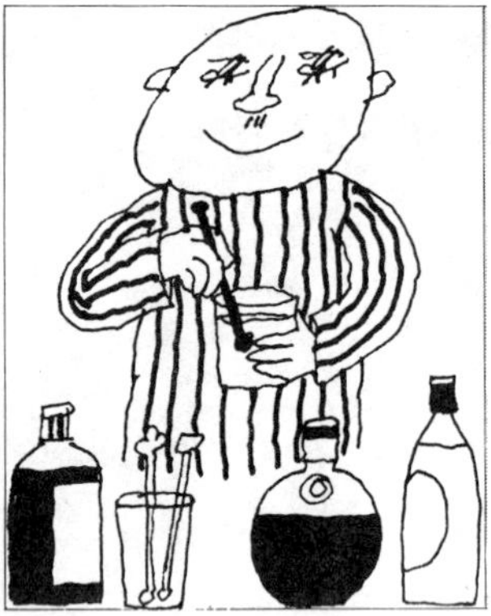

藥酒不能一次喝太多，少量來喝才具效果。但是每天同樣地喝此藥酒，可能日久生厭。

此時可利用果汁做成鷄尾酒，但是藥酒之量不可太多。藥酒之一回量大約二〇c.c.左右，但做成鷄尾酒，放太多藥酒就不好喝了。大約一五c.c.（一大湯匙）之程度即可，二～三種藥酒混合使用時合計一五～二〇c.c.即可。

朝鮮人參酒或大蒜酒等味道强烈的酒一〇c.c.即可。鷄尾酒看起來美觀，爲引起食慾的秘訣。

雖然是同樣的藥酒，但這樣來喝較不會生厭吧！

（材料除第⑤爲三人份外，其餘全部爲一人份。）

① 滲入藥酒的檸檬汁

檸檬的清爽香味與酸味能使人忘却藥酒的味道，而易喝。在夏天來喝更是不錯。

材料：藥酒一大匙，檸檬汁一個分，蜂蜜一大匙，汽水一〇〇c.c.。

作法：將檸檬汁、蜂蜜、藥酒注入杯中，再加上適宜的冰塊及汽水。

②綠色雞尾酒

使用綠色香瓜的漂亮鷄尾酒，藥酒也採用綠色系，或無色、薄色等最好。但是藥酒用少量卽可。

材料：綠色香瓜一〇〇公克，檸檬汁½個，蜂蜜一小匙至二匙，藥酒一大匙。

作法：將香瓜去皮及種子，混合其他材料放入攪拌機裏攪拌後，加入冰塊再放入玻璃杯中。

③酸乳酪雞尾酒

加上含豐富維他命B_1、B_2的紅豆，爲適合女性飲用的酒，藥酒可選用紅花酒或番紅花酒。

材料：煮熟的紅豆半杯，酸乳酪一〇〇公撮，蜂蜜一大匙，檸檬汁¼個，藥酒一五c.c.。

作法：將材料全部混合，放入攪拌機中打勻後再倒進玻璃杯中，夏天時冰冷來喝不錯。

④滲入藥酒的葡萄凍

在葡萄成熟的季節，可榨葡萄汁，加入任何藥酒均不錯。

材料：一〇〇%的葡萄汁一五〇c.c.，檸檬汁¼個，蜂蜜一．五小匙，藥酒一五c.c.，粉末凝膠五公克。

作法：將葡萄汁、檸檬汁、蜂蜜混合，粉末凝膠使之漲泡，加入其中。用文火來煮，混合藥酒，倒入玻璃杯中，冷却使之凝固。

⑤ 滲入藥酒的混合水果飲料

此可作爲招待客人的果汁飲料，利用水果豐富的季節來做，藥酒量很少，小孩子也可飲用。利用罐頭水果來做亦可，但注意不要太甜了。

材料：葡萄汁兩個分，蜂蜜二大匙，藥酒二〇c.c.，加上其他適量自己喜歡的水果。

作法：將葡萄汁、蜂蜜、藥酒混合，再將蘋果、香蕉、甜瓜、鳳梨、草莓切成口大放入其中。

⑥ 蛋黃檸檬藥酒

此爲放入蛋黃的鷄尾酒，選擇顏色漂亮的藥酒來做吧！

材料：蛋黃一個分，檸檬汁½個，蜂蜜⅔大匙、藥酒一五c.c.。

作法：材料全部混合卽可。

⑦ 精力泉源的雞尾酒

藥酒如採用朝鮮人參酒及其他藥酒配合，極具效果。

材料：酸乳酪八〇公撮，檸檬汁一個分、香蕉½根、蜂蜜一大匙之⅔，朝鮮人參酒一〇c.c.，其他藥酒一〇c.c.。

作法：材料全部混合，倒入攪拌機拌勻後再倒入玻璃杯中，冰冷來喝較佳。

⑧ 橘汁雞尾酒

這是隨時均能作成的鷄尾酒，味道清淡，使藥酒味道變好喝，橘子產量豐富時用新鮮橘汁來做更好。

材料：一〇〇%之橘汁一〇〇c.c.，香蕉½根，藥酒一五c.c.。

作法：香蕉½去皮，適當地切好，和果汁、藥酒混合一起注入攪拌機中拌勻後再倒入玻璃杯中。

✣任何鷄尾酒冰涼來喝，或加冰塊來喝更佳。

水果酒之作法

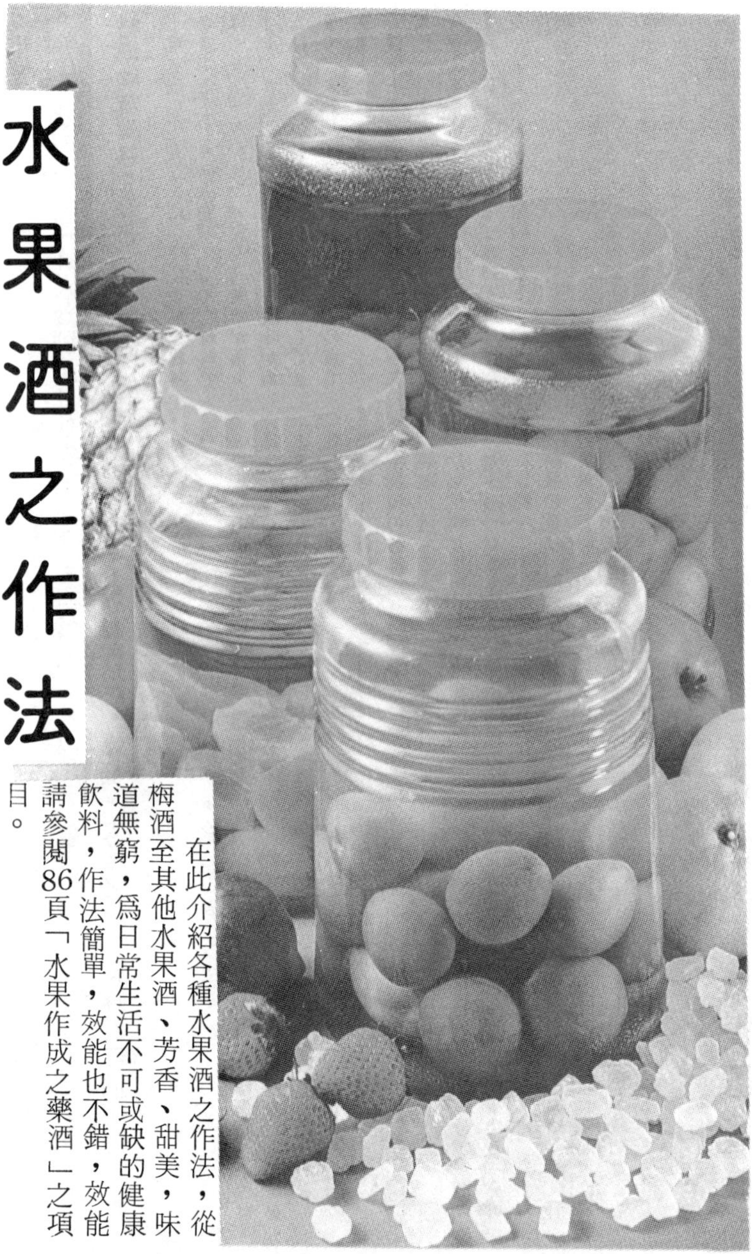

在此介紹各種水果酒之作法，從梅酒至其他水果酒、芳香、甜美，味道無窮，爲日常生活不可或缺的健康飲料，作法簡單，效能也不錯，效能請參閱86頁「水果作成之藥酒」之項目。

作水果酒之基本法則

材料要新鮮

作水果酒時特別要選新鮮材料，此爲第一條件。若材料不鮮的話，風味就差多了，洗時只限用水洗，洗後要將之擦乾，若水分殘存，則爲水果酒腐敗之原因。

基本用酒以燒酒最好

基本用酒原則上使用酒精度三五度的燒酒。酒精之度數强時，材料之成分就能早點引出。燒酒爲無味、無臭、無色透明之蒸餾酒，由材料中抽出之風味、色調，均能融於酒中。成爲清爽的水果酒。威士忌、白蘭地等之酒精度數也强，但價格較高，若材料少時用此來做也不錯。

關於糖分

水果酒之糖分以冰砂糖最合適，其次精製砂糖也可。精製度高的東西，釀酒才不會混濁，味道清爽。煮東西用的白砂糖價錢便宜，精製度低會混濁，故味道不清爽。

蜂蜜則適合藥用酒的糖分。

糖分之量因每人喜好各異，故釀酒時要適量才好。但若是酸味特强的水果，則可多放些糖，味道較好。

容器之保存

容器要清潔，選擇密封度良好，酒精成分不會溢出來的玻璃容器，有二層蓋最好。在容器上書明釀造年、月、日。

存放在無溫度差，陰暗的場所。瓶子要避免日光照射，用茶色的厚紙袋覆蓋其上最好。可存放在涼爽的走廊下，或北側的壁橱內。

李子酒

材料：李子五〇〇公克，糖分一五〇公克，基本酒〇・九公升。

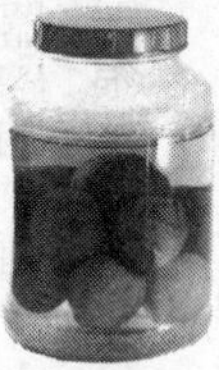

作水果酒的適當時期

作的時期	水果的種類
一月～二月	金橘
四月～五月	草莓
四月～六月	柚橘
五月～六月	茱萸
五月中旬～五月末	山櫻桃
五月中旬～六月中旬	枇杷
五月末～六月中旬	梅
六月	櫻桃
六月～七月中旬	李子
六月～七月	桃子
九月～十月	梨
九月～十月	無花果
九月～十一月	蘋果
九月～十一月中旬	洋梨
九月～十一月	貼梗海棠
十月～十一月	花梨
十月～十一月	石榴
十一月～五月	鳳梨
十二月～二月	柚子
十二月～二月	橘子
一年中	檸檬
一年中	香蕉

作法：(1)將李子洗淨，一個個擦乾淨。

(2)將表皮切數條裂縫後，放入容器內。

(3)在容器內加入糖分，注入基本酒，保持在陰暗場所。

經四～五個月就很好喝，其實存放一年左右沒關係。

杏子酒

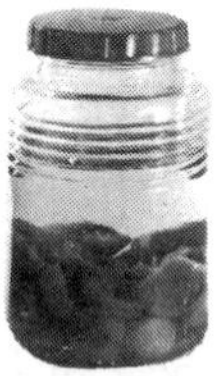

材料：杏子五〇〇公克、糖分一五〇～二〇〇公克、基本酒〇・九公升。

作法：(1)將杏子洗乾淨，一個個擦乾淨，不留水分。

(2)去皮，切成兩半，拿掉種子，放入容器內，加入糖分及基本酒，封閉起來放於陰暗場所，三個月以後即可。

✣三～四個月以後將果實取出，用砂糖醃漬食用。

山櫻桃酒

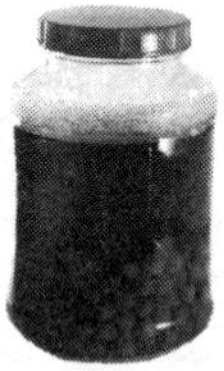

材料：山櫻桃五〇〇公克，檸檬二個，糖分一五〇公克，基本酒〇・九公升。

作法：⑴將山櫻桃洗擦乾淨，檸檬剝皮輪切，一起放入容器內。

⑵在容器裏加入糖分，注入基本酒，封閉起來，放於陰暗場所。

⑶經二～三個月後變成紅色即可。果實經六個月後取出。

梅酒與飲料、點心

梅酒爲水果酒中最基本的東西，風味佳、效果好。梅中含有檸檬酸與獨特的梅酸，爲治中暑、下痢、神經痛等之妙藥。

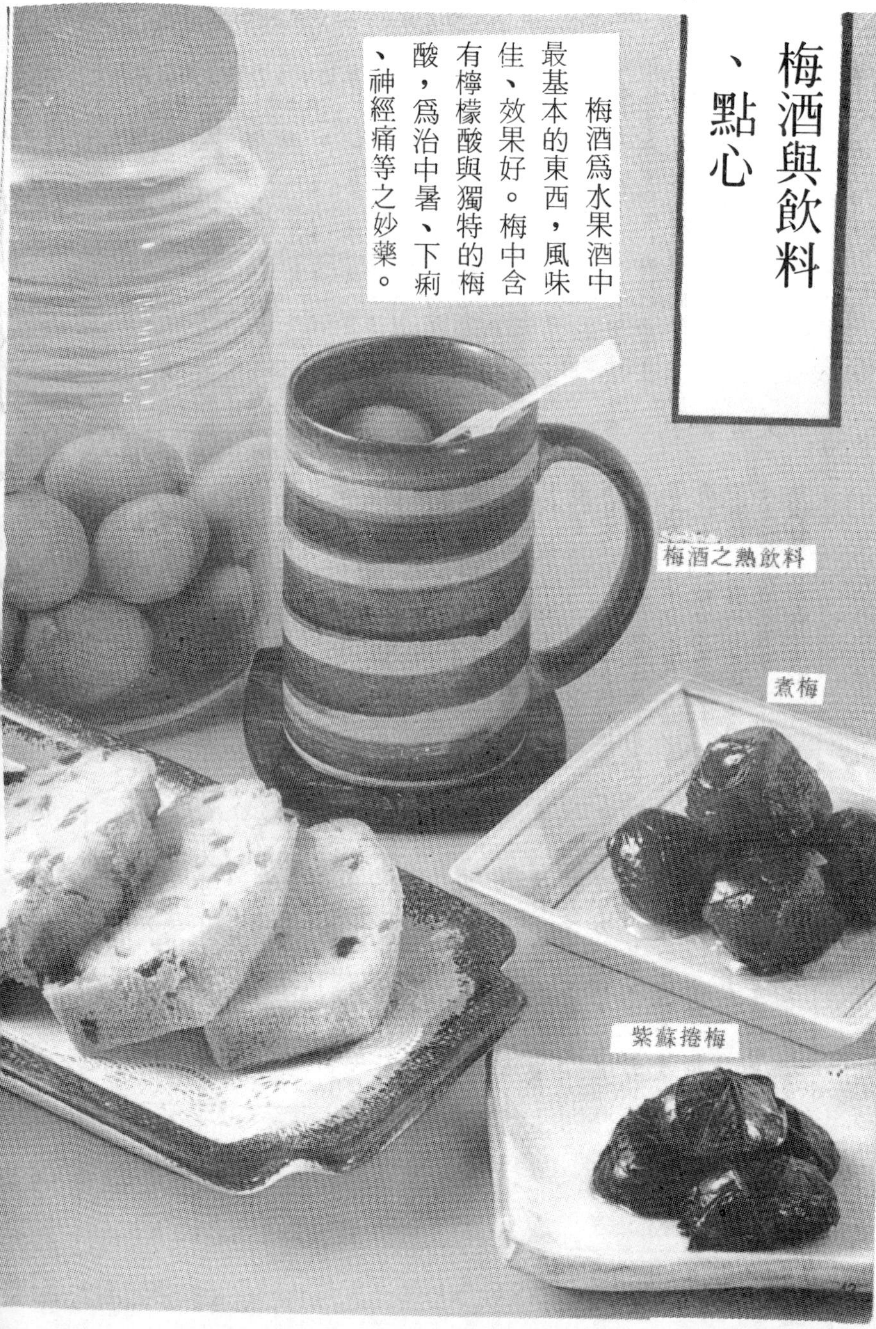

製作方法、要點

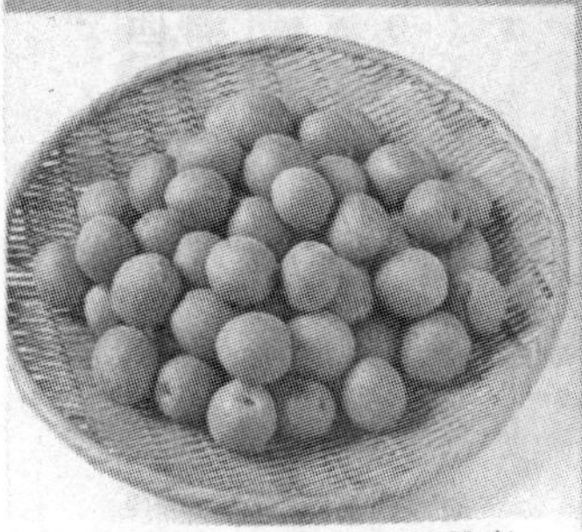

梅子要選擇青色，無瑕疵，硬硬的，若放入爛梅則味道不好。

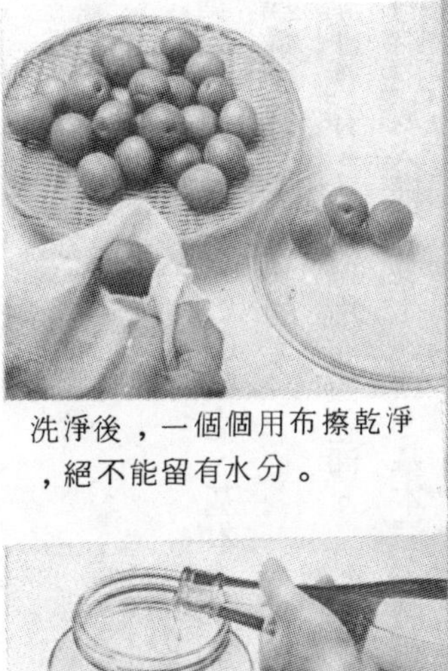

洗淨後，一個個用布擦乾淨，絕不能留有水分。

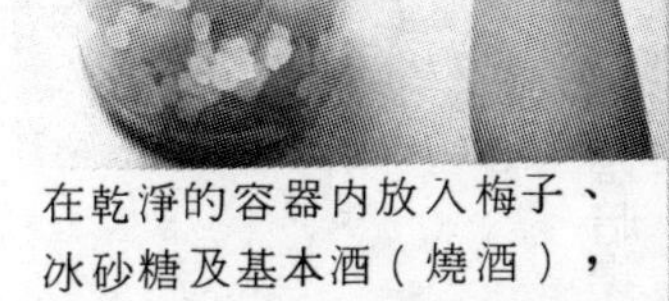

在乾淨的容器內放入梅子、冰砂糖及基本酒（燒酒），將蓋子拴緊，放於陰暗場所。
（作法在次頁）

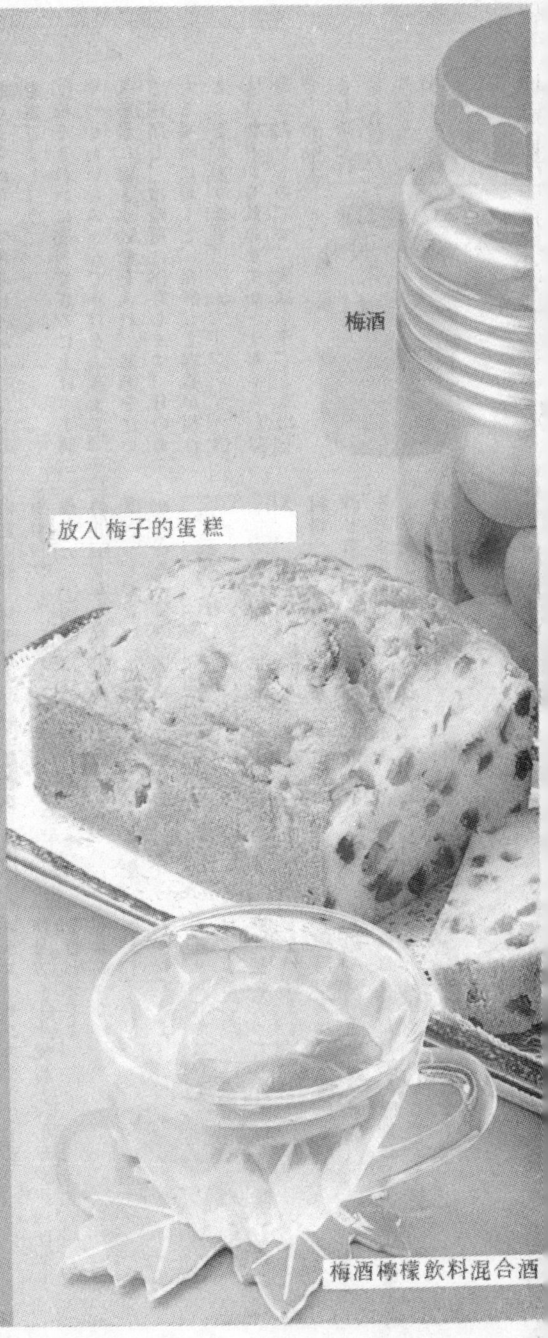

梅酒

放入梅子的蛋糕

梅酒檸檬飲料混合酒

梅酒之作法

材料：青梅一～一．二公斤，糖分（冰砂糖）六〇〇公克、基本酒（燒酒）一．八公升。

作法：(1)青梅要選無瑕疵、不腐爛、青色、堅硬的。

(2)將梅子洗淨，一個個用布擦乾淨。

(3)在容器內放入梅子及冰砂糖、基本酒，將瓶蓋栓緊，置於陰暗場所。若放於日照場所，發酵時可能會漲破容器。

(3)經三個月後卽可喝，但放一年左右更好。梅子在一年後取出，可做煮梅及其他用途。

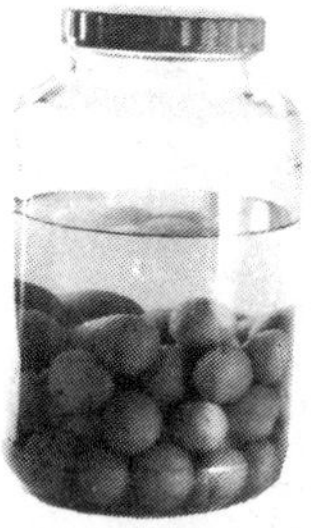

梅酒檸檬飲料

爲利用梅酒與梅子之清爽飲料。

材料（四人分）：梅酒½杯，梅酒內之梅子四個、檸檬½個、汽水、冰塊、砂糖液。

作法：(1)將梅子切成兩半，放入梅酒內加上檸檬薄片、冰塊。

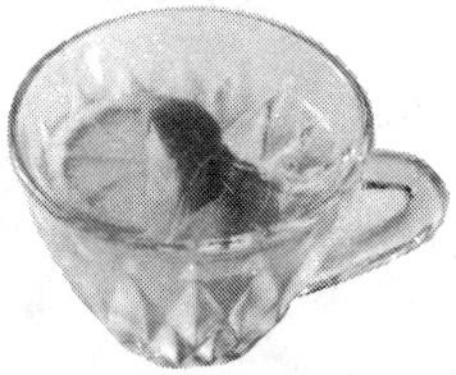

(2)再加上冰涼的汽水及砂糖液即可。

梅酒之熱飲料

能暖和身體、促進新陳代謝、消除疲勞。

材料：梅酒適量，梅子一個，熱開水。

作法：適量的梅酒與梅子一個注入杯中，加上熱開水，趁熱時大口大喝。梅子味道也不錯。

放入梅子的蛋糕

此為具有梅酒香味之蛋糕。

材料：麵粉一五〇公克、發酵粉一小匙、砂糖一五〇公克、奶油一三〇公克、雞蛋三個，梅酒大匙三～四匙，葡萄乾大匙三～四匙，梅酒之梅子五～六個，櫻桃五～六個，香油½小匙。

作法：(1)麵粉與發酵粉混合，使之發酵膨脹。

(2)將葡萄乾放在溫水中，然後取出去除水分，剁碎，加上梅酒一大匙。

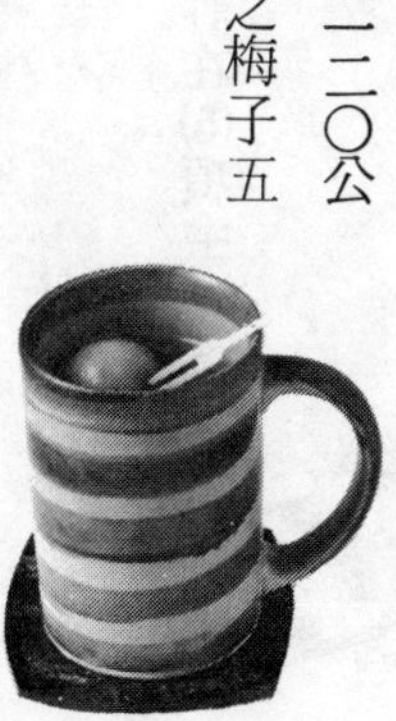

⑶將梅子之子除去，剁碎，櫻桃也剁碎加上梅酒。
⑷鷄蛋只一個去除蛋白，放在另一處。
⑸奶油加入砂糖攪拌。
⑹蛋二個及蛋黃一個，將蛋白分開，蛋黃加在一起。放入少許在⑸項中。
⑺切細的梅及葡萄乾、櫻桃、香油放入第⑹項內。
⑻麪粉混合在第⑺項中。
⑼另外在第⑷項取出的一個蛋白使之起泡放入第⑻項中。
⑽用蛋糕紙舖好，將第⑼項倒在紙上，表面保持平坦，放入烤爐，在一五〇～一六〇度左右內蒸熟卽可。
⑾用竹籤刺向中心處，試試看若黏著，卽蛋糕尙未成熟再繼續燒，等燒出型來，再拆掉紙，裏面蛋糕可加些杏仁醬，表面可稍微塗些糖漿。

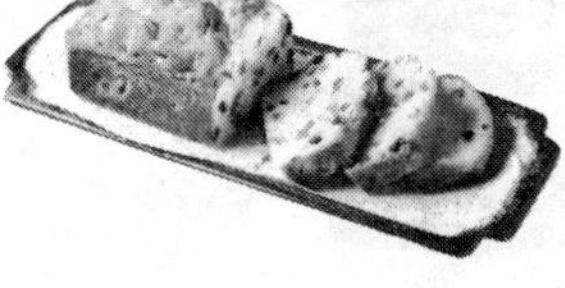

煮　梅

可做爲茶點。

材料：梅酒之梅二〇〇公克，砂糖一〇〇公克。

作法：⑴從梅酒中取出梅子數個，用竹籤戳它幾個小洞後，加入水中，用中火來煮。煮開時將火減弱，再煮二～三分鐘，將水捨去，除掉酒精分。
⑵再次加點水，再煮，等水開後，用文火慢煮，火力太强的話，皮可能會剝破，要注意。
⑶煮五～六分鐘後加糖，去除澁味，再慢煮。
⑷等液汁變少時，熄火，放入瓶內裝起來。

紫蘇捲梅

梅之酸味與紫蘇之香味配合成好吃的茶點。

材料：梅酒之梅一〇個，赤紫蘇（醃過的）一〇片，砂糖適量。

作法：⑴從梅酒中取出梅子，去除種子。
⑵準備醃過的赤紫蘇。
⑶赤紫蘇一片包住梅子一個，放於碟上，可加適量砂糖。
⑷要立刻吃也可以或要保持十日至二週間再食用也可。

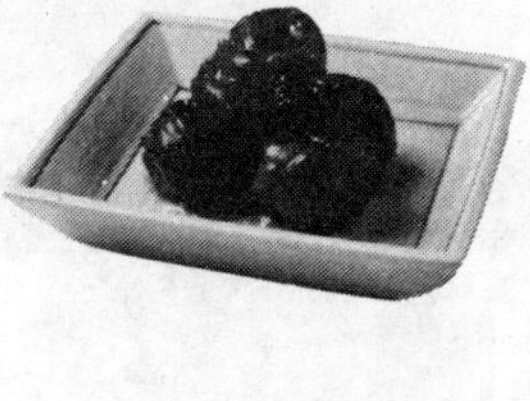

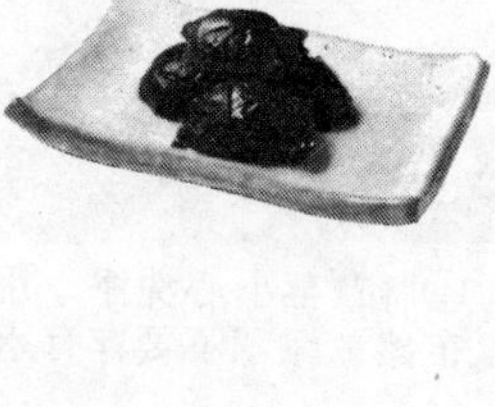

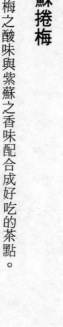

草莓酒與飲料、點心

使人清爽的美酒——草莓酒，可做果汁或雞尾酒。

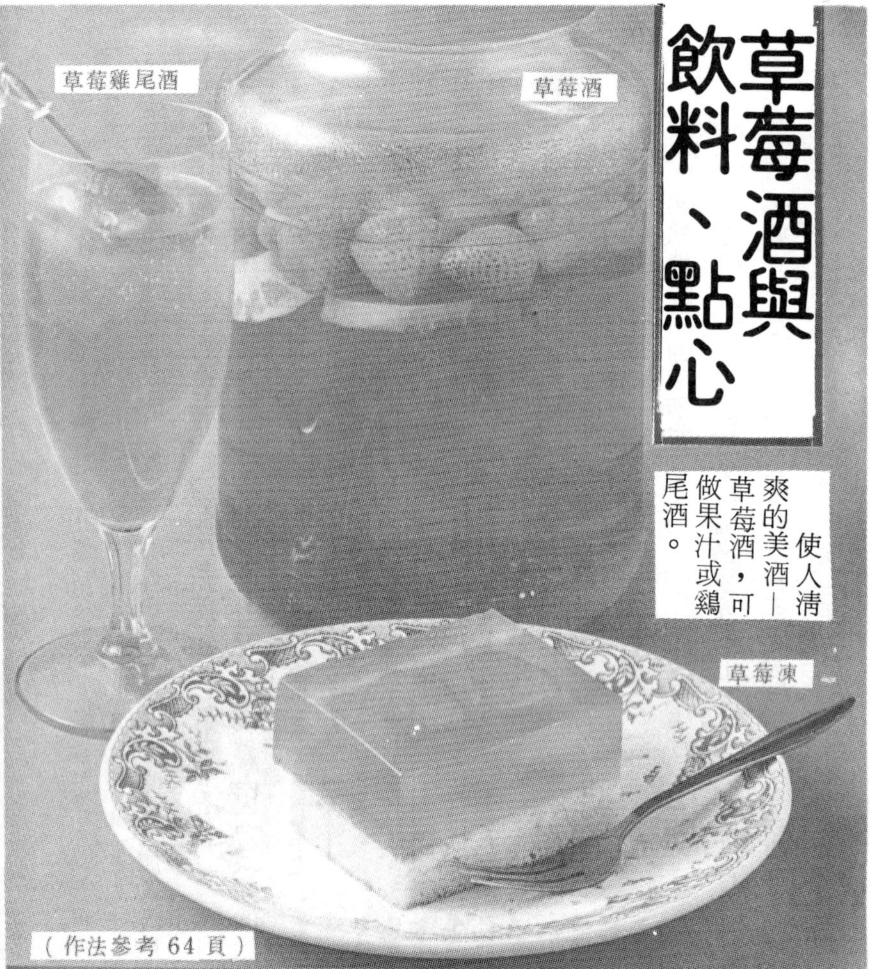

（作法參考 64 頁）

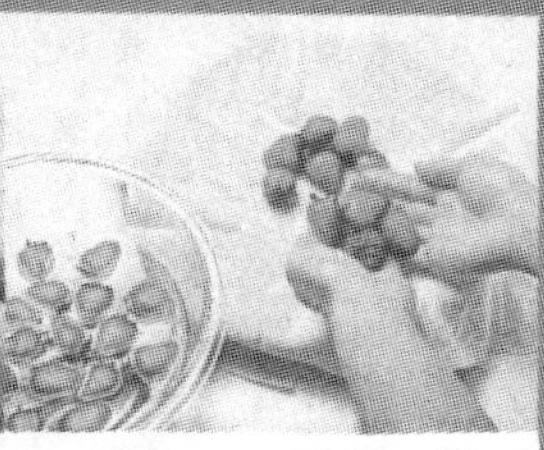

①將草莓小心洗淨，用布擦乾淨，不要存有水分。

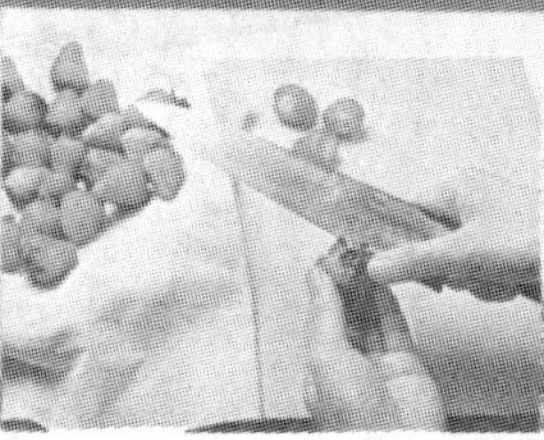

②一個一個用刀子將蒂除掉。

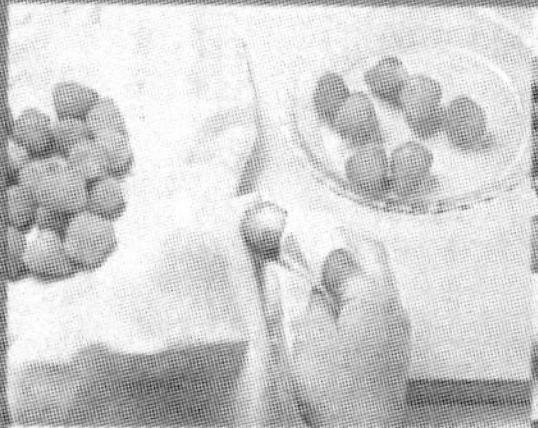

③再一次小心地用布擦乾淨，絕不能留有水分，若留有水分，酒會變混濁。

檸檬酒與飲料、點心

具有高貴香味的檸檬酒，任何時期均可製作，利用範圍很廣。

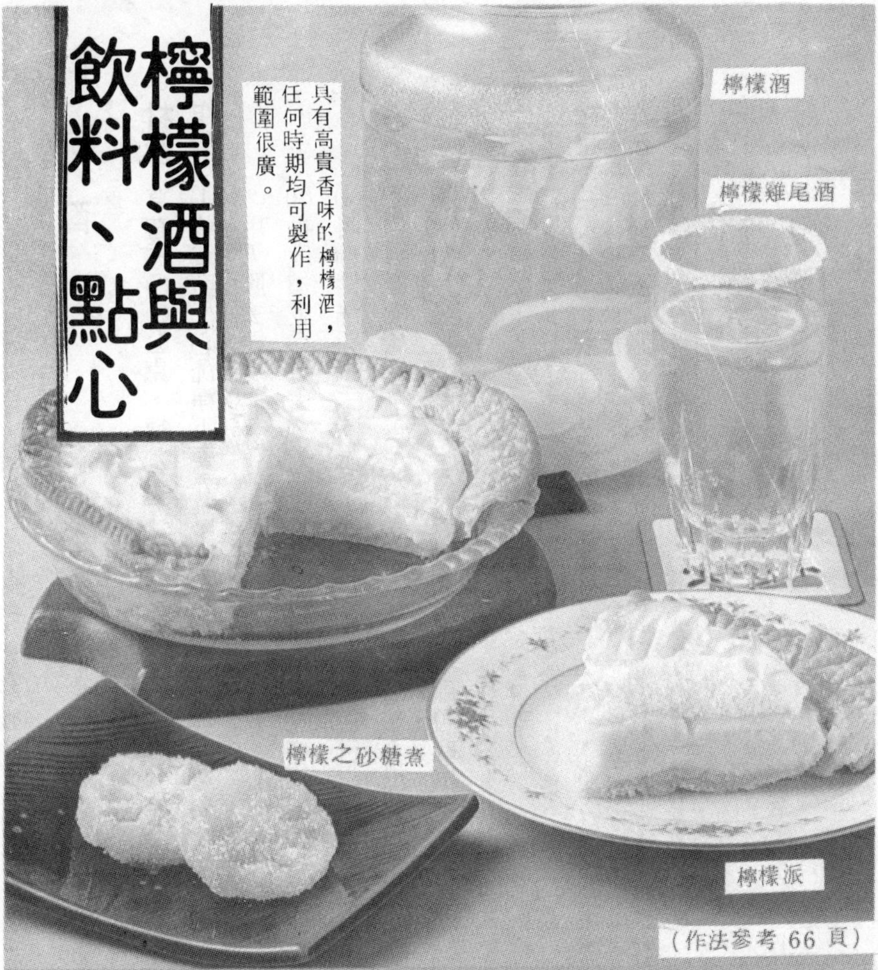

（作法參考 66 頁）

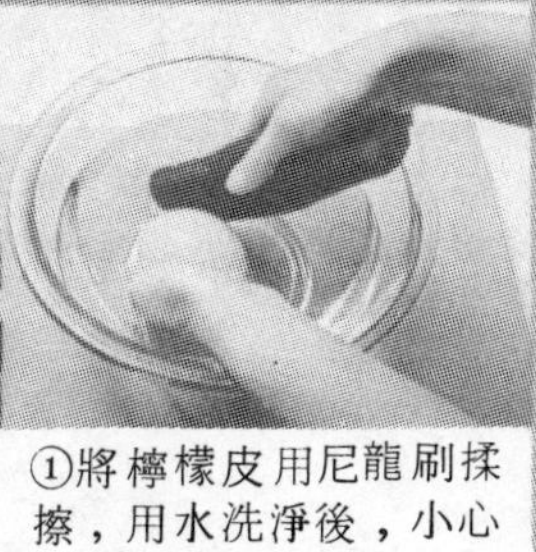

①將檸檬皮用尼龍刷揉擦，用水洗淨後，小心一個個擦乾淨。

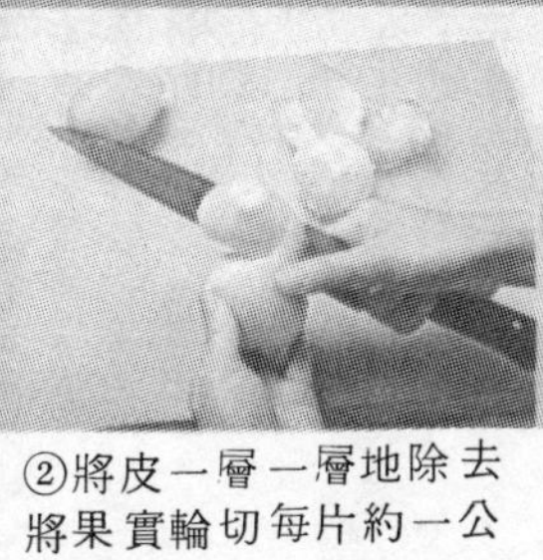

②將皮一層一層地除去將果實輪切每片約一公分厚。

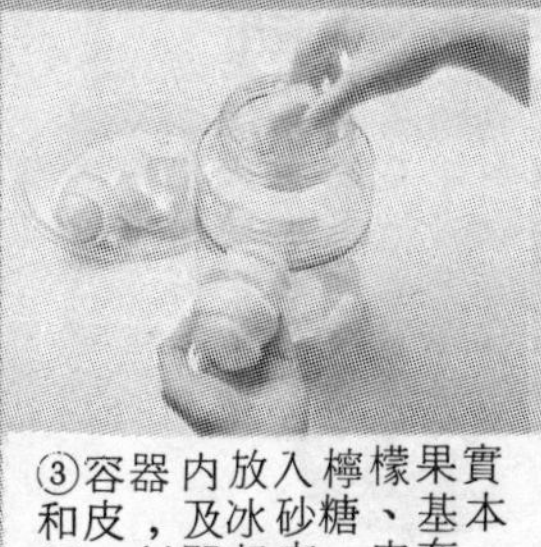

③容器內放入檸檬果實和皮，及冰砂糖、基本酒，封閉起來，皮在一週後取出。

草莓酒

材料：草莓五〇〇公克，糖分一五〇公克，檸檬二個，基本酒〇・九公升。

作法：(1)將草莓小心洗淨不要弄破了，然後用布擦乾淨。

(2)用刀除去蒂。

(3)再度擦乾淨，完全去除水分，若留有水分酒會變混濁，或發霉。

(4)將檸檬洗淨、去除水分、去皮，切成一公分厚之輪狀。

(5)在容器內放入草莓、檸檬、糖分、基本酒，封閉起來放於陰暗場所。

(6)一個月後將檸檬及脫色的草莓取出，即可飲用。

草莓雞尾酒

材料（一人分）：草莓酒二大匙，草莓一個、汽水、冰、砂糖適量。

作法：(1)將草莓酒放入杯內，加入數量冰塊冷卻，砂糖也適量放些。

(2)倒入汽水，輕輕地攪拌，放入洗過的草莓裝飾即可。

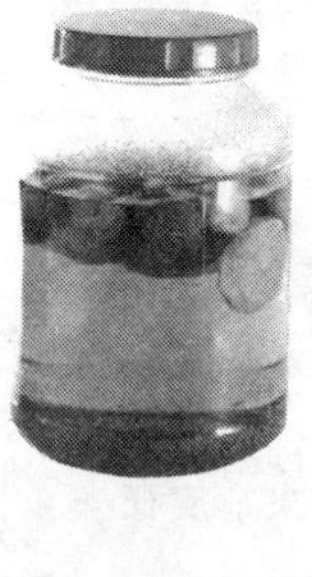

草莓凍

材料：蛋糕用（麵粉一二〇公克、砂糖一五〇公克、蛋三個、奶油三〇公克，牛乳大匙二匙，香油一小匙之⅔。）

果凍用（洋粉一根，水二・五杯，草莓四個，砂糖一二〇公克，草莓酒三～四大匙）

作法：⑴先做蛋糕。準備麵粉。

⑵將牛乳和奶油倒入小鍋上混合，用弱火來燒使之溶化。

⑶蛋之蛋黃及蛋白分開，蛋白放在乾燥的碗內使之起泡，砂糖分三次加入攪拌，然後將蛋黃分二回放入攪拌。

⑷在第⑶內加入小麵粉及發酵粉，徹底攪拌，最後加入第⑵項混合攪拌。

⑸在烤爐的鐵方盤上舖上紙，將第⑷項倒入，放入一八〇～一九〇度之烤爐上格來燒。用竹籤試試看若不黏的話就是燒好了，取出去掉紙。

⑹作草莓凍

首先將洋粉浸於水裏，然後用力擰著，去除水分，再使之恢復原狀。

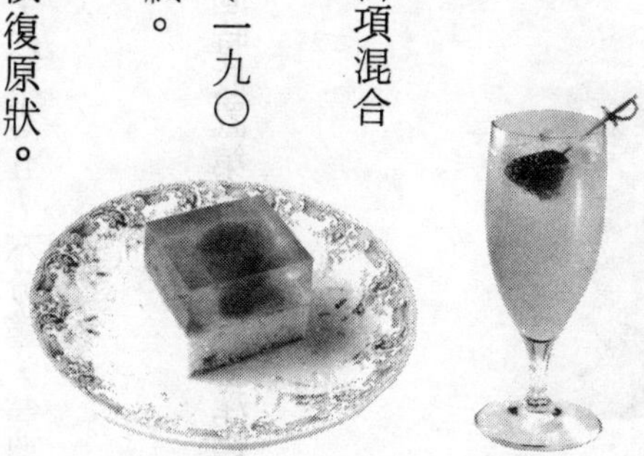

加上少量的水，用火煮使之融化，再加上砂糖來煮，過濾後再用中火來煮五～六分鐘，等溫熱後加上草莓酒。

⑺配合模型，切蛋糕。

⑻然後在模型上將⑹與草莓切半之物使之冷卻，在就要硬固時放置第⑺項上面，洋粉要冷卻至硬固為止。

⑼從模型中取出切開。

檸檬酒

材料：檸檬三個、糖分一〇〇公克，基本酒〇・九公升。

作法：⑴將檸檬的皮擦揉洗淨，用布擦乾淨。

⑵將皮一層一層切開，果實各輪切成一公分厚。

⑶在容器內放入第⑵項及基本酒、糖分，封閉起來。皮於一週後取出，果實於一個月後取出，再度封閉起來，存於陰暗場所。經一個月後即可飲用，但等完全成熟時更好喝。

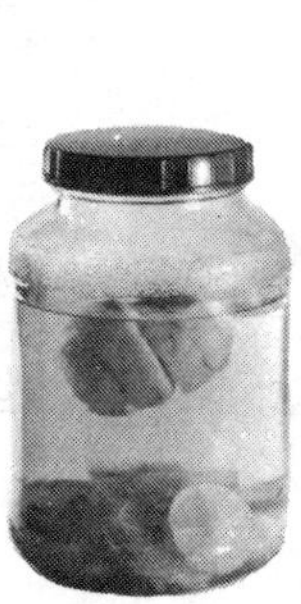

檸檬雞尾酒

材料（一人分）：檸檬酒二大匙，檸檬輪切一片、冰、精製砂糖、砂糖。

作法：⑴在玻璃杯的邊緣用一片檸檬擦一擦，然後精製砂糖置於玻璃邊緣上，做爲鷄尾酒之裝飾。

⑵將檸檬酒與適量砂糖、冰塊放於鷄尾酒之器具上攪拌，然後放於⑴之玻璃杯內。

⑶將輪切之檸檬片放浮於杯中。

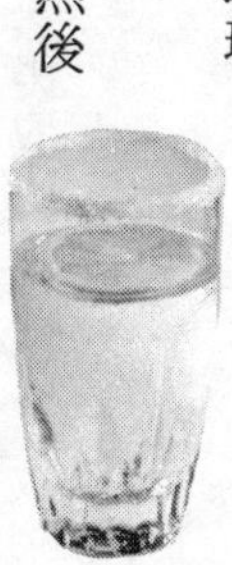

檸檬砂糖煮

材料：檸檬酒之檸檬、砂糖、精製砂糖。

作法：⑴從檸檬酒中取出之檸檬加水來煮，煮去汁液，使之除去酒精分。

⑵再次加水慢慢地煮。

⑶加上適量的砂糖，使湯汁熬乾，之後取出陰乾二日。

⑷大約八分乾燥後撒滿精製砂糖卽可。

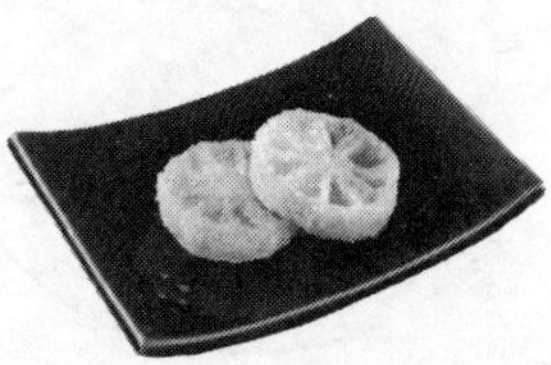

檸檬派

材料：（直徑二〇公分的碟子一個）派皮用（麵粉一二〇公克、奶油八〇公克、水¼杯），乳糕用（麵粉四〇公克、砂糖一二〇公克、蛋黃三個分、牛乳三杯、檸檬酒二大匙、香油一小匙）meringue糕餅用（蛋白二個分、砂糖四大匙、香油、檸檬酒一小匙）

作法：⑴先作派皮。將麵粉和冷却的奶油混合攪拌，加水，輕輕的和麵粉，用布包好放入冷藏庫大約三〇分鐘，用麵棒使之伸展，鋪放入碟內做成碟子狀大小，將邊緣切除，底下開個洞，用中火放入烤爐烤。

⑵用較厚的鍋子，在鍋內放入蛋黃、麵粉砂糖、牛乳，使之勻開煮成糊狀。加上香油數滴及檸檬酒。

⑶俟第⑴項冷却之後將⑵倒入。

⑷作meringue糕餅覆蓋在第⑶上，邊緣可用⑴所切下的作爲裝飾用。

⑸在一八〇度的烤爐內所燒的meringue要燒到焦色爲止，然後取出切開。

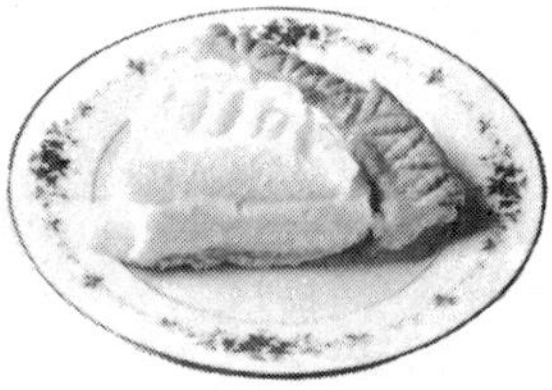

蘋果酒與橘子酒

香醇的蘋果酒與酸甜的橘子酒。

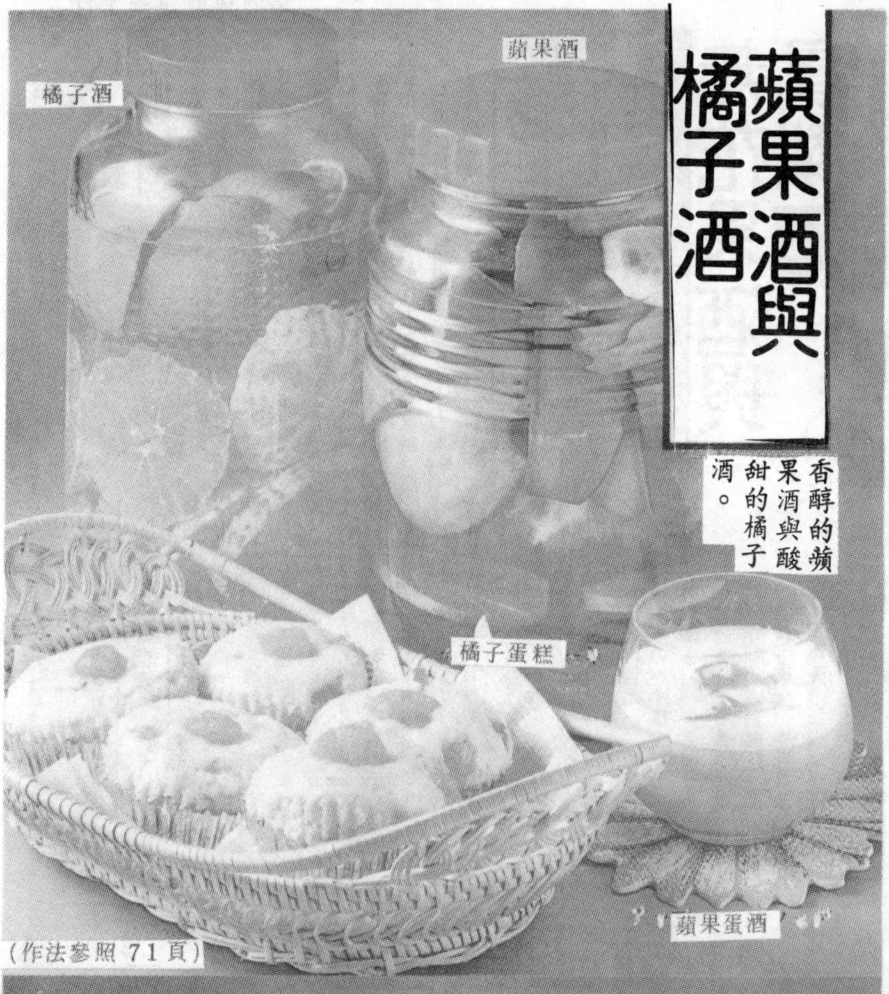

(作法參照 71 頁)

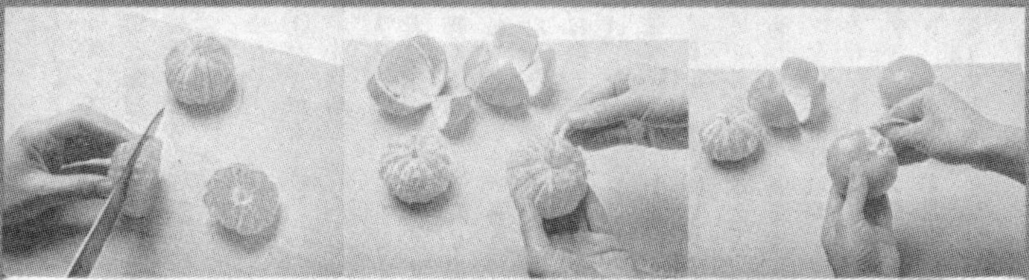

①將橘子的皮洗乾淨，用布擦乾，然後將皮用刀劃成十字形，不要弄壞果實。

②將皮剝下，附在果實上的白筋小心剝掉。

③將果實輪切成三片。注意不要弄散了。

無花果酒與鳳梨酒

效能豐富的無花果酒與濃厚甘美的鳳梨酒。

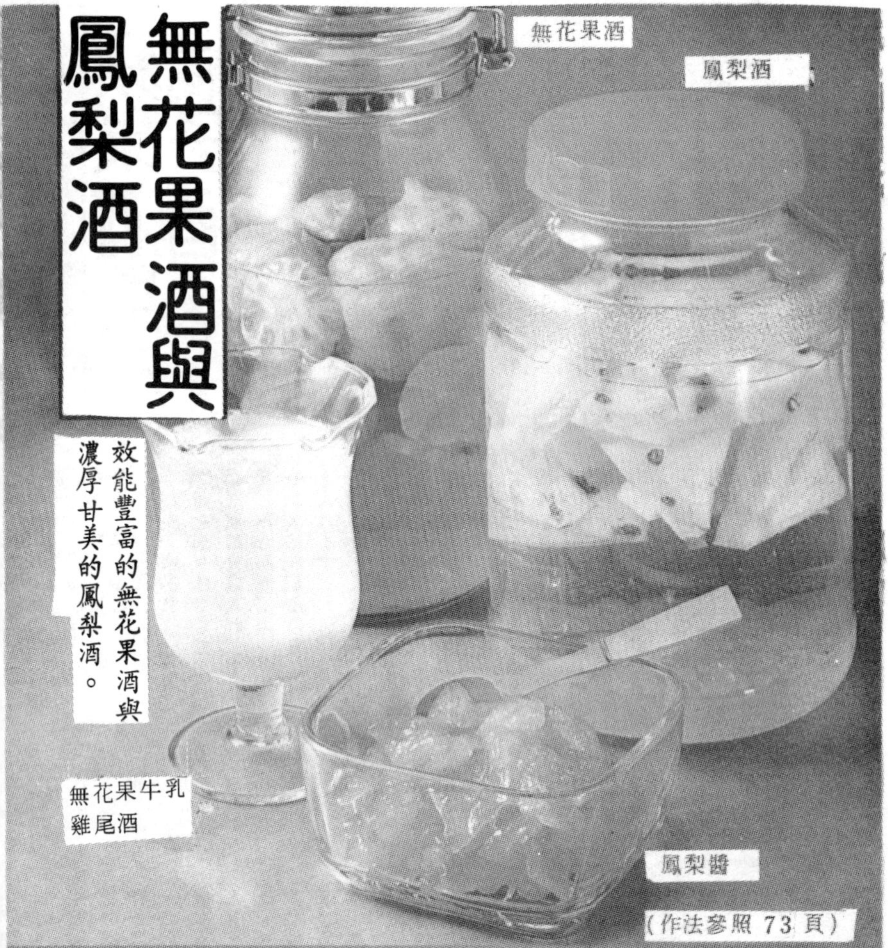

（作法參照 73 頁）

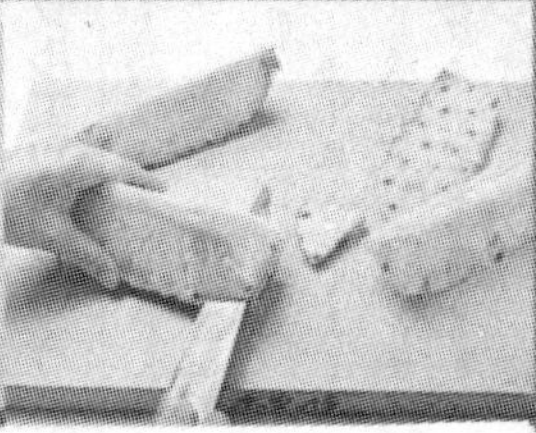

①將鳳梨縱切成6片，剝去皮。

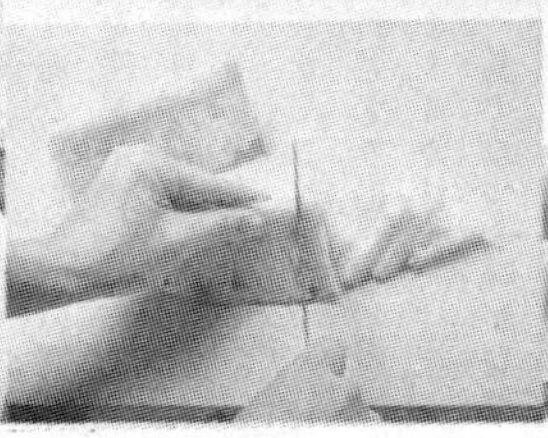

②然後各切片成2公分厚，心也照樣切，放入容器內。

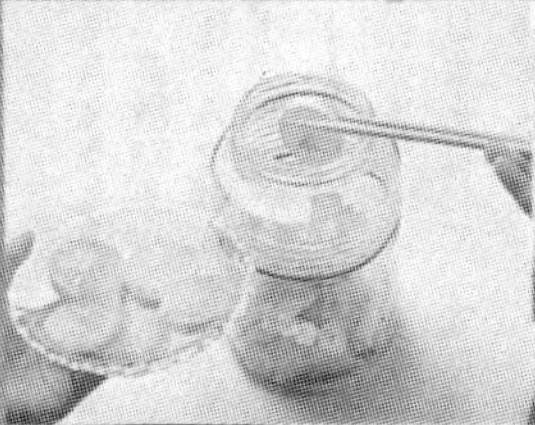

③酸味少時，可切些檸檬片，檸檬片之輪切厚度爲1公分，放進容器內。

橘子酒

材料：橘子五〇〇公克、糖分一五〇公克、基本酒〇．九公升。

作法：⑴將橘子皮洗淨，一個個擦乾淨後，剝去皮。

⑵果實一個輪切成三片。

⑶容器內放入果實片及半量的皮，再加入糖分，注入基本酒，封閉起來，放於陰暗場所保存。

⑷一週後取出皮，一個月後取出果實。經一～二個月後即可喝，喜歡濃味者可加入檸檬以補酸味之不足。

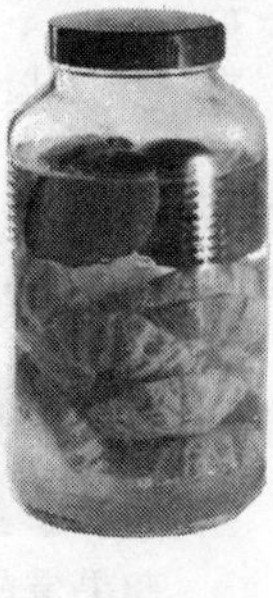

橘子蛋糕

材料：（六人份）麵粉一五〇公克、發酵粉二小匙，蛋二個，砂糖一二〇公克、奶油五〇公克，牛乳二大匙，香油⅔小匙，橘子酒二大匙。橘子酒之橘子把它弄鬆軟，三大匙。

作法：⑴麵粉與發酵粉合在一起，使之發酵。

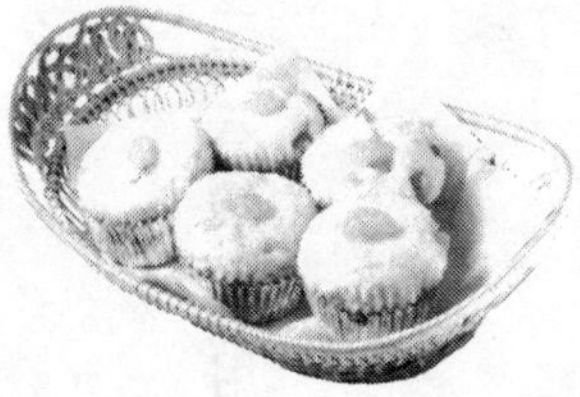

(2)將奶油弄糊，砂糖分兩三回加入攪拌。

(3)將蛋攪散分三回倒入(2)中，再加入牛乳、橘子酒、香油、及橘子之果實。

(4)將(1)放入(3)內攪拌。

(5)在杯狀型內舖上鋁泊紙，將(4)倒入，放入蒸器內蒸，用强火蒸約三〇分鐘，可用竹籤刺看看，若不黏即可。用烤爐燒也很好吃。

蘋果酒

材料：蘋果五〇〇～六〇〇公克，檸檬一～二個，糖分一五〇公克，基本酒〇・九公升。

作法：(1)蘋果儘量選擇酸味較强的，洗淨後，細心擦乾淨，不能有水分，不去皮切成輪切狀，除去心。

(2)檸檬除去皮，切片成一公分厚輪切狀。

(3)在容器內放入蘋果、檸檬、糖分、基本酒、封閉起來，保存於陰暗場所，檸檬一個月後取出，蘋果片三～四個月後取出，二～三個月後即可喝，但保存時間越長味道較好。

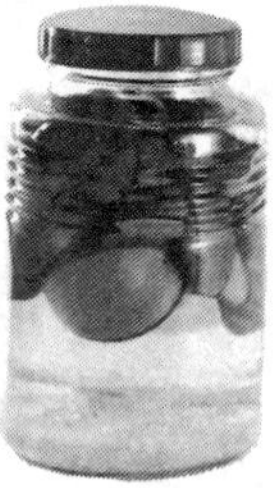

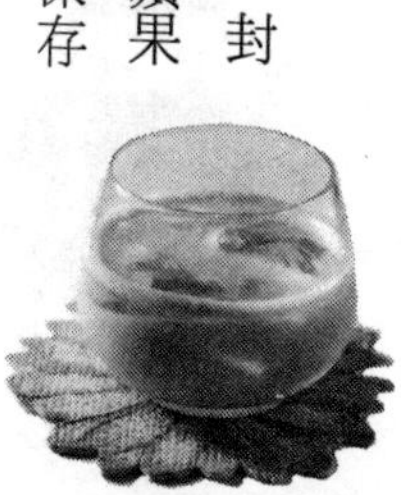

蘋果蛋酒

蘋果蛋酒

材料（一人份）：蘋果酒一～一・五大匙，蛋黃一個，牛乳一五〇c.c.、砂糖、冰、香料。

作法：⑴將蘋果酒、蛋黃、牛乳、砂糖、冰放入鷄尾酒搖混器內攪拌一下。

⑵再將⑴倒進玻璃杯內，依自己的喜好可加些肉桂或肉荳蔻（香料）。

無花果酒

材料：無花果五〇〇公克、檸檬二個、糖分一〇〇公克、基本酒〇・九公升。

作法：⑴將無花果洗淨，擦乾水分，用刀剝皮。

⑵將檸檬剝皮輪切之。

⑶將無花果、檸檬、糖分放入容器內，倒入基本酒，置於陰暗場所。

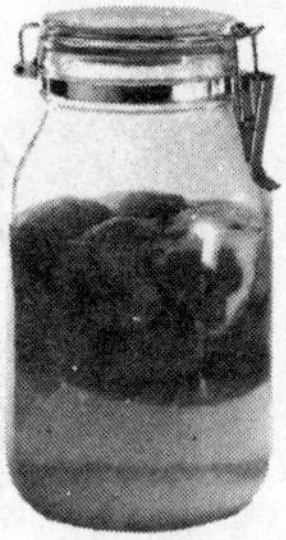

⑷檸檬在一個月後取出，無花果在二～三個月後取出。三個月後卽可飲用。

無花果牛乳雞尾酒

材料（一人份）：無花果酒二大匙、牛乳⅔杯、砂糖適量、冰。

作法：⑴無花果酒內放入砂糖攪拌。

⑵在⑴內倒入牛乳攪拌，再放入冰塊。或是把牛乳溫熱，做成熱鷄尾酒也不錯。

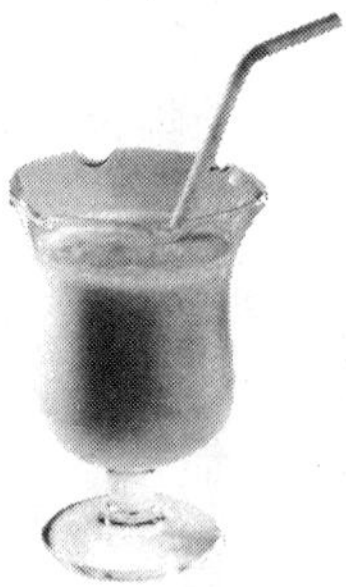

鳳梨酒

材料：鳳梨五〇〇公克、檸檬一～二個、糖分一〇〇～一五〇公克、基本酒〇・九公升。

作法：⑴將鳳梨洗乾淨。

⑵縱切六分，除去外皮。

⑶鳳梨心仍保留，果實切成二公分厚小片。放入容器內。

⑷若鳳梨酸味仍少時，將檸檬去皮，輪切成一公分厚加上去。

⑸在⑷內放入砂糖，注入基本酒，放置於陰暗場所保存。檸檬在一個月後取出，鳳梨在三個月後取出。

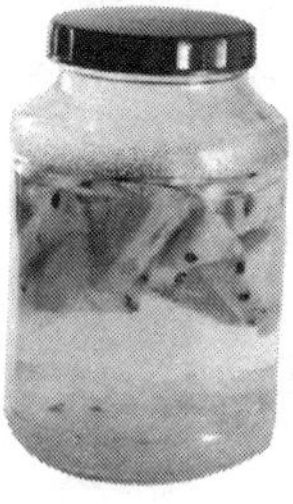

⑹二～三個月即成熟可飲用。鳳梨可能會產生一些雜物，故可用布過濾置於其他瓶內。

✤檸檬不要放太多以免影響鳳梨風味。

鳳梨醬

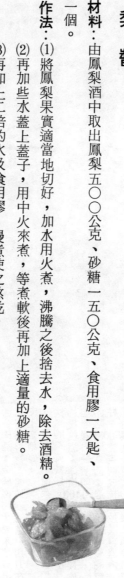

材料：由鳳梨酒中取出鳳梨五〇〇公克、砂糖一五〇公克、食用膠一大匙、檸檬一個。

作法：⑴將鳳梨果實適當地切好，加水用火煮，沸騰之後捨去水，除去酒精。

⑵再加些水蓋上蓋子，用中火來煮，等煮軟後再加上適量的砂糖。

⑶再加上二倍的水及食用膠，慢煮使之熬乾。

⑷可放些檸檬汁，然後止火，使之冷却即可。

✤鳳梨的果膠含量少，故做鳳梨醬時需加食用膠以補不足，再加些檸檬使之酸味十足。

一年中有益全家健康的水果酒

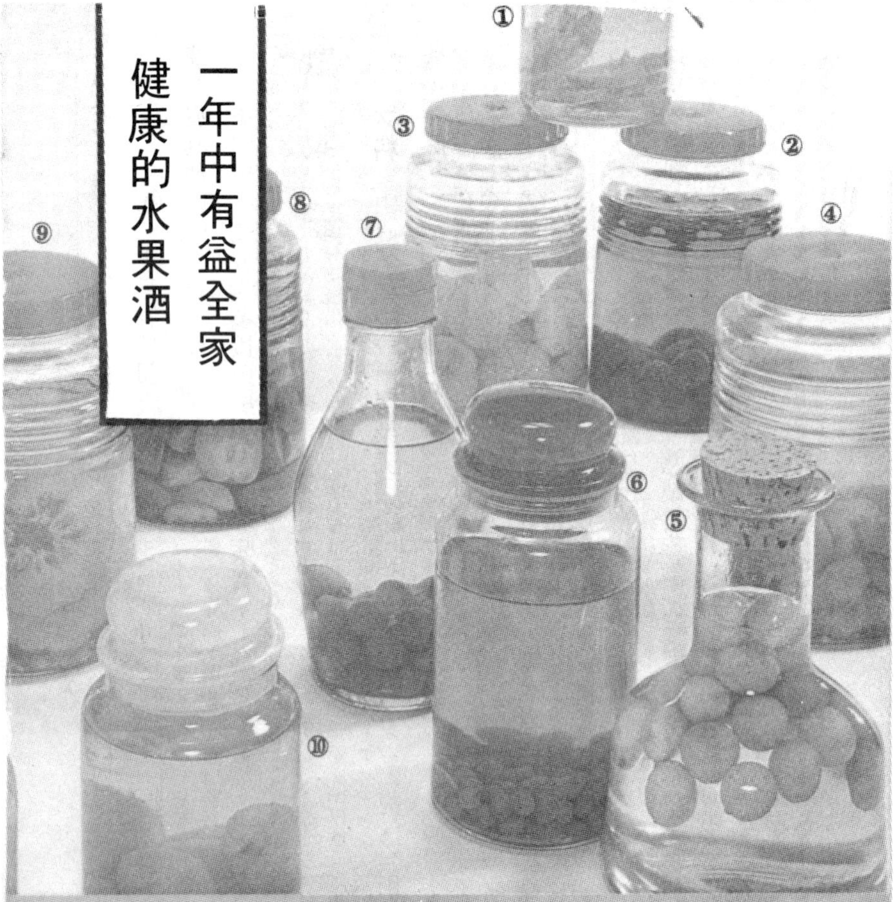

（以下全用燒酒0.9公升，糖分150公克來製造，大約2～3個月即釀成。）

①柚子酒：將柚子3～4個各輪切成一公分厚，經3個月醃漬後取出果實。

②李子酒：將500公克李子的皮全切上數道剖痕，然後放入容器醃酒。

③溫州橘酒：（參照71頁）

④杏子酒：將500公克的杏子去皮，切半，取出種子，醃酒。

⑤金橘酒：金橘選用1月末以前出產的圓形物。準備500公克，用刀在皮上劃刻痕。

⑥茱萸酒：準備茱萸500公克，選用秋天的茱萸較好。半年後取出果實。

⑦櫻桃酒：準備400公克，將果實放進容器內醃漬即可。

⑧貼梗海棠酒：選用秋天收穫的較好，500公克切成梳狀放進容器內。

⑨柚橘酒：將大的2個柚橘輪切成3～4片，檸檬薄切一個放進去，皮半個分，除去白色的部分，7日後取出。

⑩無花果酒：選用9月出產的較好，500公克去皮，檸檬薄切1個分。

※果實要確實洗乾淨，擦乾水分來醃漬。（參照53頁作水果酒的適當時期。）

效能確實
易製的藥酒56種

▨藥酒的歷史 ▨自家用藥酒的基本作法
▨用水果或蔬菜作成的藥酒 ▨花與樹木果實之藥酒
▨中藥作成的藥酒

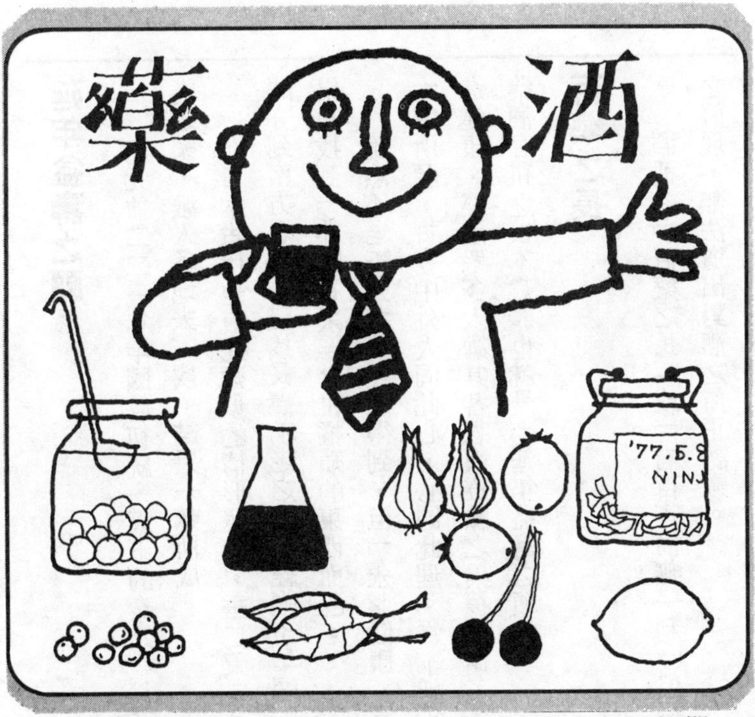

藥酒之歷史很古，種類繁多，在此介紹些材料簡單，效能確實易製的藥酒製作法。

水果酒也佔重要地位，水果酒以味道、樂趣爲主，藥酒則以藥效爲主，目的雖不同，請多利用。

藥酒之歷史

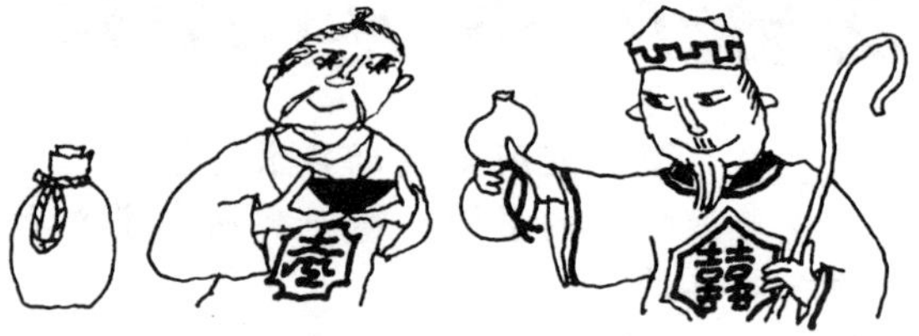

延年益壽之願

紀元前二二一年中國最初統一天下的秦始皇爲了求長生不老之藥，派人各地去尋找，結果一無所成。

在日本古代也有此類似的情形發生，垂仁天皇命臣下田道間守到南方之國去尋找長壽不老之藥，經過十年間的尋找，結果只找到「非時香果」之柑橘類的東西而已。

雖然不老不死之藥無法得到，但「永遠健康、長生」仍是大家所願，古今中外人同此心，心同此理。爲了延年益壽、增進健康、經過衆多人動其智慧與經驗之累積而作了多種藥酒，藥酒存在之根本意義也就是「延年益壽之願」。

百藥之長

酒稱之「百藥之長」或「有百害而無一利」但均只見片面之眞理，無法道出對酒之眞正認識。

依中國本草綱目（明李時珍著）所載，「酒，許久才用它時，幾乎所有之人會得病，此物損益兼備，用之不可不愼」，但酒並非自己有毒，只是飲用量之問題而已。因飲法之不同，它可以成爲「百藥之長」也可成「百害」。

食物定時定量，早起、早睡、注意房事，酒少量飲用，此爲古人健康長壽之秘訣。若飲酒過量則會惡醉、二日醉、引起急性、慢性之酒精中毒症。

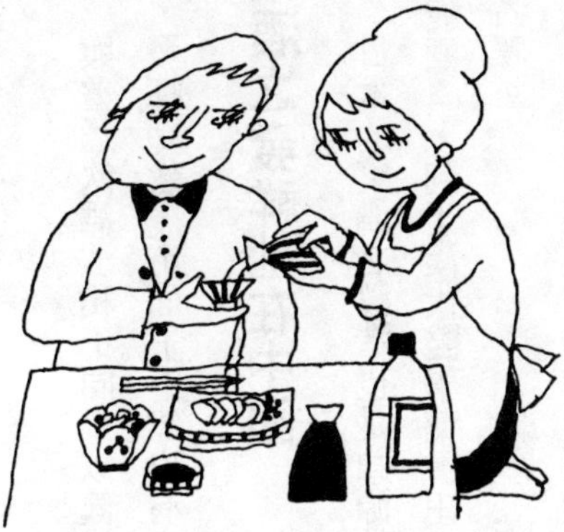

但這只是因爲過飲所致，被稱爲「百藥之長」的酒，在數千年以來，即做爲藥用，這是不可否認的事實。酒因用法的不同而成藥。

腦貧血或失神狀態時用白蘭地酒或紅葡萄酒有效，開始感冒之時若飲蛋酒，可暖活身體，具發汗解熱作用，消除感冒，此爲日本古來之民間療法。

此外蛋酒對年老精力衰退的男性能使之恢復男性機能。故蛋酒不僅是治療傷風之妙藥，也是强精藥。

適量的飲酒能刺激胃部促進消化液的分泌，具使大腦麻痺之作用而易熟睡。使精神爽快、鬆散身體。忙完一天的事帶著疲勞的身心回家後，吃著太太煮的料理，晚酌一杯實是人生一大樂事，也是酒的最大發揮效用之一。

與普通飲酒法稍不同，以健康爲主，而做的酒即成爲藥酒，藥酒必須適量來飲，才能增進健康，發揮功效，市面上當然也有出售各種藥酒，但自家釀造風格獨特，大家均可好好地來製造。

藥酒之發祥地在中國

日本的藥酒之製造也是起源於中國。中國在周代（紀元前一一〇〇年）傳說周公製造「周公百歲酒」，到了漢代醫學藥書出了不少，如「黃帝內經」「傷寒論」「金匱要略」「素問」等醫學名著。

在「金匱要略」一書提到能治各種婦人疾病的「紅藍酒」，前漢時代之名醫倉公認爲「莨碭酒」對難產有效。此外「素問」一書中也提到「醪藥」、「醪醴」此即指藥酒之意。

由此可知古時中國即知藥酒之用法。

有名的「本草綱目」爲一五九六年明代李時珍所編纂之中藥百科全書，德川家康時代，慶長十三年（一六〇八）林羅山從長崎得到此書獻給家康，自此以後促成日本藥學之急速發展。

本草綱目之酒項共列六九種藥酒，在此列舉其中幾種代表性的藥酒如下：

五加皮酒 爲五加皮（五加皮之根皮乾燥而成之中藥）煎熬之汁加麴子釀造而成之酒。或是將五加皮弄碎浸酒來喝也可，加上當歸、牛膝，地榆也可。能壯筋骨、滿精髓（使身體强壯、增强精力）。

薏苡仁酒 爲薏仁（薏苡仁之種子）粉與麴釀酒而成。能强壯筋骨、健脾胃。

天門冬酒 將天門多的心拿來煮汁，加上麴釀造而成。能潤五臟（調和內臟）和血脈（降血壓）治五勞七傷、癲、癇（羊癇瘋）。

地黃酒 爲生的地黃根榨汁加麴（麴米）釀造而成。能壯筋骨、通血脈、止腹痛，使白髮變黑髮之强壯藥。

牛膝酒 牛膝（牛莖、山苜菜）之煎汁加上麴米釀造而成。或者將之壓碎浸酒來喝也可。能壯筋骨、治胃腸、補虛損（治精力減退）。

枸杞酒 將枸杞子搗碎煮之，以其汁加上麴米釀造而成。或是將枸杞子加上生地黃浸酒煮來飲之亦可。能益精氣，壯陽道（强精）健腰部。

人參酒 以人參末加麴米釀造而成，或浸酒飲之亦可。能補中益氣（使血壓正常）治諸虛（去除疲勞）。

山芋酒 山芋粉加上麴米釀造而成，或是加上山茱萸、五味子、人參浸酒煮來喝亦可。能治暈眩、益精髓、壯脾胃。

當歸酒　爲當歸（芹科當歸之根）之煎汁加上麴米釀酒而成，或是浸酒來飲亦可。能柔和血脈、壯筋骨、止諸痛、調經（使月經正常）。

菖蒲酒　石菖蒲之煎汁加上麴米釀酒而成，或浸酒來飲亦可，能通血脈，久服之能使耳、目更靈敏。

茴香酒　將茴香浸酒煮來飲之。能治突然發生之腎氣痛及心腹痛（像胃潰瘍似的突然之疼痛，及抽筋似的腹痛）。

以上爲本草綱目所列之藥酒，當然其他的中國古醫書亦有介紹各種藥酒之作法，只是本草綱目之藥酒比較簡單故收集介紹給讀者，中國傳統之藥酒的作法，簡單者有之，非常複雜者亦有之。釀造方法爲煎熬中藥成汁，再加上麴（麴子），但有的中藥煎熬成汁須按順序，作法較複雜，一般家庭中來製造較麻煩。

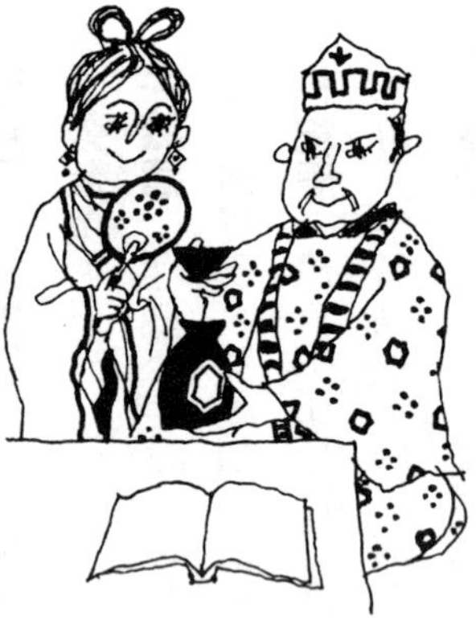

日本之藥酒

在此介紹由江戶時代至明治時期有著傳統光輝歷史的日本藥酒如下：

菊酒　依本朝食鑑（一六九五年）所載，石川縣地方之居民將菊花煮之取汁加上米麴製酒。而能本縣地方之居民將黃菊浸燒酒數日放入瓶內，加上冰糖經過數日卽可。菊酒能治頭痛，輕微感冒，除去婦人之血風。

草莓酒　江戶末期由荷蘭人傳入日本，用草莓加砂糖與清酒醃漬。能强身、强精、爲强壯藥。

桑酒　將桑樹之根皮切細，加水煎熬成濃汁，加上米麴釀成。能治中風、脚氣病、重咳嗽。

桑椹酒　在桑椹果汁內放入燒酒，加上白砂糖作酒，能消除疲勞。

養老酒　爲日本美濃（岐阜縣地方）之養老地方所作故稱之。將丁子、人參煎熬，加上料酒（用燒酒、糯米等製）而成，能消除疲勞。

橘子酒　將橘子去皮，核、白皮膜，壓榨成汁，混合清酒，砂糖放在瓶內，經過五～六月卽可，效用尚不太淸楚，但可增進食慾。

忍冬酒　將忍冬（金銀花）之莖葉浸出汁，加上丁子或桂皮、及燒酒作成。或是忍冬的花及薔薇的花、米麴、燒酒釀造而成。前者爲紀陽家（紀州德川家）所傳之酒，後者爲伊勢家（勢州藤堂家）所傳之酒。能增加食慾，消除疲勞、腫疱、止痙攣，對中風亦有益。

豆淋酒　將黑大豆稍爲蒸過，放入淸酒，密閉瓶內五〇天且埋入土中釀成。混合些花椒粉來飲用。具通經劑之作用。能治血尿、血便。對中風亦有益。

自家用藥酒之基本作法

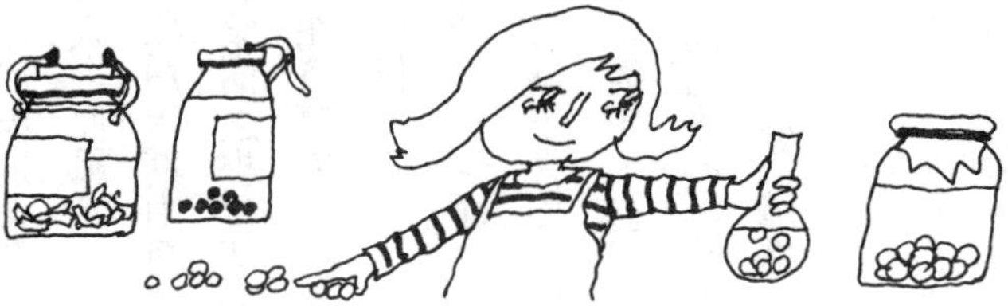

保命酒　將地黃、當歸、芍藥、蒼朮、茯苓、甘草、人參等中藥浸漬料酒（用燒酒糯米等製成）過濾之方法或地黃、山藥、茯苓、肉桂、黑大豆等浸酒，過濾之汁加上米，米麴釀造而成之方法。爲消除疲勞之强壯藥。

基本作法

在此所介紹之自家用酒，均浸入燒酒等材料，加上砂糖而製成，作法極爲簡單。

材料之使用：使用中藥、水果時要注意清潔。很多中藥因不能洗就用，故要洗的東西要用水洗乾淨，然後徹底擦乾淨，不能殘存水分，不然的話會發霉。有的水果有塗蠟，故要特別洗乾淨，但不要用中性洗潔劑。

基本酒：可用米酒、金門高粱酒，最好使用三五度左右之燒酒，燒酒另有二五度或四五度的，二五度之浸透力較弱不使用。四五度之浸透力太强，故也不太適用，故最初使用三五度最好。

量少時可用七二〇公撮的瓶子。

作法：將材料注入基本酒，加入精製砂糖或白砂糖、蜂蜜，將寬口瓶封閉，放於陰暗場所，經過一定時間再飲用。

有些不必使用糖分，有些材料經一定時間後過濾取出捨棄，或再移入別的瓶內使用者亦有之（參照各項之作法）。

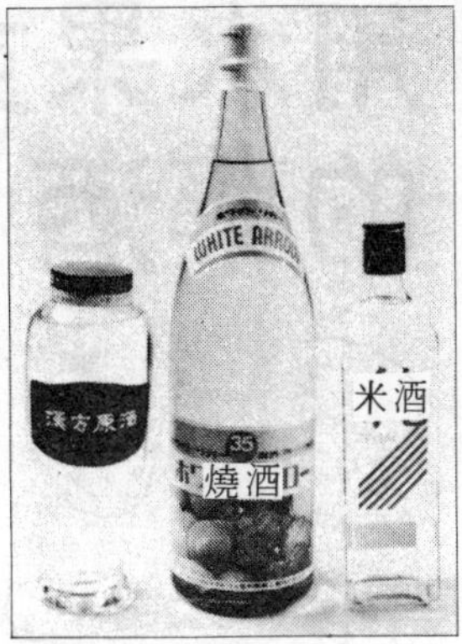

各種基本酒

容器：通常使用寬口瓶（當然也有使用細口瓶的，過濾後移入細口瓶較便利），瓶內要洗乾淨擦乾。此外品名、製造年、月、日也要記上。這樣才能估計成熟日期。

瓶子雖不必要放在特別陰暗的場所，但也要置於涼爽、日光照射不到的地方。

完成期間：釀酒完成之後，獨特的香味會從酒中散出。大多為二～三個月，有的也要半年～一年，但時日過長時藥酒之香味變壞。請嚴守各項作法之完成日期。

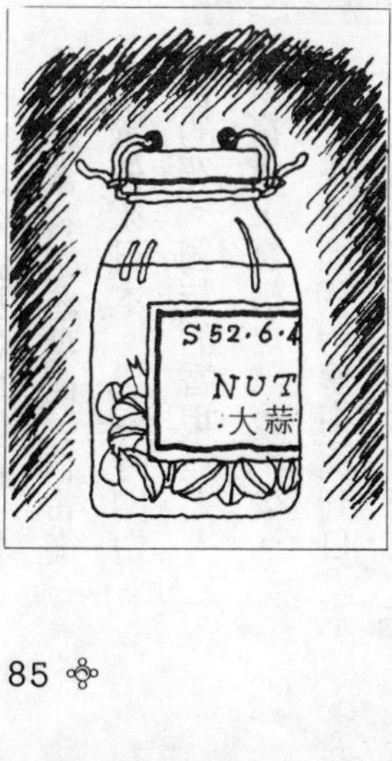

用水果或蔬菜作成的藥酒

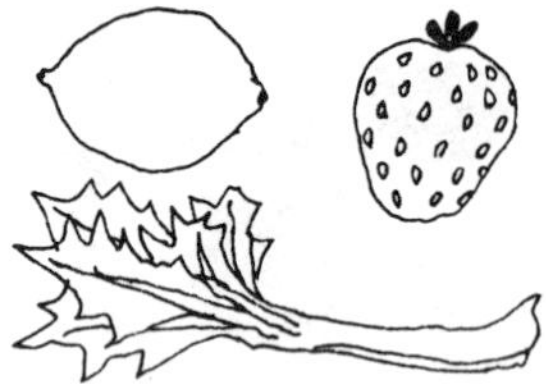

五十頁之水果酒以興趣為主，本章則以藥酒之效果為主，可參照配合五十頁。

消除疲勞、治療中暑

梅酒

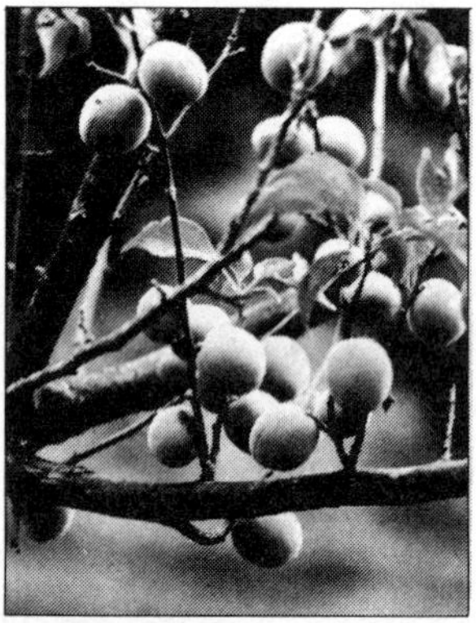

日本人獨特的發明 梅為薔薇科之落葉樹，自古從中國傳來日本。早春時開白色的花。獨特的香味為人人所喜歡，詠梅之歌也不少。

在中國尚未傳梅樹到日本之前就有所謂烏梅之藥已傳到日本。此為去除未熟的青梅外皮，放入筐內，燃燒稻草，以煙燻之使之乾燥而成。外面呈黑色，酸味特強，具解熱、止咳、止吐、止下痢之作用。

後來梅樹傳入日本，日本也自製烏梅，且發明獨特的梅干（鹹梅），此為中國所無。

效能：首先介紹梅之效能

梅之酸味爲第一級，含多量的檸檬酸，一九四三年英國的克里蒲斯氏曾倡檸檬酸循環說，證明檸檬酸能消除疲勞，克里蒲斯氏因此學說於一九五三年得諾貝爾獎。

在此將此結構簡單說明一下。

食物在體內消化分解時首先成焦性葡萄酸，假如我們身體健康，一切均良好的話，此焦性葡萄酸在體內燃燒而成爲體內能量之來源。

但是體內若異常的話，此焦性葡萄酸之燃燒就不順利而呈不完全燃燒，焦性葡萄酸就變成乳酸。此乳酸在體內呈負的作用，乳酸易與肌肉蛋白質結合成乳酸蛋白質，因而肌肉變硬，而成酸痛、腰痛之原因，容易疲勞。此外乳酸積存在血液中時會引起動脈硬化與神經痛。

梅中含有大量之檸檬酸，吃下梅干或飲下梅酒後焦性葡萄酸變化成檸檬酸，在體內又變成各種有機酸。此時放出二氧化碳及水。能使焦性葡萄酸完全燃燒，因此吃梅干或飲梅酒就不會產生乳酸過多的現象。

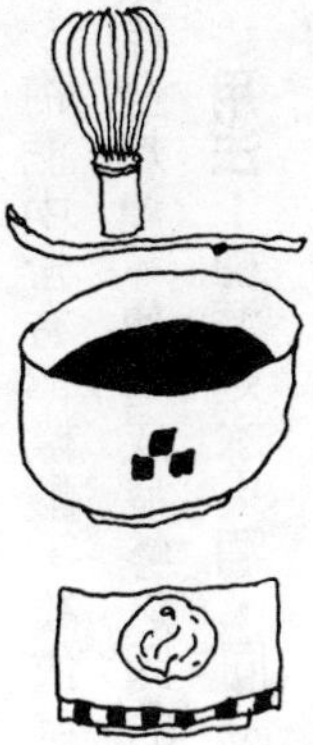

早飯前飲一杯的綠茶及吃一個梅干對吾人健康有益，這是古人的想法。但確實是有道理的。

梅酒之效能爲消除疲勞、治中暑與下痢、增進食慾，依江戶時代本朝食鑑所載具「去痰、止渴、進食、解毒、止喉痛」

之作用。

梅酒中含有檸檬酸，故依克里蒲斯氏之學說所言，飲梅酒後，檸檬酸進入體內，使焦性葡萄酸完全燃燒，使造成疲勞之因的乳酸無法產生。

用法：梅酒是水果酒，同時也是藥酒，故不可飲過量。一次量爲二〇～三〇c.c.左右，一日飲二回。

美容

草莓酒

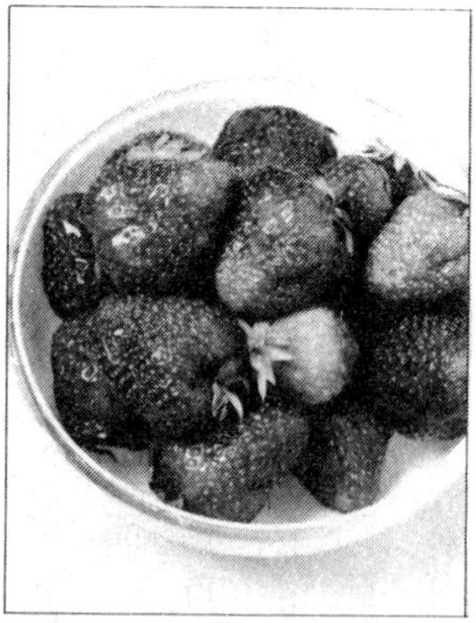

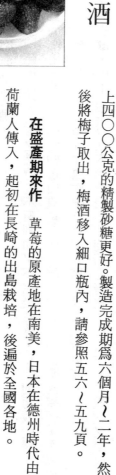

作法：與五八頁所介紹之作法相同，作爲藥酒飲用時，加上四〇〇公克的精製砂糖更好。製造完成期爲六個月～二年，然後將梅子取出，梅酒移入細口瓶內，請參照五六～五九頁。

在盛產期來作　草莓的原產地在南美，日本在德州時代由荷蘭人傳入，起初在長崎的出島栽培，後遍於全國各地。

草莓在晚春至初夏爲盛產期。故草莓酒也就是利用這個時期最好。

效能：最近因品種改良，市場販賣的草莓含豐富的維他命C，其含有量可能比檸檬更高。

故飲用草莓酒於美容上有極大的幫助。草莓酒不但色美，味道也不錯，容易飲用。

材料：草莓六〇〇公克、精製砂糖二〇〇公克、燒酒一・八公升。

作法：⑴將草莓洗淨，除去蒂，但小心注意不要弄破了草莓。

⑵用布一個個擦乾淨，不能殘留水分，放入寬口瓶內加入精製砂糖、燒酒。

⑶放於陰暗場所，經二～四個月後，用棉布過濾，移到別的容器內。

✤草莓粒大小不同放在一起沒關係，但一定要新鮮的，可選頭部紅色，下部薄紅的，多少帶點綠的也可。太成熟的易使酒變混濁，過濾時不好。

用法：一日二〇～三〇c.c.，一日使用二～三回，可做雞尾酒及糕點。

作藥酒之水果的維他命與無機質

名稱	卡路里（Cal）	糖質（g）	維他命A（Iu）	維他命C（mg）	鈣（mg）	磷（mg）	鐵（mg）
金橘（皮）	九三	二〇	五〇〇	二〇〇	一一〇	一四	〇・四
金橘（果肉）	四八	一〇	四〇〇	四〇	七三	一四	〇・三
葡萄柚	四一	九・八	六	四〇	二〇	二一	〇・二
夏柚橘	三九	九・一	四〇	三〇	二二	一七	〇・二
橘子	四〇	九・三	四〇	五〇	一四	一二	〇・二
柚子（皮）	九二	一八・二	四三〇	一五〇	七七	一七	〇・五
檸檬	三二	八五	〇	五〇	四〇	二四	〇・二
杏	五三	一二・六	一一〇〇	五	一七	二一	〇・四
杏乾	二四八	五六・八	三六〇	〇	五二	九四	三・五
草莓	三八	七・一	一六	八〇	一四	一七	〇・五
無花果	六五	一四・七	一〇	五	二九	四九	〇・四
梅	六一	一〇・〇	三三	三五	六五	三〇	二・七
櫻桃	五二	一一・九	三三	一〇	一〇	二一	〇・三
鳳梨	四七	一一・五	三三	六〇	一五	四	〇・三
枇杷	三九	九・九	二三〇	五	一六	九	〇・一
蘋果	四五	一〇・四	一五	五	三	七	〇・二

消除疲勞、促進消化

鳳梨酒

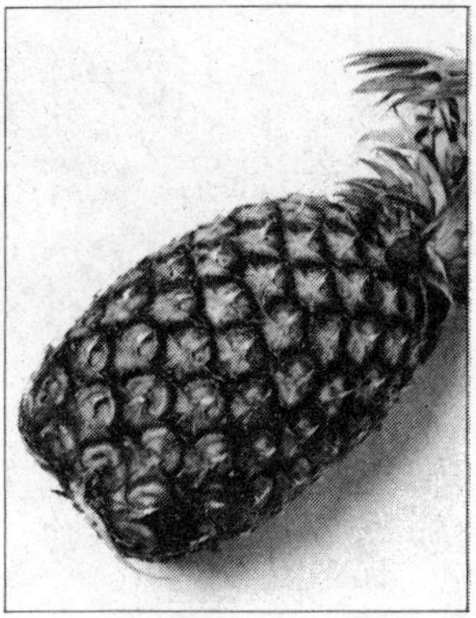

選用新鮮未熟之果實　鳳梨為鳳梨科多年生草木植物，以南美為原產地。

選用來作為藥酒時，要注意選用新鮮未成熟之果實，夏天為產期。果皮帶黑的較好，過熟的較少，特別內部變色要注意。

效能：含多量糖類（葡萄糖、果糖、蔗糖），酸味以含檸檬酸最多，其他含有蘋果酸、酒石酸，維他命C在接近皮的地方最多。蛋白質含〇．五%，此外還含蛋白質分解酵素，故食後飲用鳳梨酒能幫助消化。因含檸檬酸及糖分所以能消除疲勞。

材料：大的鳳梨一個，精製砂糖三〇〇公克，燒酒一．八公升。

作法：⑴用菜刀薄薄切去外皮，切片成二～三公分（心一起切）。

⑵在寬口瓶內放入精製砂糖、燒酒，並放入切好之鳳梨。

⑶六個月後過濾，移入細口瓶內。

用法：一回量二〇c.c.一日三回。因能促進消化，食後飲用較好。甘美可口，飲用容易。

增進食慾、消除疲勞

柚橘酒

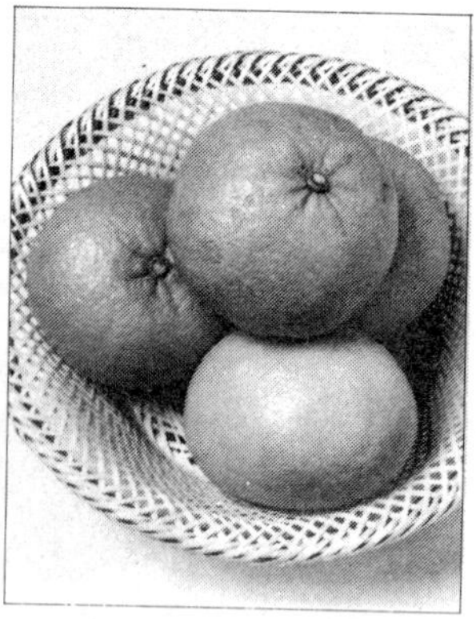

使用不甜的柚橘　柚橘在四～六月爲成熟期，成熟前摘下的果實收集製造工業用檸檬酸。酸味特強爲其特徵，可生食，或將皮用砂糖醃漬加工來吃亦可。

柚橘一個大約有二五〇公克到三七〇公克，使用成熟而不太甜的來釀造爲其秘訣。

效能：中藥之柚橘皮（夏皮）爲柚橘皮乾燥而成。臭橙的皮乾燥代用橙皮，爲芳香性健胃藥，具苦味芳香兩成分，芳香即含橙油。又含 hesperidin 配糖體，能强化毛細管壁，預防高血壓。作爲藥酒大量利用其皮，以顯增進食慾，增强精力的效果。

材料：柚橘一公斤，精製砂糖三〇〇公克，燒酒一・八公升

作法：(1)將柚橘徹底洗乾淨，用布擦乾淨去皮，皮使用全量之½，然後其餘捨去，皮量過多時太苦，柚橘酒就不好喝。

(2)去皮的柚橘切成八片，放入寬口瓶內加入砂糖、

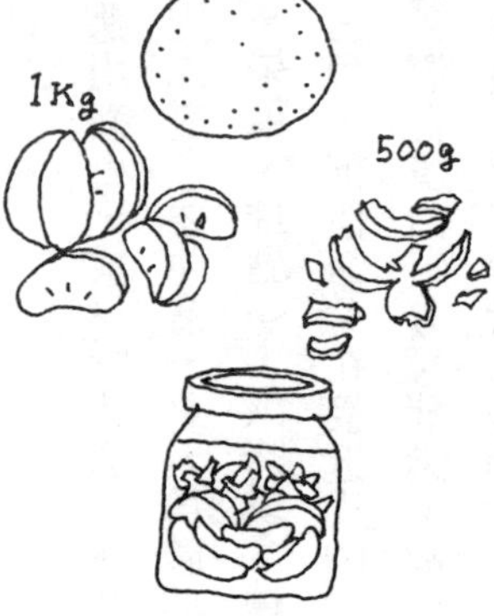

燒酒。

⑶皮一個切成四等分加入瓶內，將瓶密栓。

⑷經過六個月，過濾後移到別的細口瓶內保存。

用法：能增進食慾與消除疲勞，一回量約二〇～三〇c.c.，一日限飲二回。

增進食慾

蘋果酒

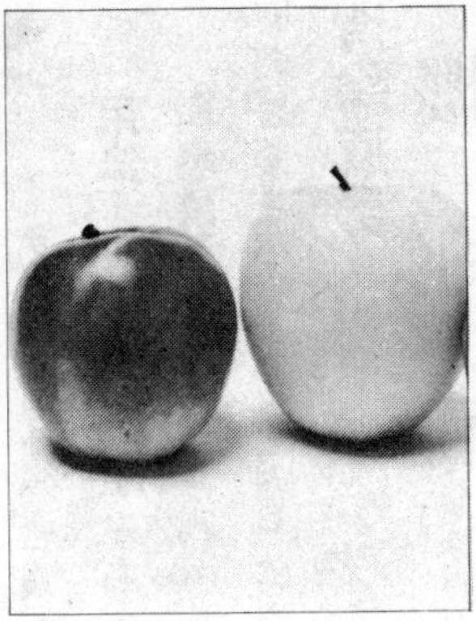

材料：蘋果一公斤，精製砂糖二〇〇公克，燒酒一．八公升。

藥酒以紅玉品種最好

蘋果有很多種類，以日本蘋果來說以紅玉最適合製酒。原產地爲美國。九月中旬爲出產期，此時可開始製藥酒，用手指彈彈看若聲音清徹最好，若聲音不均衡混濁則過熟，不必選太大的，中上即可。

蘋果中主要是含有蘋果酸，另含有檸檬酸、酒石酸等有機酸。蘋果特有的芳香爲醋酸、卡布隆酸等。

蘋果之切口所以會變色是因其所含的石碳酸性物質，因酸化酵素而變成如此。紅玉比其他品種的蘋果變色較少。

效能：因含有各種有機酸故能消除疲勞、增進食慾。

作法：⑴將蘋果連皮洗淨，用布擦乾淨後，切成六～八片，帶種子一起放入寬口瓶內，加入精製砂糖、燒酒。

⑵經六個月後過濾，移到細口瓶內。

用法：一回量二〇c.c.左右，一日飲用三回。

與發酵蘋果酒不同 利用蘋果汁發酵製成的蘋果酒也有，此與蘋果藥酒不同，在法國、英國、德國南部等地，利用別的糖分與各種類的蘋果製成蘋果酒。

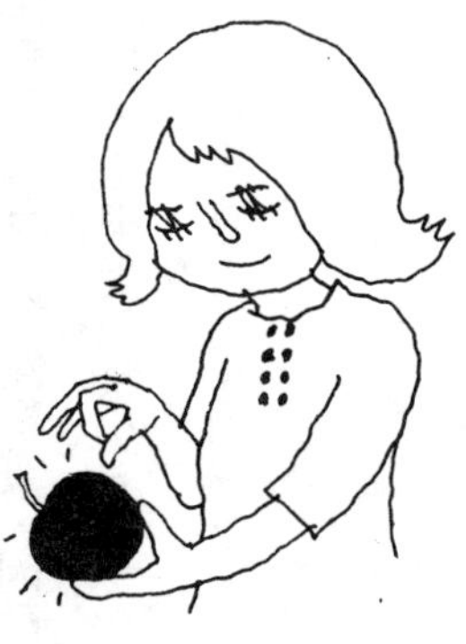

消除疲勞

櫻桃酒

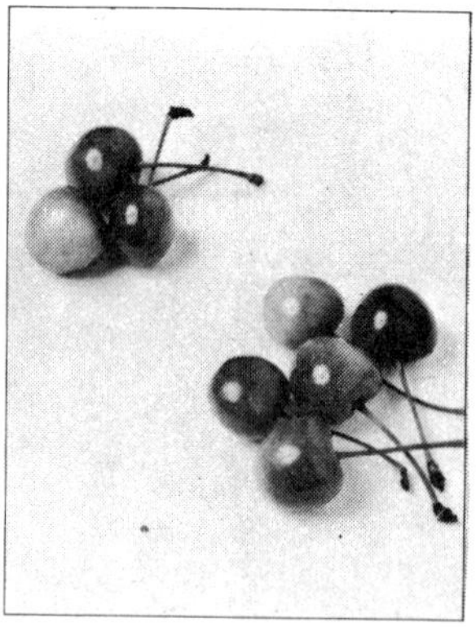

藥酒選用五月末出產最好 櫻桃爲薔薇科之落葉果樹，原產地在歐洲。

五月～七月爲出產期，藥用酒選用酸味强的較好，尤其五月末出產的最好。稱之爲「日之出」，成熟時外側是濃紫色，果肉也呈黑色。

鮮紅色及黃紅色爲生食用，不適合製藥酒。

效能：櫻桃之酸味主要爲蘋果酸、酒石酸等多種類的有機酸。甜分爲葡萄糖、果糖、蔗糖等，因爲有這些成分故能消除疲勞。

材料：櫻桃一公斤，精製砂糖二〇〇克，燒酒一・八公升。

作法：⑴將櫻桃洗淨，用布擦乾淨，注意不要弄破了。放入寬口瓶內，加上精製砂糖、燒酒，封閉起來。

⑵存放三～六個月過濾後移到別的瓶內。

用法：一回量二〇～三〇c.c.，一日限用二回，由於味道不錯，注意不要飲過量。

爲顏色漂亮的水果酒，故可用來作雞尾酒及糕點。

消除疲勞、解熱　李子酒

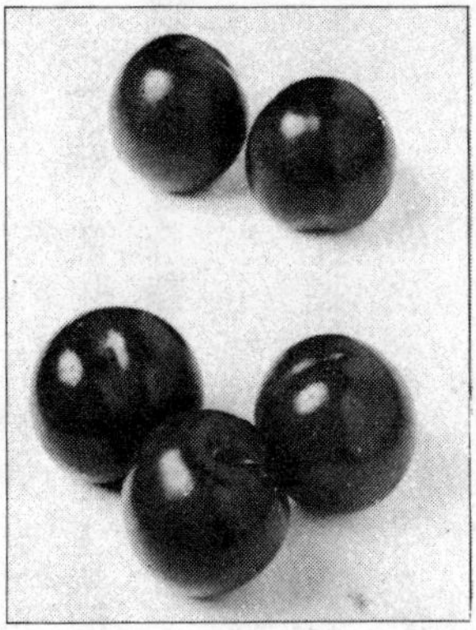

分西洋李子與中國李子　李子爲薔薇科，原產地爲中國，古時卽傳入日本，春天在梅花之後開五瓣白色的花，六月左右果實成熟。品種多，果實之大小，顏色不同，甜、酸味道也不同。

另外有西洋李也傳入日本，明治初年由歐洲傳入。原產地爲亞洲西部，果實圓形外面爲藍紫黑色，甜味較强，李子乾均以此爲原料。

但做爲藥酒以中國種李子較好，採用將成熟的李子來作，西洋李子則僅適合食用。

效能：甜味含葡萄糖、果糖、蔗糖，酸味則爲檸檬酸、蘋果酸、酒石酸等，故具消除疲勞的效果，又具解熱之作用。

材料：李子一公斤，精製砂糖三〇〇公克，燒酒一・八公升。

作法：(1)將李子洗淨，注意不要弄破了，用布擦乾淨。

(2)放入寬口瓶內，加精製砂糖、燒酒。

(3)經六個月後用布過濾，移入細口瓶內，捨去果實。

用法：一回量約二〇～三〇c.c.，一日飲用三回，若患輕微感冒時，可在就寢前飲此酒，然後休息。

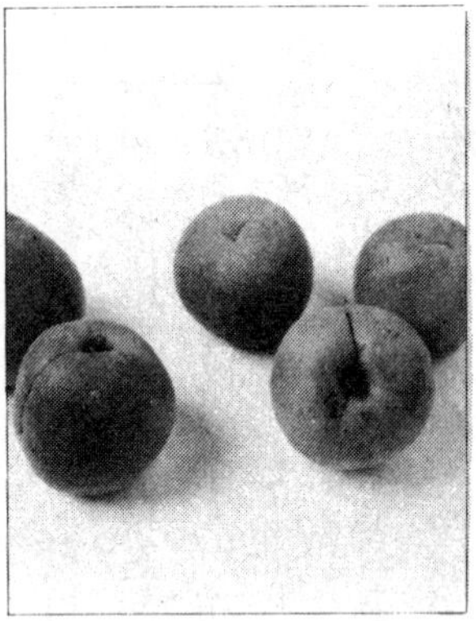

增進食慾、預防高血壓

杏子酒

效能：杏子含有有機酸（檸檬酸、蘋果酸、酒石酸等）及糖分（葡萄糖、蔗糖等）和維他命B_1、C等。依本草綱目所載，食杏乾能除去喉乾、口燥、解冷熱之毒。冷熱之毒爲寒冷或暑氣所引起之病。

據云杏酒能解咳嗽，是因種子含有amigudarin之緣故，但經分析結果仍是疑問。故其效能與其說是止咳，不如說是增進食慾，消除疲勞來得正確，少量地長期服用能預防高血壓。

材料：杏子一公斤，精製砂糖一五〇公克，燒酒一・八公升。

作法：⑴將橙黃色成熟之杏子用水洗乾淨，用布去除水分。

⑵將杏子、精製砂糖、燒酒放入寬口瓶內，置於陰暗場所保存。

⑶經六個月至一年後即完成，散出特有的香味。

用法：在食前飲用二〇c.c.可增進食慾，此外可利用做爲糕點、料理等。

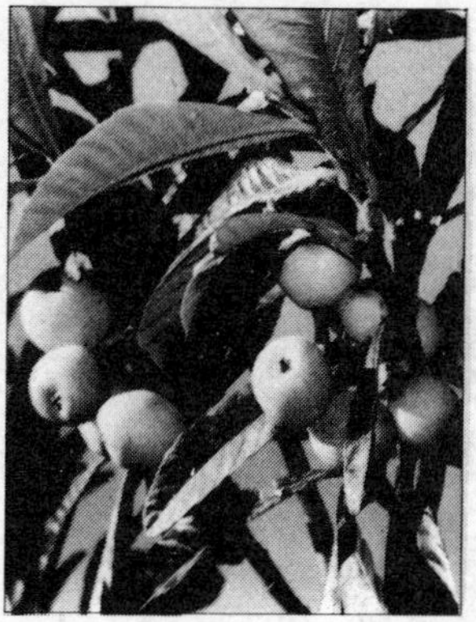

枇杷酒

消除疲勞、增進食慾

效能：果肉中含有檸檬酸、蘋果酸等有機酸及蔗糖，故具消除疲勞、增進食慾的效果。

材料：枇杷一公斤，精製砂糖二五〇公克，燒酒一・八公升

作法：⑴將枇杷用水洗乾淨，用布擦乾淨，去除水分。

(2)注意不要弄破表面的皮，放入寬口瓶內，加入砂糖及燒酒。

(3)經三至六個月後，移入細口瓶內。

✤枇杷要使用黃熟的才好。

用法：一回量約二〇c.c.，一日三~四回。

✤因種子含有青酸配糖故種子與杏仁一樣具止咳作用。將枇杷種子弄碎，經水蒸氣製成枇杷水與杏仁所製的杏仁水一樣具止咳作用。

治療跌打損傷的枇杷葉精療法

日本有「種有枇杷的人家病人不絕」之成語，此意爲知道枇杷效能的病人常來種有枇杷的人之家中索取枇杷之意。

枇杷葉之功能有多種，治療跌打撲傷、利尿、止咳、治胃腸病、中暑，主要是將乾燥的枇杷葉煎熬飲用，若是跌打撲傷則利用枇杷葉精療法。

將枇杷的葉約三〇張洗好各切碎成一公分，使之乾燥放入寬口瓶內，注入些燒酒，經過一週即成葉精。然後而脫脂棉或布浸入其中，塗在患部，覆上乾布，再用懷爐使之溫暖。

另一種方法是將枇杷葉之表面用火溫之，用手揉軟後，放於疼痛部位再用懷爐溫之。

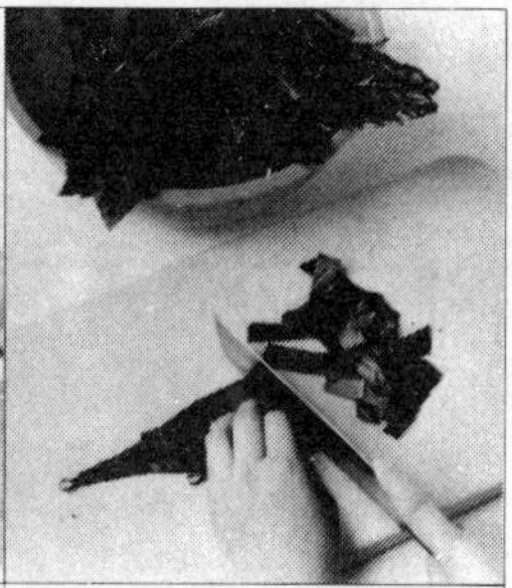

①各切碎成1公分。

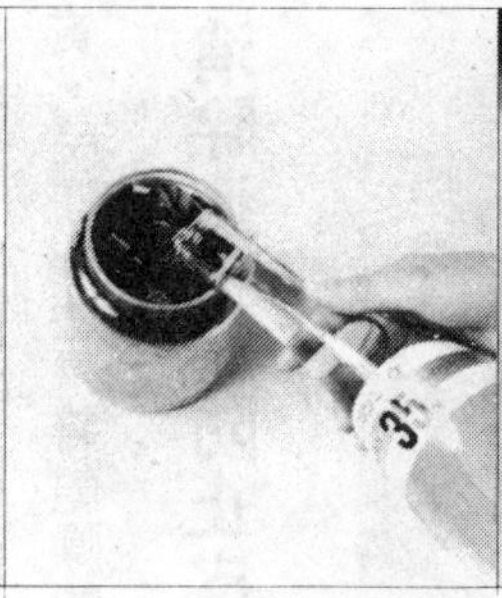

②在寬口瓶內放入①再注入些燒酒。

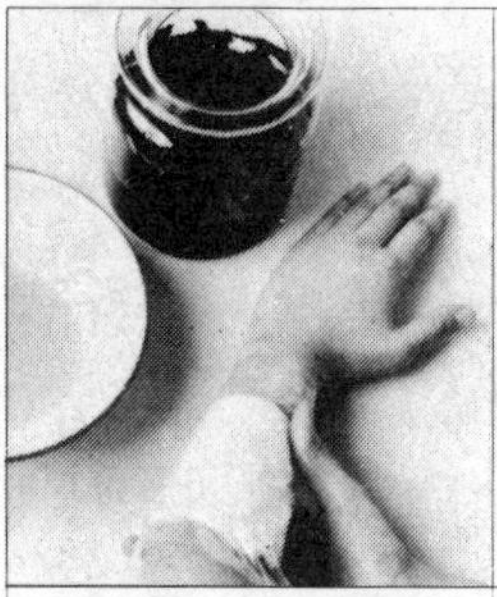

③將浸有枇杷葉精的布塗在患部上。

治療便秘、消除疲勞

無花果酒

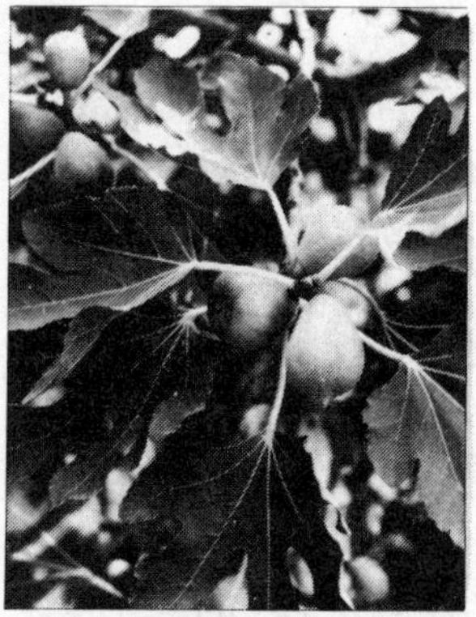

選用果肉肥厚的 無花果作爲藥酒，任何品種均可，但是要選用新鮮、熟透且果肉肥厚的。

效能：含有葡萄糖、果糖、檸檬酸、蘋果酸、維他命C，錳等礦物質及蛋白質分解酵素fichin。

fichin具有促進快便的作用，自古以來即爲便秘之良藥。fichin以外的成分則有消除疲勞的作用，錳對貧血症有益。

材料：無花果一公斤，精製砂糖二〇〇公克，燒酒一・八公升。

作法：用水洗後將果柄部分捨去，用布擦乾淨，縱切成二部分。在寬口瓶內注入精製砂糖、燒酒及切好的無花果，封閉起來，經二〇～三〇日後用布過濾，移入細口瓶內，日數過長時藥酒可能會混濁。

用法：一日服用量約三〇c.c.，不要超過此量。

✤無花果原產地爲地中海沿岸，後由中國傳入日本。爲桑科落葉樹，果實之成分 fichin 具促進快便及整腸之作用。葉雖然不能製藥酒，但是具有降血壓之作用，因其葉中含有降血壓之物質，民間療法是將乾燥的葉煎熬來飲用。

消除疲勞、防止皮膚曬黑

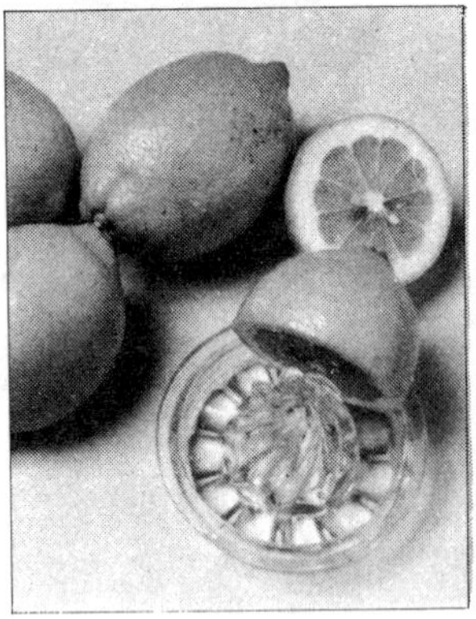

檸檬酒

爲水果中含維他命C較多的一種　檸檬以印度喜馬拉雅地方爲原產地，是橘科常綠樹。然後傳入地中海、西西里島，後又傳入北美加尼福尼亞州栽培。

意大利榨檸檬油之工業旺盛，輸到世界各地，以作爲食品、化粧品之香料來使用。果肉之酸味爲檸檬酸，檸檬油之芳香爲含有萜二稀（萜）等而致成。果汁中之檸檬酸約含六～七％維他命C，與草莓、鳳梨並稱爲水果中數一數二的。

新鮮的果皮乾燥而成之檸檬皮被作爲芳香性健胃藥之醫藥品的原料。歐美人士將其磨成粉來做爲增進食慾劑。

效能：消除疲勞，食前飲用能增進食慾，並能防止日曬。

材料：檸檬一公斤，精製砂糖二〇〇公克，燒酒一・八公升。

作法：⑴將檸檬用水洗淨，再一個個擦乾淨。

⑵將檸檬（連皮）輪切成四分，放入寬口瓶內，加入精製砂糖、燒酒。

⑶二個月後過濾移到細口瓶內。

✤作單味藥時可加些檸檬以調整味道，這樣本來的味道就不太會出來，做柚子酒或柚橘酒時也可放些檸檬，味道變好。

用法：一回量限飲用三〇c.c.，檸檬酒加柚橘酒做成鷄尾酒味道不錯可嘗試一下。

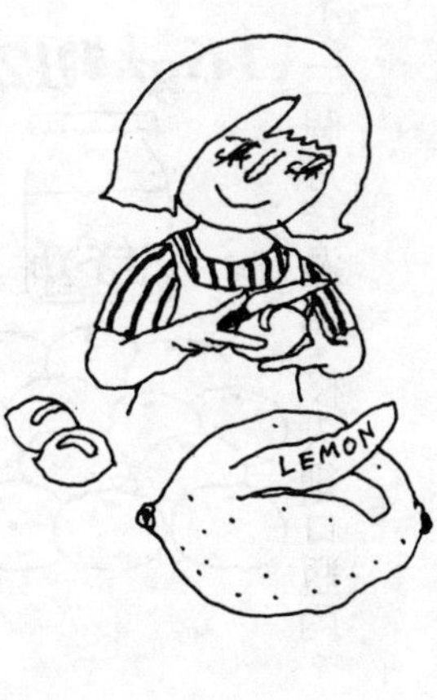

消除疲勞、增進食慾

橘子酒

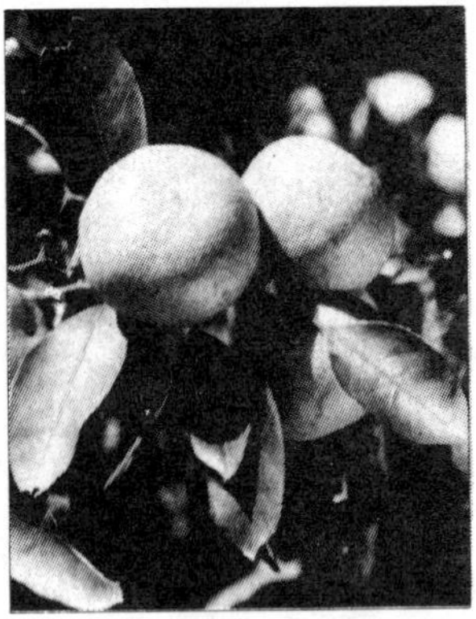

使用剛出產的　今日市場上出現的橘子種類不少，使用來做爲藥酒時要選一一月～一二月剛出產的較好，外皮光澤、果肉飽滿的爲佳，大約一公斤即可。

效能：果皮含芳香性的精油，含蕁九〇%以上。又含某種配糖體能强化毛細管壁。果汁中含有檸檬酸一～三%及豐富維他命C，具消除疲勞、增進食慾的效果。

材料：橘子一公斤，精製砂糖五〇〇公克，燒酒一・八公升。

作法：⑴將橘子皮剝掉一半捨去，一半留著洗淨。用布將橘子及皮擦乾淨。

⑵將橘子適當輪切。

⑶皮之內側的白筋剝去，然後適當切去。

⑷在寬口瓶內放入橘子及皮、精製砂糖、然後封閉起來，二個月後過濾，移入細口瓶內。

用法：一日一回食前飲用，不要超過三〇c.c.。

爲甘口美味之酒，注意不要飲過量了，又可製鷄尾酒。

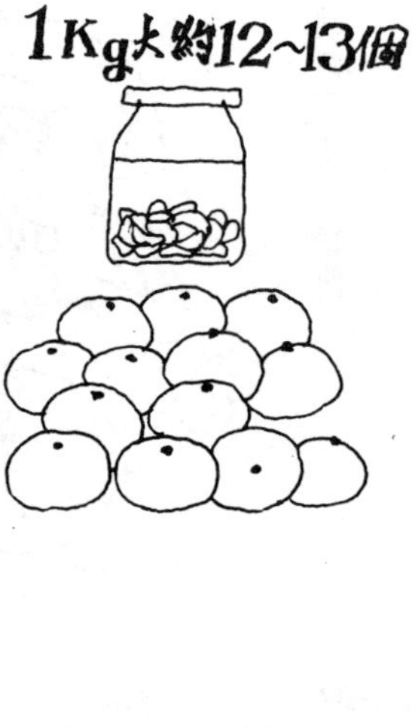

消除疲勞、預防中風

柚子酒

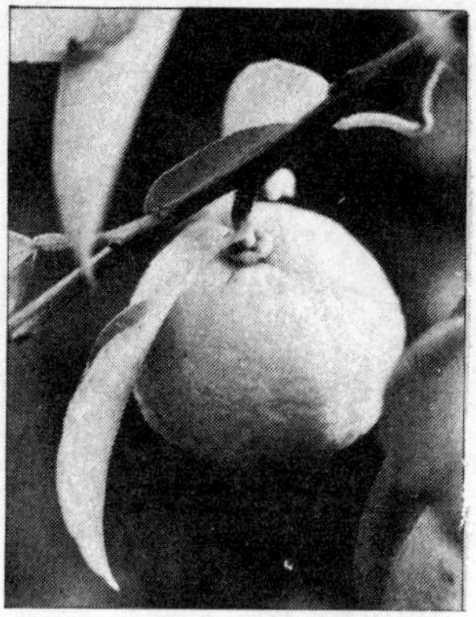

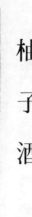

選用未熟透的較好　柚子產於中國，爲橘科耐寒性强。果實直徑約六公分，果皮厚、表面凹凸，成熟時果肉呈淡黃色，汁多酸味强，柚皮發出獨特香味可用砂糖醃漬及製果醬。

柚子大約八月青色時開始出產，秋至冬成熟成鮮黃色，選用未熟透的。

效能：含檸檬酸、酒石酸，能消除疲勞，增進食慾，果皮中含有hesperidin，增强毛細管壁之抵抗作用，預防中風。

材料：柚子四個、精製砂糖三〇〇公克，燒酒一・八公升。

作法：(1)將柚子洗淨，一個個用布擦乾淨，切成八片。

(2)連皮放入寬口瓶內，加上精製砂糖與燒酒，封閉起來，放於陰暗場所。

(3)三個月後用布過濾，移到別的細口瓶內保存。

用法：一回量飲用一五～二〇c.c.，一日飲用三回。爲了增進食慾可在食前飲用，但注意不要飲過量。

治療胃弱、消除疲勞

橙酒

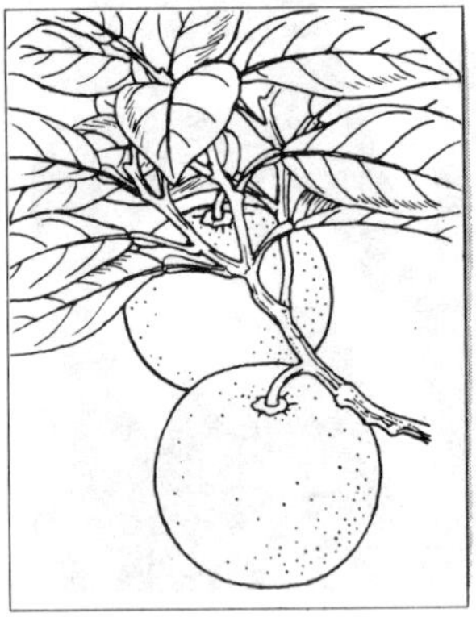

橙酒之原料　橙爲喜馬拉雅山所產，後傳入中國與日本，日本在正月時作爲裝飾之用。故年末至正月很多。因呈黃金色，故被比喻爲錢，希望今年也錢多多之意。

效能：爲適合胃腸弱的人及容易疲乏的人之藥酒，橙之乾燥果皮爲中藥之橙皮，被用爲芳香性苦味健胃藥。果皮之苦味很强，此爲含有精油之薴等之緣故，果肉之酸味强，含檸檬酸、蘋果酸，維他命A、B、C等。

材料：橙一公斤、精製砂糖三〇〇公克、燒酒一・八公升。

作法：將橙用水洗淨，然後用布擦乾淨，連皮切成八塊，放入寬口瓶內，加上精製砂糖、燒酒。

(2)三個月後用布過濾，移入細口瓶內。

用法：食前或食後飲用，一回量爲二〇c.c.，一日服用三回。

治療咳嗽、感冒、消除疲勞

金橘酒

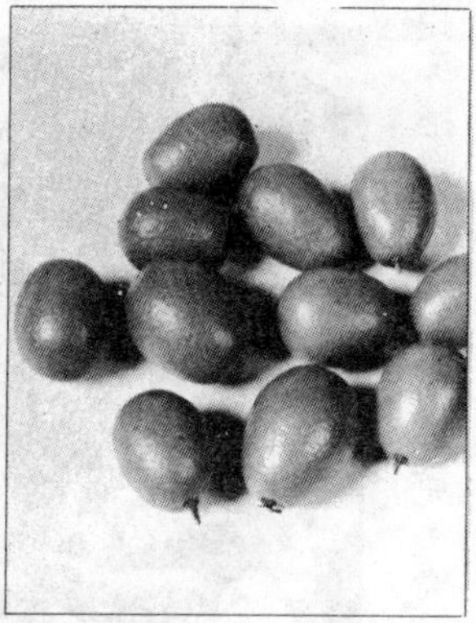

效能：金橘具健胃、發汗、鎮咳、去痰等作用，故有消除疲勞、治感冒、咳嗽的效果。就寢時飲下二〇c.c.，能治輕微感冒。

材料：金橘五〇〇公克，精製砂糖二〇〇公克，燒酒一・八公升。

作法：(1)將金橘洗淨，用布一個個擦乾淨。

(2)不必切，一個個放入寬口瓶內，加入精製砂糖、燒酒，密閉起來，置於陰暗場所。

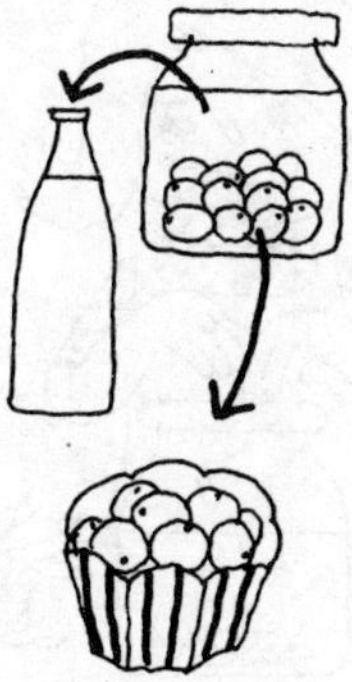

(3)一～二個月後移到別的細口瓶內，放於陰暗場所保存。

✤金橘有圓形金橘與長形金橘，兩種用來做藥酒均可，只是果實無輪切必要，浸酒後將果實取出，製成砂糖漬很好吃，且具止咳效果。

用法：芳香可口，故不可飲過量，一日約二〇c.c.。

治貧血、安定精神

紫蘇酒

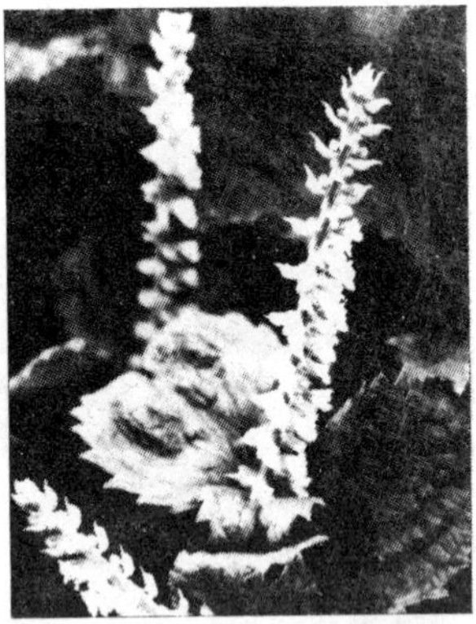

紫蘇之變遷　紫蘇在古代卽由中國傳到日本，有青紫蘇、赤紫蘇等多種品種，作爲紫蘇酒任何品種均可。

紫蘇在昔日壓榨其種子製成紫蘇油作爲燈火之用，後來菜子油取代了紫蘇油。紫蘇含有獨特的香氣。

乾燥的紫蘇葉，中藥名稱之爲蘇葉，具發汗、解熱、鎭咳健胃、利尿的效果，配合中藥處方作爲治療感冒、神經症之用。

日本在江戶時代出現了紫蘇酒，此爲將紫蘇、茴香、桂枝、沈香用水蒸氣蒸餾再加上燒酒而成，爲芳香性之藥酒，稱之爲保命酒，販賣全國。

效能：具安定精神、治貧血、脚氣、去痰之效果。

材料：青紫蘇二〇〇公克，精製砂糖三〇〇公克，燒酒一・八公升。

作法：⑴在夏天秋青紫蘇開花結果時採取，葉連莖使之陰乾。

⑵將葉用手撕碎放入寬口瓶內，加上精製砂糖、燒酒，封閉起來。

⑶三個月後用布過濾，移入細口瓶內。

用法：因較濃故可加水一起飲用。

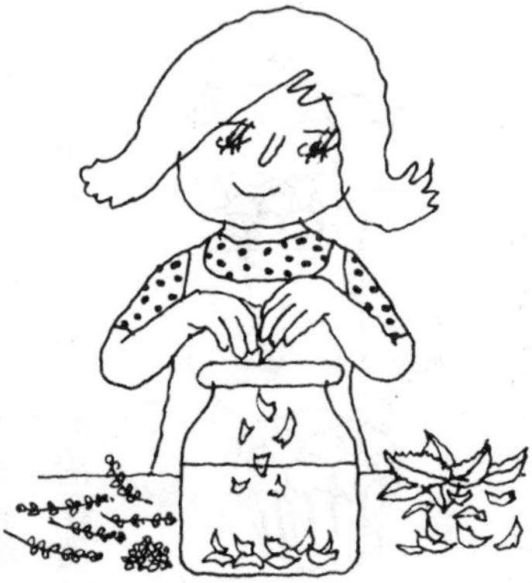

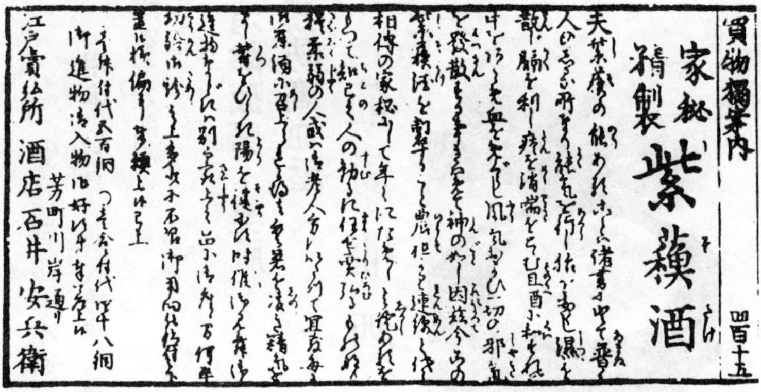
買物獨案内　四百十五

家秘 精製 紫蘇酒

江戸賣弘所　芳町川岸通り　酒店 石井 安兵衛

治療食物中毒、輕感冒

薑酒

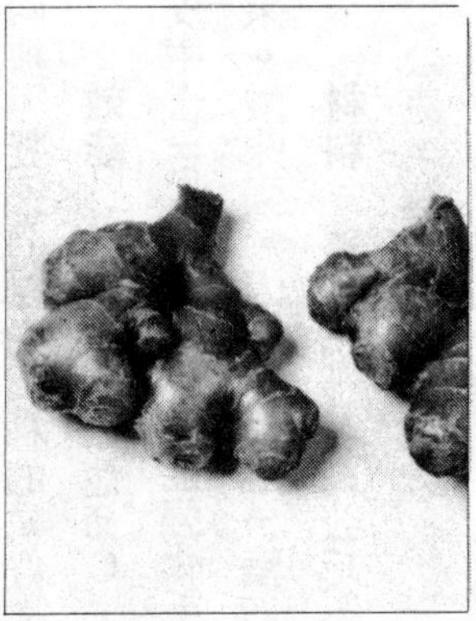

效能：依本草綱目所載對半身不遂、食物中毒、胸腹部之疼痛等均有效，能刺激胃腸，促進胃液的分泌，故當胃部滯悶、食慾不振、過食、宿醉時服此均有效。

而且薑具發汗作用，能使身體暖和，像蛋酒一樣，當感冒初期時服此有效。

材料：老薑一五〇公克，精製砂糖二〇〇公克，燒酒一・八公升。

作法：⑴將薑用水洗乾淨，使乾，然後薄切。

⑵在寬口瓶內放入薑片、精製砂糖、燒酒。

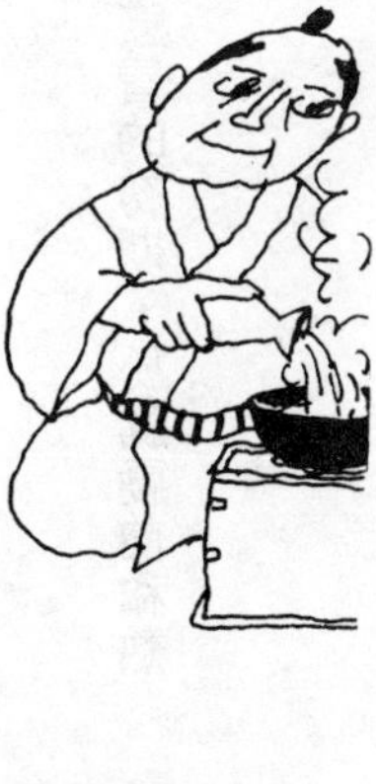

⑶六個月後用布過濾，移入細口瓶內保存。

用法：薑具清爽的香味，爲容易飲用的藥酒。可作爲食前酒，在感冒的初期，於就寢前和熱開水一起飲用。

消除疲勞、美肌、預防高血壓

葡萄柚酒

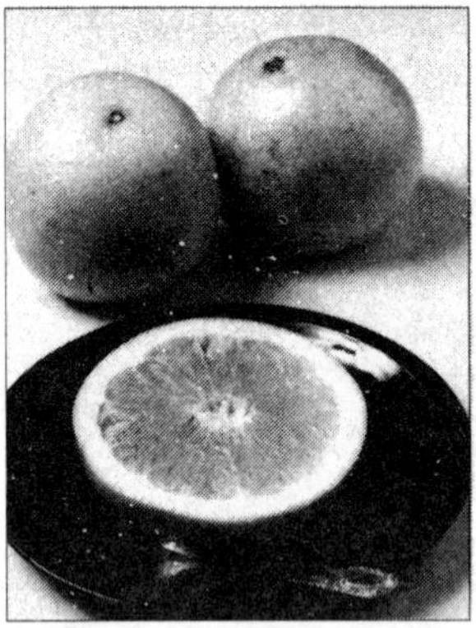

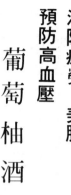

藥酒用白肉種的較好　葡萄柚以西印度羣島爲原產地。主要產地爲美國之佛羅里達、加里福尼亞州等。分白肉種與紅肉兩種，製藥酒以白肉種的較好。可選黃色而較重的。

效能：含豐富的維他命C，具美肌、消除疲勞之效果。果皮中含hesperidin，能强化毛細血管壁，具預防高血壓的效果。酸味强，因含檸檬酸、酒石酸之故。

材料：葡萄袖一・二公斤（中的約三個），精製砂糖一〇〇公克，燒酒一・八公升。

作法：⑴果皮表面可能塗有OPP防止劑，故要一個個用熱水洗乾淨，然後用布擦乾淨，再用布沾上燒酒擦表皮，以徹底除去OPP防止劑。

(2)連皮輪切成四分，放入寬口瓶內，加入砂糖、燒酒，封閉起來。
(3)三個月後過濾移入細口瓶內。

✤有許多人不喜歡果皮，其實果皮甚具藥效。

用法：一日量一五～三〇c.c.，一日三回，食前、食後服用。

治食慾不振、鎮定精神

芹酒

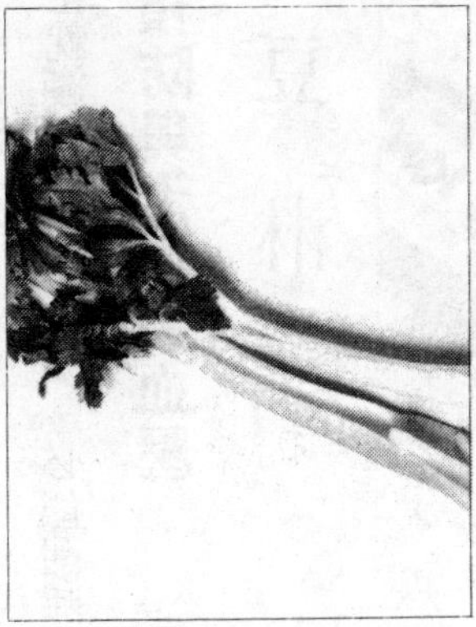

以瑞典爲原產地　芹之原產地爲瑞典，現在世界各地均有栽培，爲一年或二年草木生芹科之蔬菜。

效能：芹葉含某種配糖體及維他命A及C，能恢復疲勞、治食慾不振。芳香的精油爲芹菜獨特之物，含 sedanon 酸，故具鎮靜效果。

材料：芹菜二〇〇公克，精製砂糖一〇〇公克，燒酒一・八公升。

作法：(1)用水洗淨，去除水氣，各切成一～二公分。
(2)放入寬口瓶內，加上砂糖及燒酒。
(3)經一～二個月後，用布過濾，移入細口瓶內保存。

用法：無食慾時，食前飲用二〇c.c.，消除疲勞一日可飲用三回，一回二〇c.c.，做爲鎮靜劑可在就寢前飲用三〇c.c.，必能酣睡而眠。

預防與治療高血壓

豆淋酒

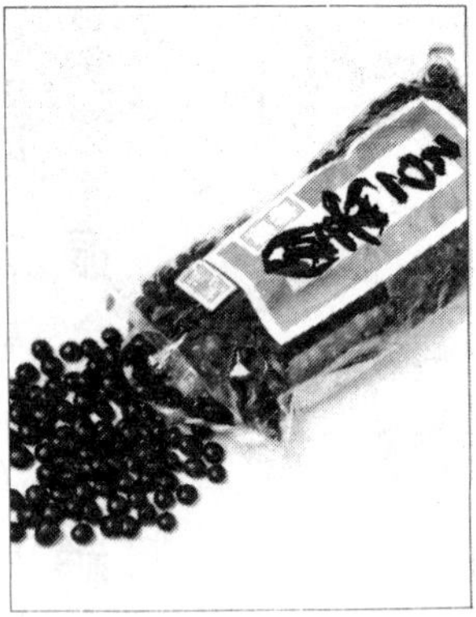

用途廣泛的黑豆　黑豆在食物中毒時可作爲解毒藥，皮膚腫疱時將黑豆磨碎塗於患部有效，此外又可作爲止咳藥或增加母乳分泌之效。

效能：依本草綱目所載「治男子中風、陰毒腹痛、小便尿血、婦人產後一切中風諸病」。故爲預防治療高血壓、血尿之優良藥酒。

材料：黑豆三六〇c.c.，燒酒一・八公升。

作法：⑴將黑豆用布擦乾淨，去皮。

⑵放於瓶內加上燒酒，密栓置於陰涼場所。

⑶放置二～三個月後過濾，除去黑豆就成豆淋酒。

❖此藥酒不用糖類爲其特徵。另有一製法是混合黑豆、朝鮮人參末、龍眼肉而製成。

用法：一日用量爲三〇c.c.，早上、晚上二回服用。在喝時可放些花椒粉混合飲用。這是爲了使豆淋酒易於飲用之故。

花與樹木果實製成的藥酒

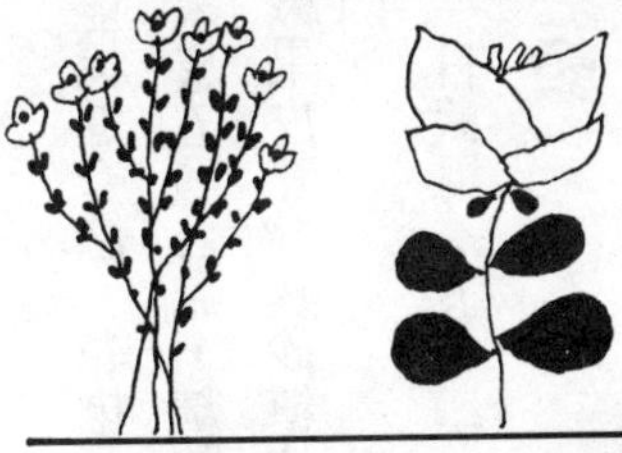

在此介紹一些庭院、田野、山上所種的花與樹木果實製成的藥酒，在庭院裏種上幾株能製藥酒的花、木不但觀賞且能製酒真是一舉兩得。

治療消化不良與胃炎

花椒酒

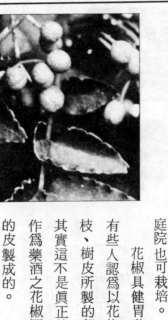

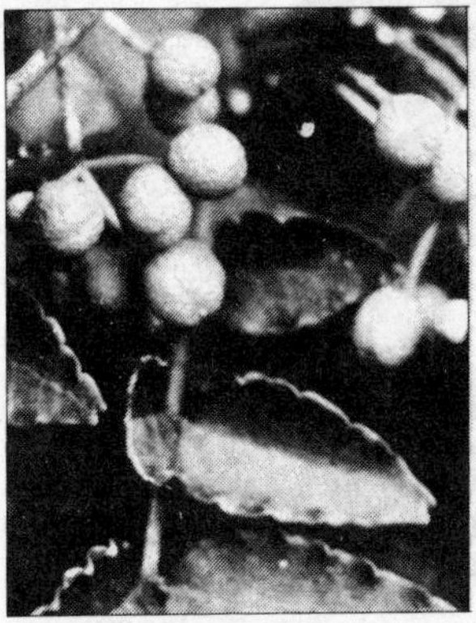

用果皮來製酒　花椒爲各地野生橘科落葉小木，在庭院也可栽培。

花椒具健胃藥之效果，有些人認爲以花椒之新葉、枝、樹皮所製的卽花椒酒，其實這不是眞正的花椒酒，作爲藥酒之花椒酒是以果實的皮製成的。

效能：果皮可做爲芳香性苦味健胃藥。含苦味酊劑。苦味酊劑能促進唾液、胃液等消化液之分泌。及促進消化管之運動以增進食慾。對消化不良、食慾不振、胃炎等均有效。除花椒含苦味酊劑外，橙皮、當歸中亦含有此成分。

亦含精油故能促進食慾。花椒辛味之氨基化合物體能適當的刺激胃粘膜促進消化液之分泌。

材料：花椒果皮五〇公克，精製砂糖一〇〇公克，燒酒七二〇公撮。

作法：將花椒果皮及精製砂糖放入瓶內，注入燒酒密閉置於陰暗場所，經二～三個月後用布過濾移到別的瓶內。

用法：食前一日飲用一五～二〇c.c.。

美肌、靑春駐顏

萎蕤酒

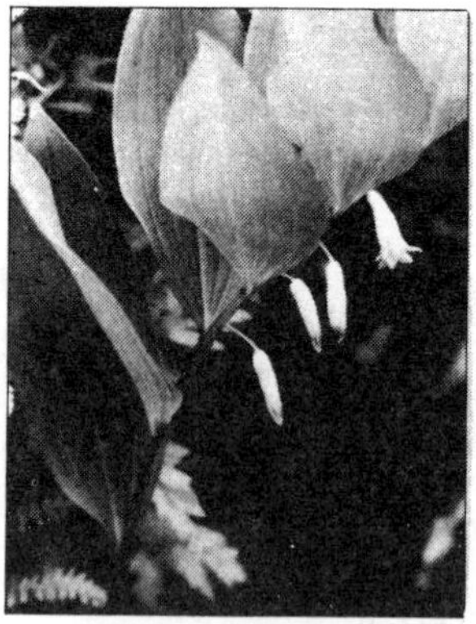

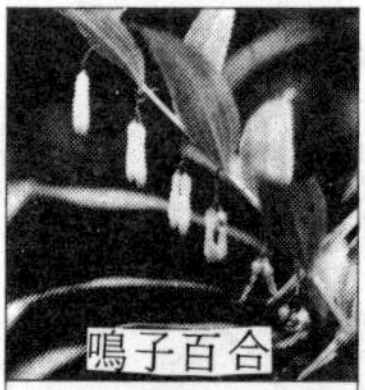

鳴子百合

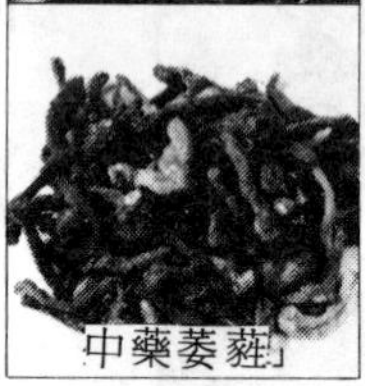

中藥萎蕤

與鳴子百合很相似　作藥酒的中藥萎蕤爲百合科多年草本生萎蕤之根莖乾燥而成。中藥店有賣，春天到山野去採取，自家製亦可。

萎蕤與鳴子百合（根莖爲中藥黃精）長得很相似，不要弄混了，均是春天開花，鳴子百合之莖爲圓柱狀葉爲線狀皮針形，葉裏之葉脈上粗澀，而萎蕤之莖有稜線，呈角狀，葉爲長圓形，葉裏之葉脈上不粗澀。

注意這些點採取時就容易分辨，不會弄錯了。

效能：依本草綱目所載能「跌筋結肉，久服之去除顏面之黑䵟、使臉色潤澤、身體輕鬆、不易老衰。

跌筋結肉卽是足部肌肉障礙或因中風不能運動均可獲得改善，黑䵟爲皮膚黑之意思，長久服之能使皮膚變白。

材料：中藥萎蕤一〇〇公克精製砂糖一六〇公克，燒酒七二〇公撮。

作法：⑴將萎蕤細切，放入寬口瓶內，加入精製砂糖及燒酒，密閉起來放於陰暗場所保存。

⑵六個月以後將成分材料取出，用布過濾移到細口瓶內保存。

用法：作爲强壯藥時一日服三回，一回量二〇c.c.左右，長時間服用不可間斷。

治傷風感冒、咳嗽、恢復疲勞

上溝櫻酒

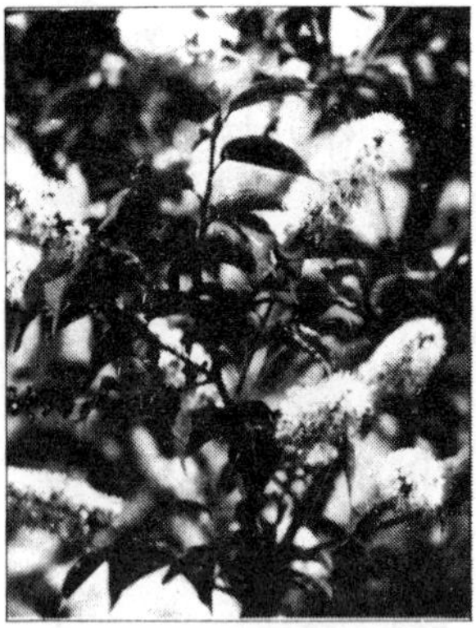

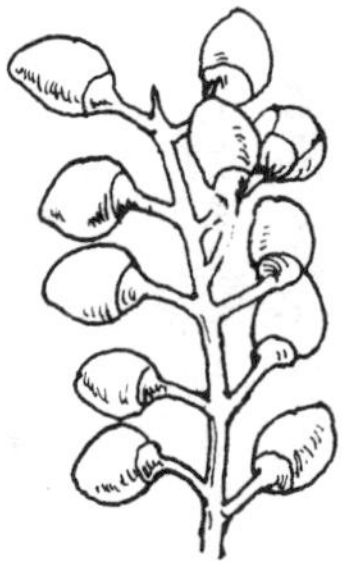

上溝櫻的果實

充滿香氣的果實酒　上溝櫻爲薔薇科落葉高木，在各地的高林、丘陵、原野等常見的開白花之植物。春天四～五月時開長一〇公分穗狀之小花。果實由綠、黃、黑變化成熟，到成熟成黑色時可做果實酒。

效能：特有的香氣含某種鎮咳物質，具止咳作用，又具恢復疲勞之效果。

材料：上溝櫻之果實四〇〇公克，精製砂糖二〇〇公克，燒酒一・八公升。

作法：(1)將上溝櫻之果實用水洗乾淨，然後用布擦乾淨放入寬口瓶內。

(2)在瓶內加入精製砂糖、燒酒密閉起來，放於陰暗場所貯藏六個月。

(3)完成之後，過濾移入細口瓶內。

用法：一回量爲二〇c.c.，一日分三回飲用。

消除疲勞

山櫻桃酒

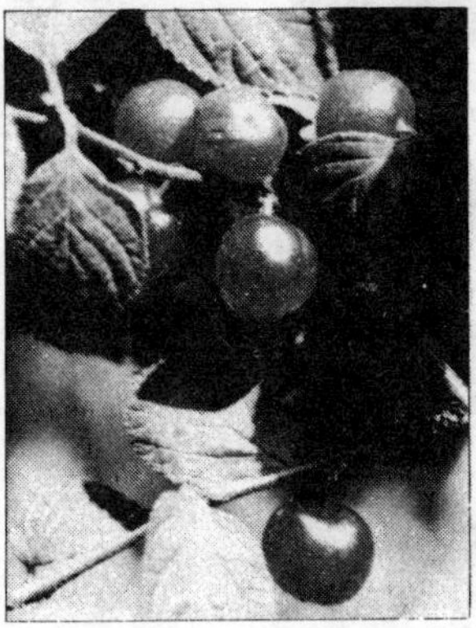

像紅寶石般的果實 山櫻桃爲中國產薔薇科落葉低木，但也有長高至三米以上的。春天時開直徑一・五公分白色或淡紅色的五瓣花，六月時結球形直徑約一公分的果實，成熟時呈紅色。

果肉帶甜酸之味，小孩很喜歡吃。庭院亦可栽培，結紅寶石般小果實，既可觀賞又可食用。

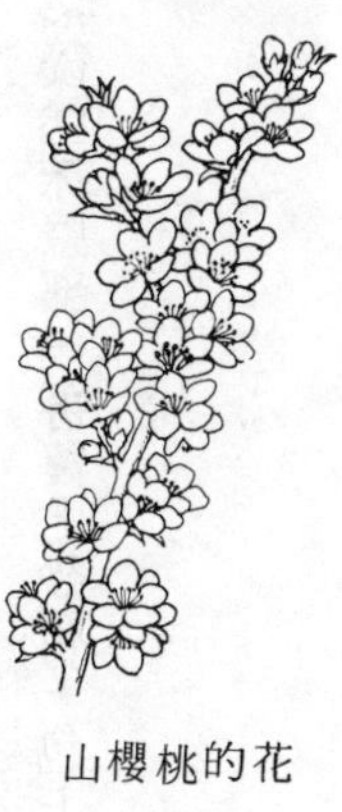

山櫻桃的花

效能：成分尚不太清楚，含檸檬酸、果糖、蔗糖，具消除疲勞之效果。別無其他效果，只是顏色美麗甚爲人喜愛。

材料：山櫻桃一公斤，精製砂糖二〇〇公克，燒酒一・八公升。

作法：(1)山櫻桃用水洗乾淨，然後用布擦乾淨，放入寬口瓶內，加入砂糖、燒酒，慢慢就會變成美麗的紅色液體。

(2)經三～六個月後用布過濾，移到別的細口瓶內，果實捨去。

用法：一日量爲二〇～三〇c.c.，一日飲用二～三回。

鎮靜、治跌打撲傷、擰傷、挫傷等

梔子酒

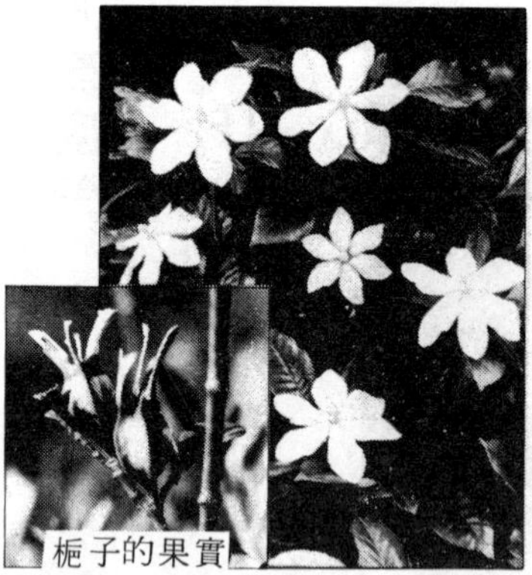

梔子的果實

可到藥局買山梔子末　梔子爲茜科常綠低木，六月開白色芳香的花，秋天採取果實。作藥酒可到藥店購買山梔子末。

效能：果實含鎮靜、利尿的成分，且具强力消炎之作用。

材料：山梔子末五〇公克，燒酒七二〇公撮。

作法：在寬口瓶內放進材料，經二～三個月後用布過濾，移入細口瓶內。

用法：作內服用或鎮靜劑，一日可飲用二〇～三〇c.c.，就寢前服用，可加上蜂蜜或一顆方糖飲用。

外用時治跌打撲傷、扭傷、挫傷、腰痛等肌肉疼痛有效，具消炎作用。使用法爲將山梔子末與蛋白及少量麵粉混合加上藥酒的殘渣，使之成糊狀。然後塗抹患部，再覆上紗布，包上綳帶卽可。

預防高血壓

桑酒

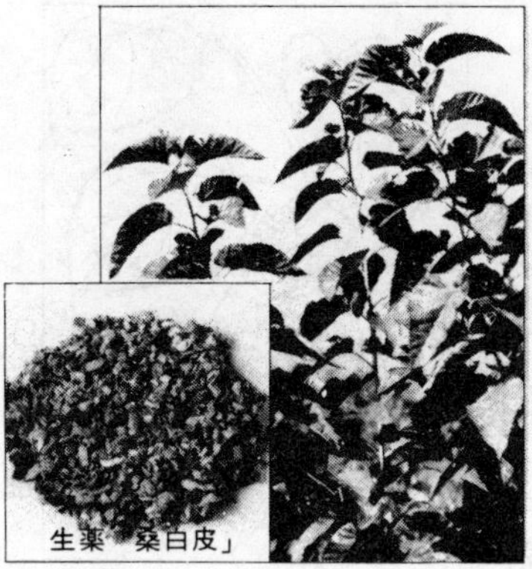

生薬「桑白皮」

使用中藥桑白皮　桑白皮爲採取桑之根皮，將外側軟皮去除曬乾而成。

桑白皮可到中藥店去購買，買時注意不要有發霉，皮薄的較好，外面略帶紫色，內面爲白色，柔軟的也不錯。

效能：能預防與治療高血壓，此外止咳也有效，桑酒爲何能治高血壓，至今原因尚未解明，只是古代留傳下來的經驗。

桑白皮作爲漢方，加上五虎湯能止咳。

材料：桑白皮三〇〇公克、精製砂糖一〇〇公克、燒酒一・八公升。

作法：(1)將桑白皮細切放入寬口瓶內，加上精製砂糖及燒酒。

(2)經二～三個月後過濾，移到細口瓶內。

用法：夜就寢前一回量服用一五～三〇c.c.，加上二～三倍的水使酒精變薄來服用。

滋養強壯

桑椹酒

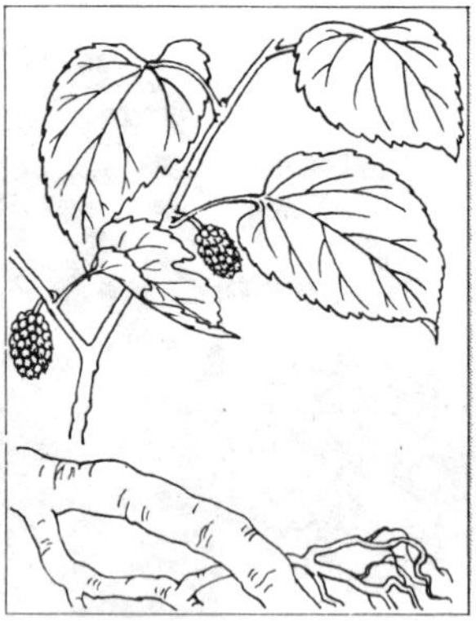

與桑酒不同　桑樹之果實稱爲桑椹，桑椹酒爲恢復疲勞之藥，具滋養強壯之作用，與桑酒具防止高血壓之作用不同，故飲用時要注意。

雖然同是從桑樹採取，但使用部分不同藥效也就不同。

材料：桑椹五〇〇公克，精製砂糖一五〇公克，檸檬四個，燒酒一．八公升。

作法：⑴將桑椹的果實洗淨，使之乾燥。

⑵將檸檬去皮，果肉適當輪切。

⑶在寬口瓶內放入桑椹、檸檬、精製砂糖、燒酒，密閉起來，置於陰暗場所。

⑷經二～三個月後用布過濾，移入細口瓶內。

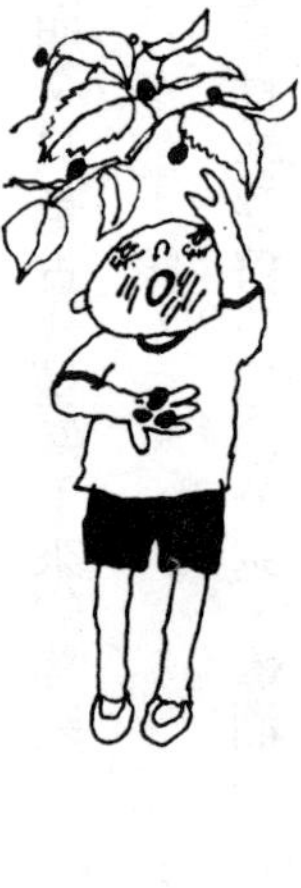

用法：一日量約二〇c.c.，一日飲用三回，作爲恢復疲勞之藥酒飲用。

消除疲勞

苔桃酒

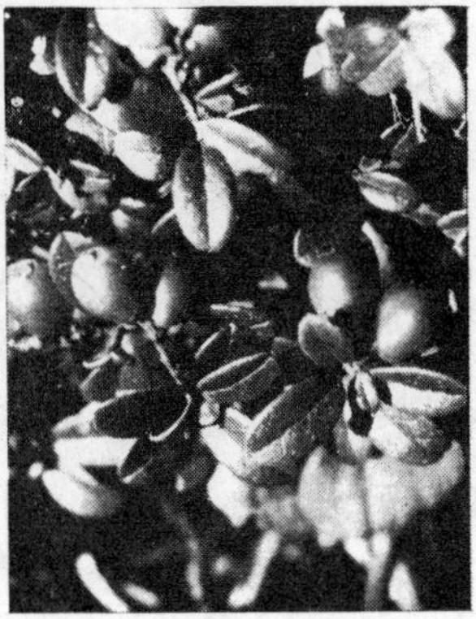

種類　苔桃爲杜鵑科之常綠樹，高約一〇～一五公分，夏天結直徑約一公分左右帶酸甜的果實。與蔓苔桃很相似，結相同的果實，效用也差不多。

效能：苔桃之葉以利尿藥、淋病治療藥而有名，果實則能使用來消除疲勞。苔桃除可作酒外，另可作苔桃果醬，利用範圍廣泛。

材料：苔桃之果實七〇〇公克，精製砂糖二〇〇公克，燒酒一・八公升。

作法：⑴選擇成熟、汁多的來製酒，用水洗後，使之乾燥，放入寬口瓶內，加上砂糖、燒酒。

⑵放於陰涼處六個月～一年，過濾後移到別的細口瓶保存。

用法：做爲消除疲勞用，一日飲用量爲三〇c.c.，酒的顏色漂亮可利用做爲雞尾酒或料理。

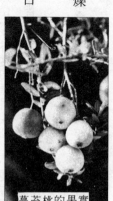

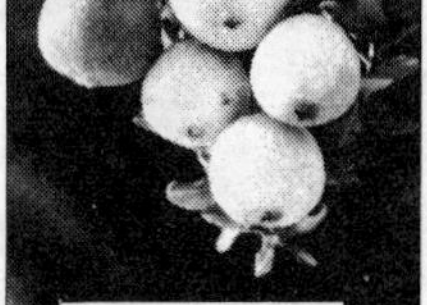

蔓苔桃的果實

治咳嗽、消除疲勞
花梨酒

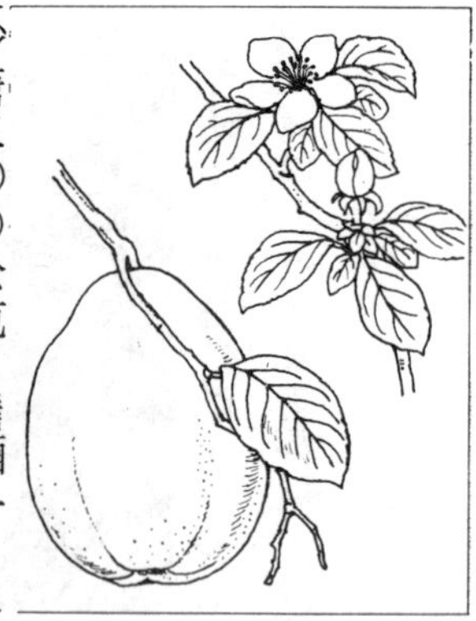

與榅桲很相似　花梨為薔薇科落葉喬木，中國為原產地，秋天果實黃熟時芳香而含澀味，且酸味也很強不適合生食，輪切之加砂糖作成蜜餞才可食用。外觀與榅桲相似，不要弄混了，榅桲為伊朗原產，果實也具止咳作用，被製為蜜餞或加工製為罐頭。

效能、用法：花梨酒與金橘酒一樣具止咳作用。一日限飲三〇c.c.，對消除疲勞也具效果。

材料：花梨一公斤，精製砂糖二〇〇公克，燒酒一・八公升。

作法：⑴將黃熟之花梨用水洗之，然後用布擦乾淨。

⑵各輪切片成厚度約一公分，種子也不必捨去，放入寬口瓶內，加上精製砂糖、燒酒，密閉移於陰暗場所保存。

⑶花梨酒要長期保存，經六個月～一年，最好是一年後再過濾。

✤放入檸檬可能會變味，故砂糖可放少些。

✤與梅酒很相似，容易飲用，故不可飲過量。

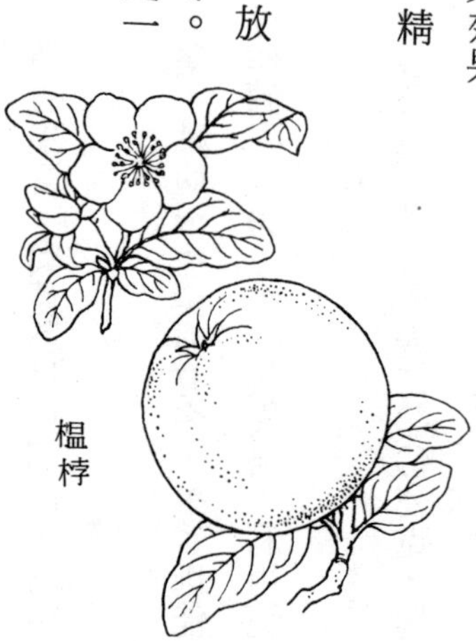

榅桲

消除疲勞 秋茱萸酒

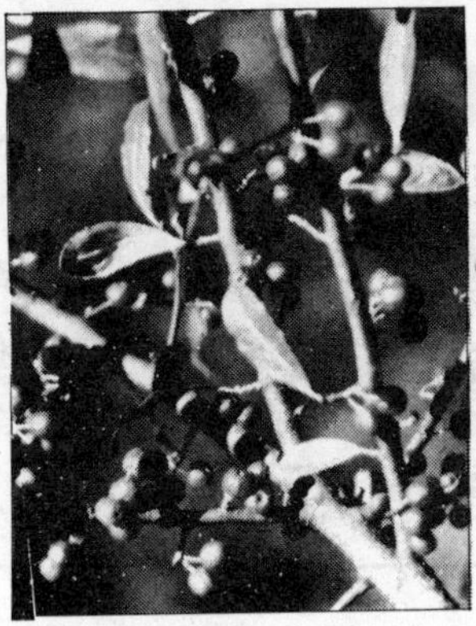

秋茱萸之辨別法　茱萸之種類大約有十種，此外還有些變種，作爲藥酒則以秋茱萸爲佳。因爲其在秋天果實成熟故冠以秋茱萸之故。在此談談秋茱萸與其他茱萸之辨別法。

茱萸類分落葉性與常綠性兩大類，秋茱萸爲落葉性。常綠性的有苗代茱萸（無蔓性）及圓葉茱萸（蔓性），常綠茱萸，葉皆厚，秋天開花，果實在翌年春～夏成熟。

而秋茱萸爲落葉性、葉薄，春天到夏天之間開花，果實在秋天結果。另外有與秋茱萸相似的夏茱萸、箱根茱萸等，在春天到夏天之間開花，五～八月結果，呈圓形。秋茱萸則呈球形，直徑六～八毫米，以此爲區別，夏茱萸果實長約一二～一七毫米。

效能：帶酸味，能消除疲勞，增進食慾。對下痢亦有效。

材料：成熟果實一公斤，精製砂糖五〇〇公克，燒酒一・八公升。

作法：⑴將秋茱萸洗淨，使之乾燥，放入寬口瓶內，再加入精製砂糖、燒酒。

⑵經二～四個月完成，用布過濾，移到細口瓶內保存，果實捨去。

用法：一回量二〇～三〇c.c.，一日飲用二回，對消除疲勞有效。

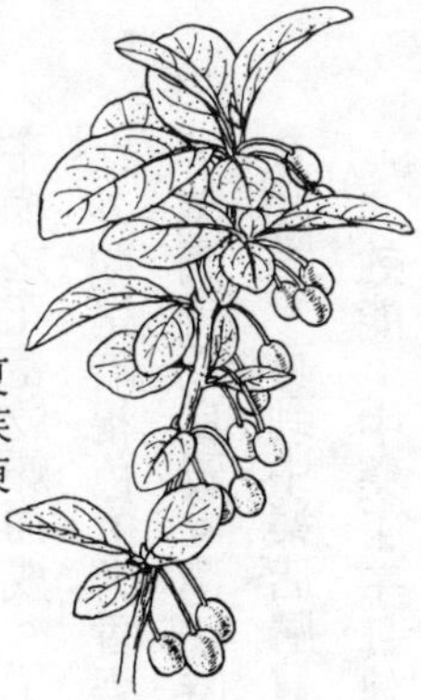

夏茱萸

中藥作成的藥酒

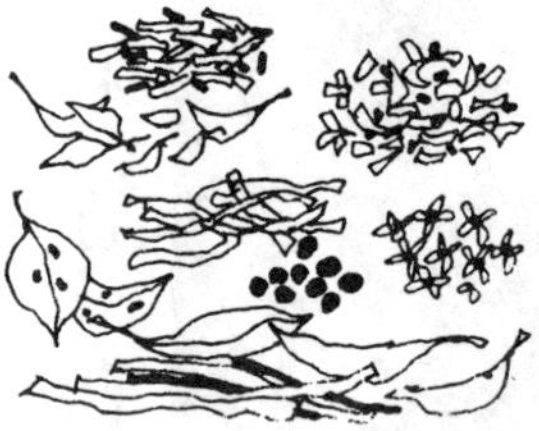

在此介紹中藥作成的藥酒二五種，飲用容易，而且有房中用的藥酒，請參照一五〇頁。

健胃、促進消化機能

丁子酒

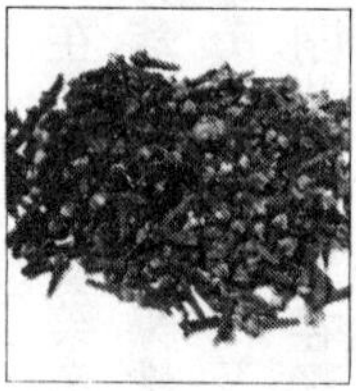

生薬「丁子」

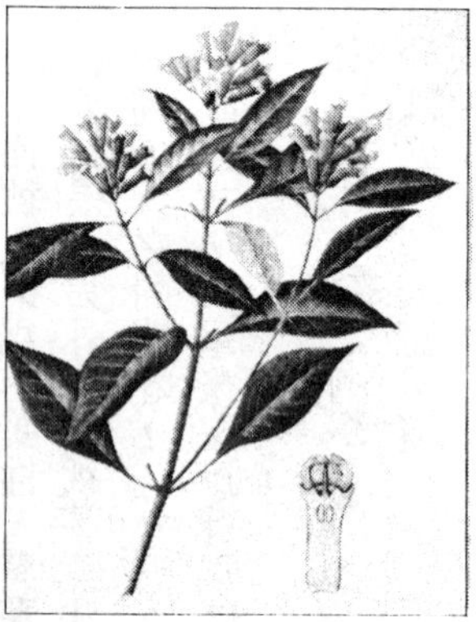

別名丁香　丁子之別名爲丁香是熱帶植物蒲桃科丁子樹之花蕾乾燥而成。丁子之外觀呈暗褐色，芳香强烈，濕潤者爲良質。選購時注意此點。可到中藥店購買。

效能：中藥丁子具健胃、促進消化機能、興奮的效用，藥酒也具同樣效果，飲後體內容易吸收。

材料：丁子一五公克，精製砂糖一五〇公克，燒酒七二〇公撮。

作法：(1)將良質丁子與燒酒放入細口瓶內。

(2)一個月後用布過濾，捨去成分。

(3)移到別的細口瓶內再放入砂糖，稍微搖動瓶子使砂糖溶化就成丁子酒。

用法：一回飲用一五c.c.，可滲水一起飲用。

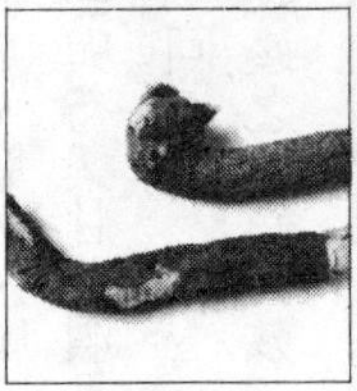

生薬「甘草」

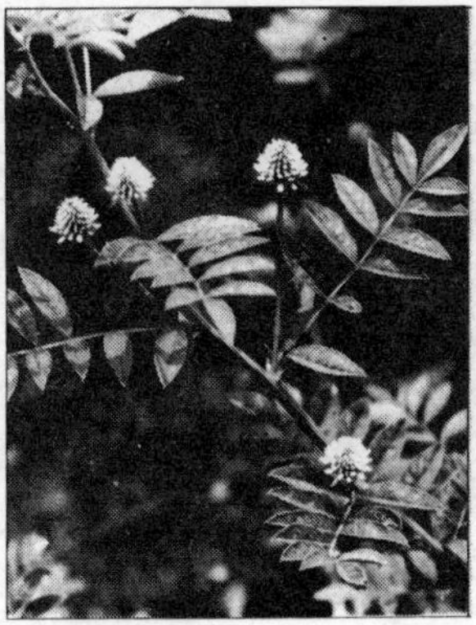

甘草酒

治咳、消除喉痛

可做甘味料　甘草爲豆科多年草本生甘草之根，乾燥而成。除了可做漢方處方外，又可做食料品之甘味料，用途頗多。

材料：甘草五〇公克，燒酒七二〇公撮（不使用糖類）。

作法：將甘草切細，與燒酒放入細口瓶內。經二～三個月後用布過濾移到別的細口瓶內。捨去殘渣。

✤購買時可請中藥店的人切細較爲方便。

效能、用法：漢方處方有甘草湯，此爲將甘草煎熬飲用，可止咳、治喉痛，甘草酒也與甘草湯一樣具同樣效果，一回量服用一五c.c.，一日服用三回。

此外另有一種處方爲芍藥甘草湯，能治胃痙攣、腹痛、神經痛、月經困難症、胆石、腎石之疝痛，排尿時之疼痛等。甘草酒芍藥酒混合即與芍藥甘草酒具同樣藥效。痛時可將兩種酒各混合一五c.c.服用一回。

甘草酒對急遽之疼痛有效，咳嗽喉嚨痛、腹痛、胃痛等均有效。芍藥甘草酒則對挫傷、關節炎、腰痛、支氣管喘息亦有效，可滲水一起飲用。

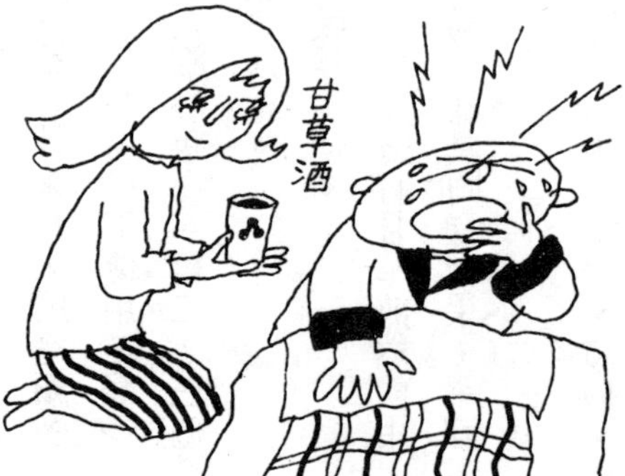

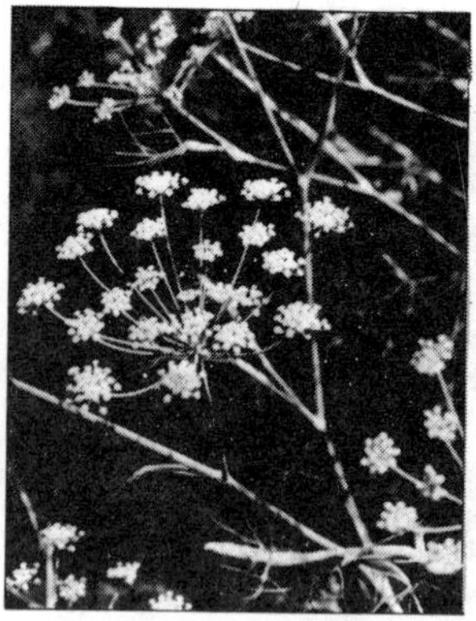

生薬「茴香」

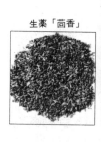

健胃、預防感冒

茴香酒

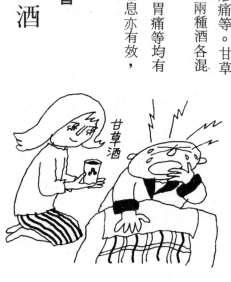

古代漢方變成的藥酒　茴香爲芹科之多年草本生植物，以地中海沿岸地方爲原產，果實如米粒般的大小，帶有特殊香味可做料理中的香料，芳香的果實中含有精油，此外含有脂肪油、維他命A、C，對一時的性慾減退具效果，此爲精油中之芳

香性的成分作用之故，但茴香不像朝鮮人參或鹿茸那樣昂貴。

效能：健胃、預防傷風感冒、去痰，促進母乳汁之分泌及性機能之旺盛。

材料：茴香五〇公克，精製砂糖一〇〇公克，燒酒七二〇公撮。

作法：⑴將茴香放入瓶內，加入精製砂糖、燒酒。

⑵經二～四個月後過濾，移到細口瓶內。

用法：性慾機能衰弱時一回量限飲用二〇c.c.，一日服用量不要超過四〇c.c.。

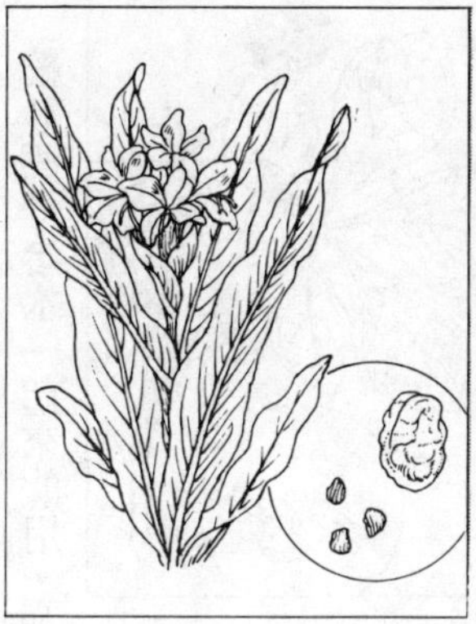

生藥「縮砂」

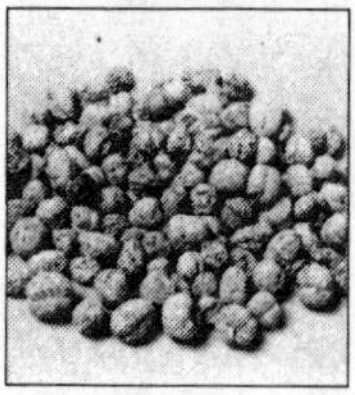

促進消化、治神經性下痢

縮砂酒

用種子做成的藥酒　縮砂爲印度尼西亞半島野生之薑科多年草本生植物之種子收集而成，在中藥處方中用爲安中散、香砂平胃散、分消湯等，均爲胃腸藥。縮砂之芳香含精油，能刺激胃粘膜使消化液之分泌旺盛。

效能：爲芳香性之健胃藥，具增進食慾之作用，促進消化，使胃之活動良好。

材料：縮砂五〇公克，精製砂糖一〇〇公克，燒酒七二〇公撮。

作法：(1)縮砂之種子硬硬的，用手弄散。表面有石灰的東西不去掉也可。
(2)將縮砂放入瓶內，加上精製砂糖、燒酒，密閉放於陰暗場所。
(3)經二～四個月後過濾，移到細口瓶內，捨去縮砂。

用法：食後服用一五～二〇c.c.，一日服用三回。避免過量。

縮砂酒可滲水一起來飲用，加水使之變薄，但飲量方面也要嚴守定量。

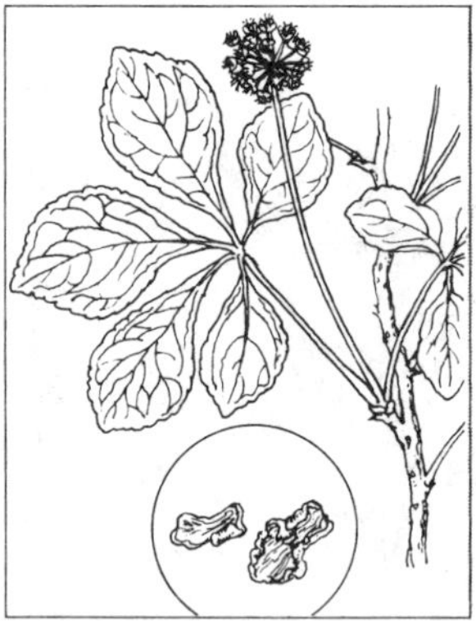

生藥「五加皮」

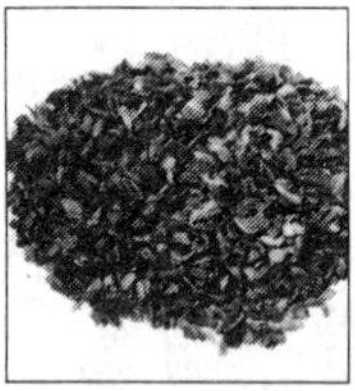

鎮痛、健胃

五加皮酒

原料：爲五加之根皮乾燥而成，來製作藥酒，中藥名爲五加皮。

效能：止痛，特別是風濕、關節痛有效，又具健胃强壯的效果。

材料：五加皮八〇公克，精製砂糖一五〇公克，燒酒一公升。

作法：(1)將五加皮切細。

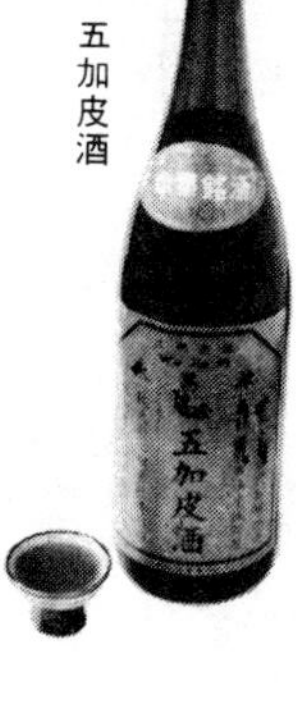

五加皮酒

⑵將五加皮及精製砂糖、燒酒放入瓶內，密閉起來放於陰暗場所保存。

⑶經二～三個月後抽出成分，用布過濾移細口瓶內。

用法：一日量爲三〇c.c.，早上及傍晚各飲用兩回，要長期飲用。

日本的五加皮酒和中國的五加皮酒稍微不同，中國的五加皮酒爲混合五加皮加上當歸、陳皮，用高粱酒來製造，具強精、強壯，治神經痛、健胃劑的效果。

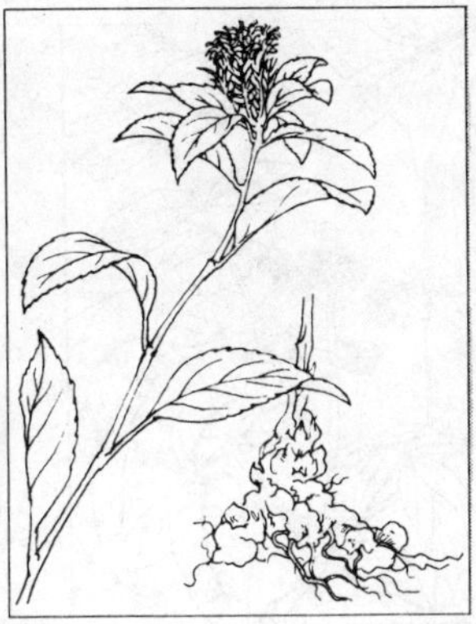

生藥「蒼朮」

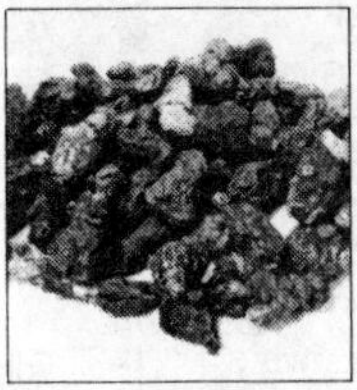

治風濕痛、健胃

蒼朮酒

爲蒼朮的根做成的藥酒　中國產之蒼朮（菊科）爲使用其根莖來做藥。

蒼朮爲古代就有的中藥，藥效依本草綱目所載能「治頭痛、頭暈、胃內積水，具利尿作用、過食、消化不良、嘔吐、促進血液之循環，使胃之功能正常，能促進食慾與消化作用。又具黑髮、防止老化、強壯筋骨之作用，使耳目清晰、肌肉柔潤。長服之身輕、壯健。

效能：治風濕痛、健胃、利尿之效果。

作法：(1)將蒼朮弄碎，加上精製砂糖，燒酒放入瓶內。

(2)經二～四個月後，過濾移到細口瓶內。

用法：一回飲用三〇c.c.，一日飲用三回不要飲過量。

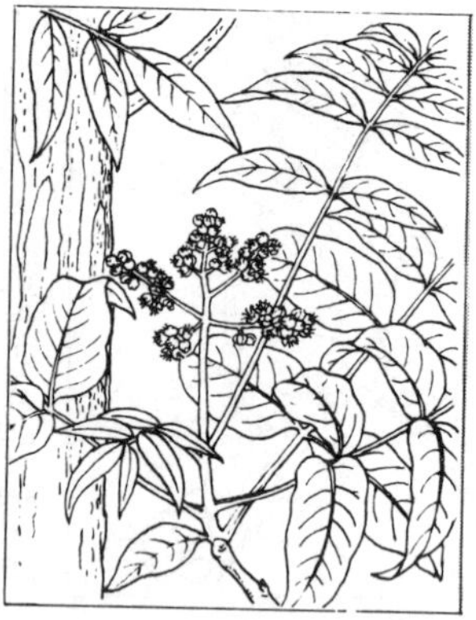

生藥「黃柏末」

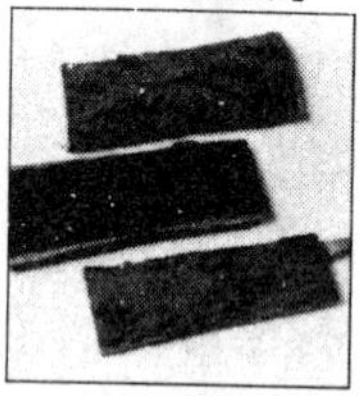

治下痢、食慾減退、跌打撲傷

黃柏酒

黃蘗的內皮　黃柏爲橘科落葉樹黃蘗之樹皮的內部鮮黃色內皮乾燥而成。做藥酒可以到中藥店買黃柏末。

效能：爲黃色非常苦之藥酒，具強烈殺菌力。此藥酒對胃、腸均有效，特別是夏天食慾減退，或有下痢時服之有效。

此外對跌打撲傷之疼痛亦具效用。

材料：黃柏末五〇公克、精製砂糖一〇〇公克，燒酒七二〇公撮。

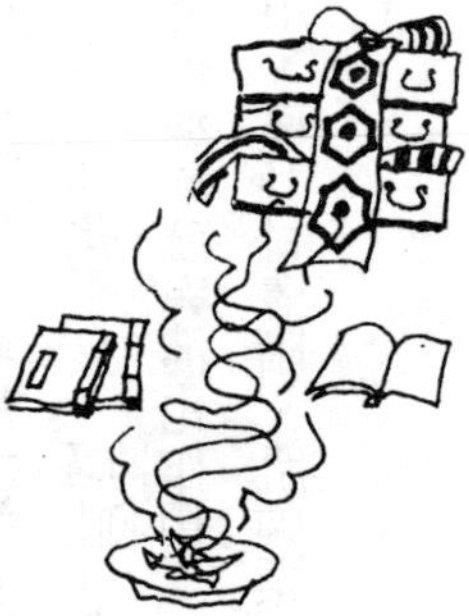

作法：將全部材料放於瓶內，置於陰暗場所，二～三個月後過濾，移入細口瓶內，（過濾的黃柏渣仍放入小瓶內）。

用法：內服用很苦，一〇～二〇c.c.和著水三〇c.c.使之變薄飲用。無食慾時在食前飲用，下痢時在空腹時飲用，一日三回，常用時一日量約一〇c.c.，不要飲過量。

外用時作爲跌打撲傷之用，將過濾後的黃柏末加上了三倍量新的黃柏末及蛋白（一個），然後用筷子攪拌，使成糊狀，塗於患部，用紗布蓋上，再用繃帶包上。

若是患部太大，過濾的黃柏末不夠時，加上適量的黃柏末用燒酒使之潤濕，再加上蛋白攪拌使之成糊狀，塗於患部即可。

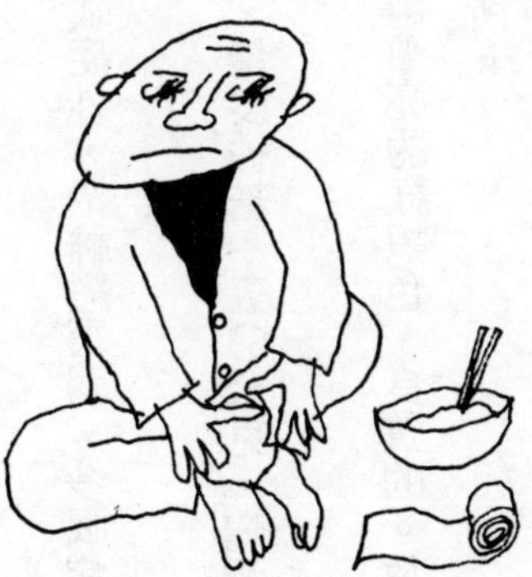

治不眠症、神經衰弱
酸棗仁酒

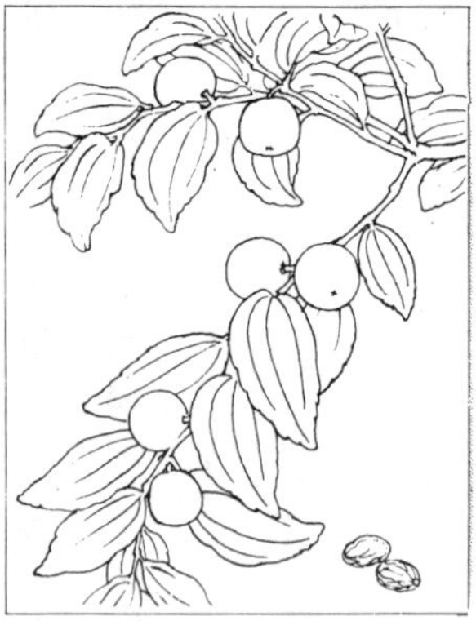

生藥「酸棗仁」

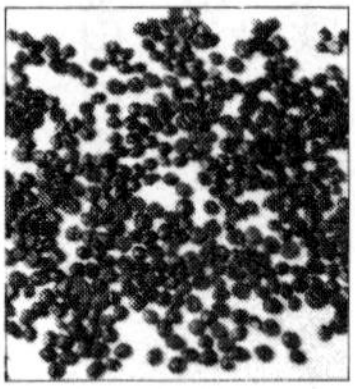

原料：原料之酸棗仁爲核酸棗之成熟種子乾燥而成，產地爲中國，比棗小紅黑色之油性種子。

效能：有效成分現仍不太明瞭，能治不眠症，現今一般治不眠症之藥爲合成醫藥品，具習慣性久服會顯出中毒症狀，而酸棗仁則無此副作用現象。

爲神經之強壯藥，除治不眠症外，治神經衰弱、多眠症、寢汗亦有效。

材料：酸棗仁一〇〇公克、精製砂糖一五〇公克、燒酒七二〇公撮。

作法：⑴選購酸棗仁時要選漂亮的紅黑色，良質的。放入瓶內，注入燒酒，置於陰暗場所。

⑵一個月後抽出成分，用布過濾，移入細口瓶內，加入精製砂糖。

用法：一日一回約一五～二〇c.c.，就寢前服用。

强壯、止咳
大棗酒

生薬「大棗」

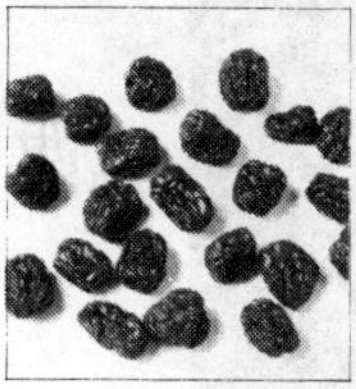

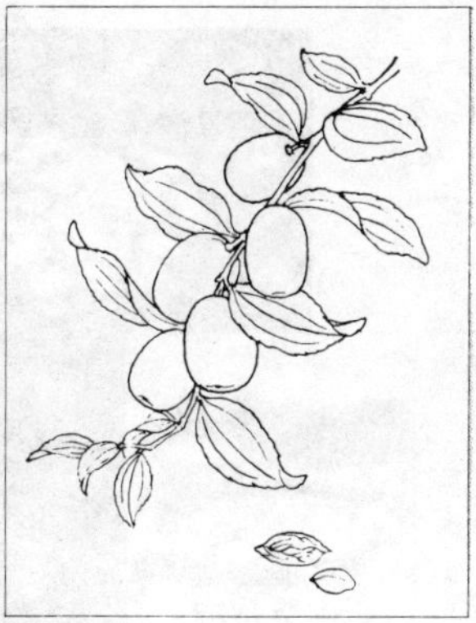

大棗之選購　棗子之果實乾燥而成卽爲中藥大棗。購買時選擇新鮮、外觀爲赤褐色有粗皺紋，光澤、潤濕甜味者爲良質的大棗。大棗以中國爲產地。

效能：含有糖質、粘液質，有效成分不明，但具强壯、鎭咳、鎭痛的效果。

材料：大棗三〇〇公克，精製砂糖二〇〇公克，燒酒一・八公升。

作法：⑴將大棗細切。

⑵放入瓶內，注入燒酒。

⑶經二個月後抽出成分，用布過濾，移到別的細口瓶內，加入砂糖，砂糖溶化時卽成大棗酒，放於陰暗場所保存。

用法：以强壯、鎭痛之目的來喝時一日量爲三〇c.c.左右，治咳嗽時，與甘草同量混合，一回服用一五～二〇c.c.卽可。

治頭痛、肩酸、月經不順

當歸酒

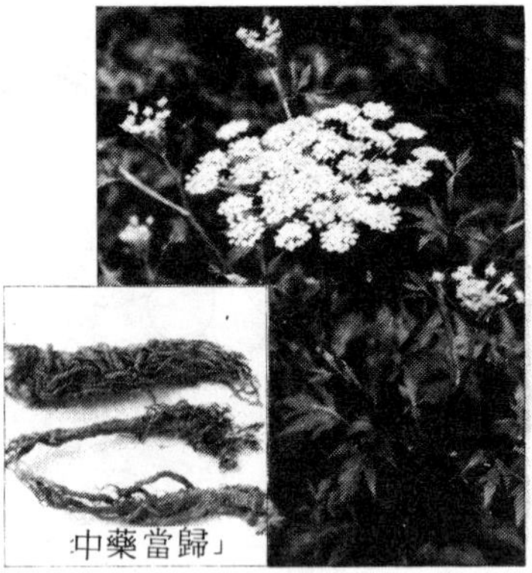

「中藥當歸」

芹科多年草本生之藥酒　當歸爲芹科多年草本生植物，晚秋時挖掘根部，用水洗後放於通風地方陰乾，約一個月陰乾後，浸於熱水，又使之陰乾至翌年春天左右加工製成卽中藥當歸具有特殊的香味，蟲容易附之，故在陰乾時，注意不要使蟲附之。

效能：爲婦人藥，能治女性之頭痛、肩酸、頭暈、歇斯底里症之鎭靜，及月經不順。

材料：當歸五〇公克、精製砂糖一〇〇公克、燒酒七二〇公撮

作法：(1)購買切細的當歸，放入瓶內。

(2)加入砂糖、燒酒，放於陰暗場所。

(3)經三個月至六個月完成，六個月後過濾移入細口瓶內，殘渣捨去。

❖與川芎酒、地黃酒一起做雞尾酒，更具效果。

用法：一回量二〇c.c.，儘量在就寢前服用一回。

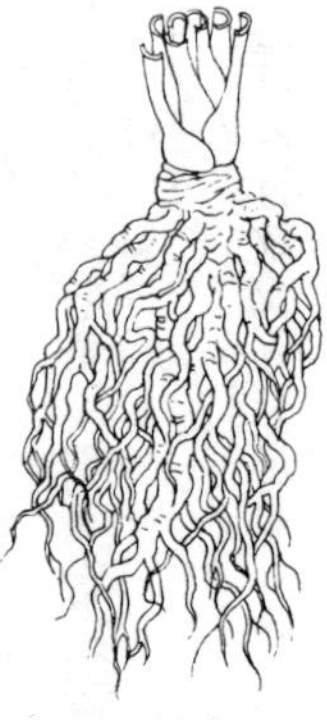

當歸之根

解毒、治冷感症、月經痛

金銀花酒

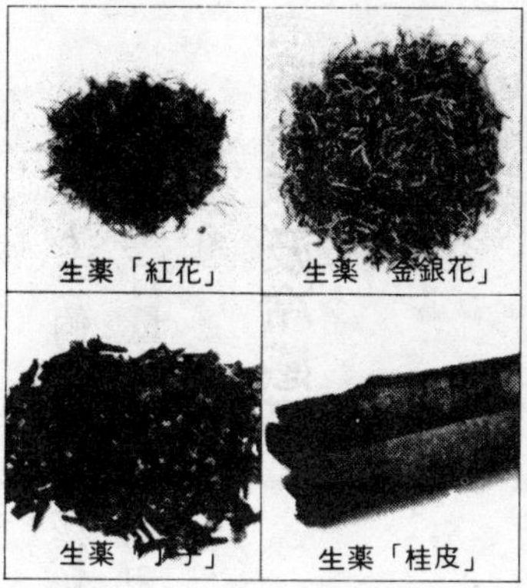

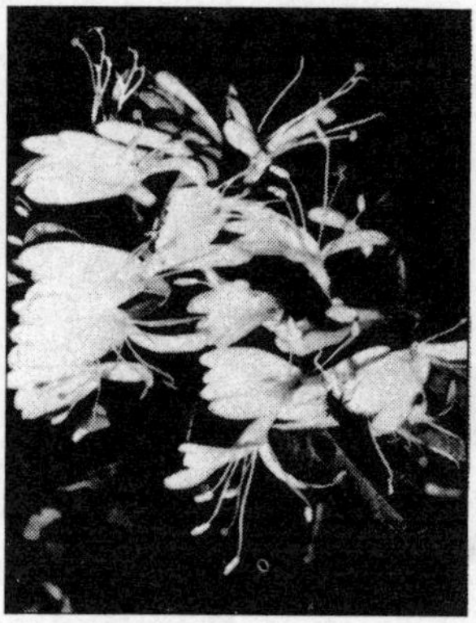

混合幾種藥材製成的藥酒 金銀花酒爲混合桂皮、丁子、紅花等作成的藥酒，主材料之金銀花在五～六月忍冬所開之花乾燥而成。具有芳香，花起先爲白色，數日後變成黃色，蔓性之花木，白色、黃色混合，故有金銀花之名。

桂皮一稱桂枝，產於中國南部，是樟科樹木之樹皮，辛辣芳香，具適度的粘液性爲良質，丁子產於熱帶，蒲桃科樹木所開之花蕾乾燥而成，具強烈芳香性，紅花爲菊科紅花植物之花乾燥而成。

效能：具解毒的效果，適用於治腫疱、濃瘡。能增進食慾，治冷感症、月經痛，具鎮靜作用，治高血壓亦有效，又有健胃、整腸、恢復疲勞之效果。

材料：金銀花四五公克，桂皮三〇公克、紅花一〇公克，丁子一・五公克，精製砂糖一五〇公克，燒酒一・八公升。

作法：⑴在寬口瓶內放入金銀花、桂皮、紅花、丁子、精製砂糖、燒酒，密閉後放於陰暗場所。

⑵經二～三個月，過濾後移入細口瓶內。

用法：一日量飲三〇c.c.，早上與傍晚各飲兩次。

治貧血症及冷感症

川芎酒

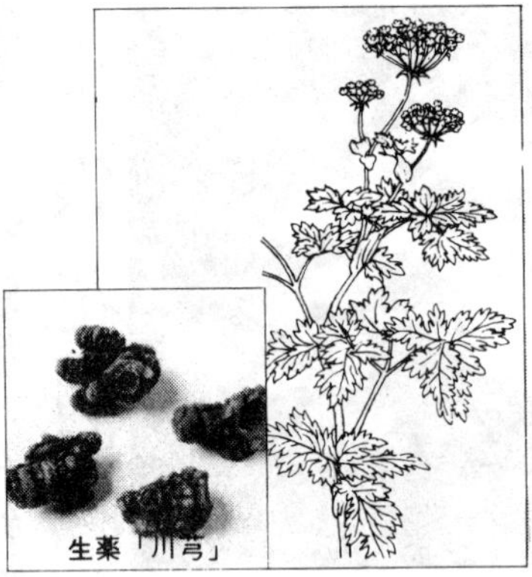

生藥「川芎」

中國原產之藥酒　川芎爲芹科多年草本生植物，中國爲原產地，秋天時掘根莖，用熱水煮一五分鐘，然後於日光暴曬，就比較不會有蟲害。

效能：具補血、增血之作用，能治貧血症、冷感症、月經不順。又有鎮靜作用，寢前服用能使睡眠良好。

材料　川芎五〇公克，精製砂糖一〇〇公克，燒酒七二〇公撮。

作法：⑴到中藥店買切碎的川芎。

⑵將川芎放入瓶內，再加入精製砂糖、燒酒。

⑶經三～六個月完成，完成之後過濾移入細口瓶內。殘渣捨去。

✤將當歸酒、地黃酒、川芎酒、芍藥酒各一〇c.c.混合作鷄尾酒，成爲四物湯之變方藥酒，可增加效果。

用法：一日量爲二〇c.c.，儘量在就寢前服用一回，做鷄尾酒服用時一次限爲三〇c.c.。

强壯、解熱、貧血

地黃酒

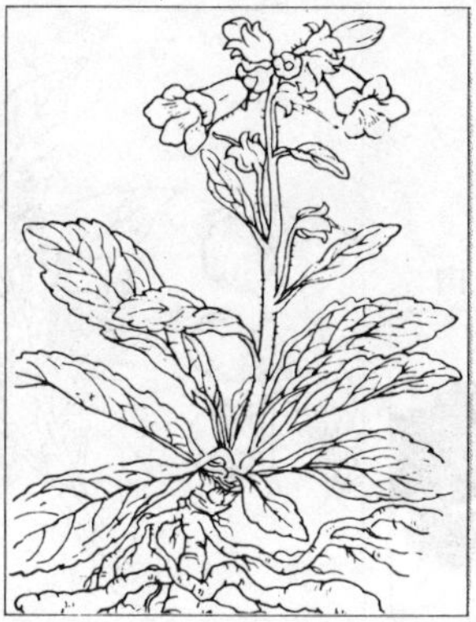

生藥「熟地黃」

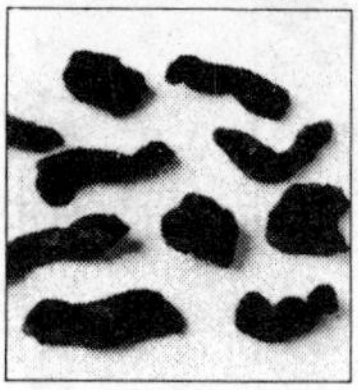

種類　爲中國之原產植物，地黃因調製法分三種類⑴將根在日光下暴曬乾燥而成乾地黃⑵蒸後乾燥而成爲熟地黃⑶生根之生地黃。藥酒以用熟地黃爲佳。

效能：病後衰弱之恢復、補血、强壯、解熱、治貧血。地黃爲漢方八味丸（八味地黃丸）之重要處方之一，此八味丸能防止老人性機能減退及老化，爲八種中藥合成而發揮藥效。單是地黃一種無法有此藥效，但具上列所述之效能。

材料：熟地黃三〇〇公克，精製砂糖二〇〇公克，燒酒一．八公升。

作法、**用法**：⑴在瓶內放入地黃，加入燒酒，封閉起來，置於陰暗場所。

⑵一個月後用布過濾，移入細口瓶內。

⑶加上精製砂糖卽成地黃酒，一日限服三〇c.c.。

強壯、補血、鎮靜
龍眼酒

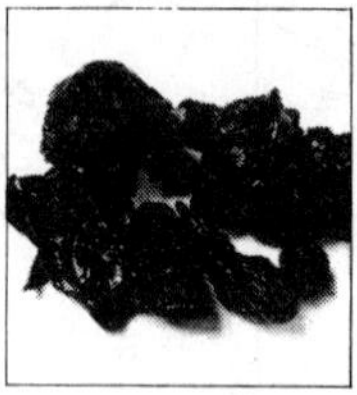

中藥龍眼肉

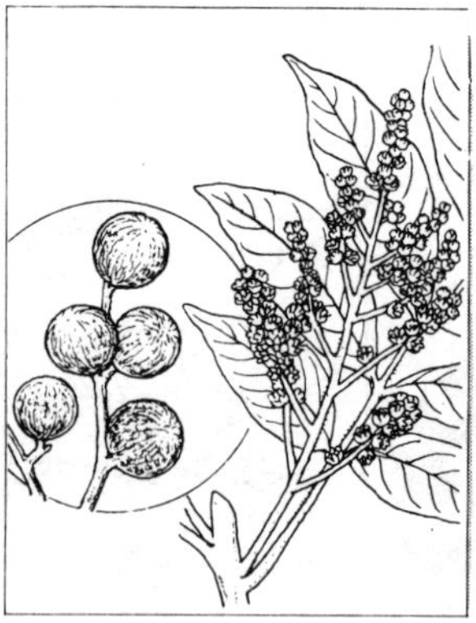

南國之果樹　中藥龍眼肉爲無患子科龍眼的果實之果肉部分乾燥而成。此種樹木分佈於東南亞、台灣、沖繩等地帶。肉呈淡褐色、柔軟、甜味。龍眼肉可到中藥店購買。

效能：滋養強壯、補血、鎮靜等效果。

材料：龍眼肉三〇〇公克，精製砂糖二五〇公克，燒酒一・八公升。

作法、用法：(1)在瓶內放入龍眼肉及燒酒。

(2)二個月後用布過濾，移到別的細口瓶內，加上精製砂糖。

一日限服用三〇c.c.。

強壯、鎮咳、利尿

麥門冬酒

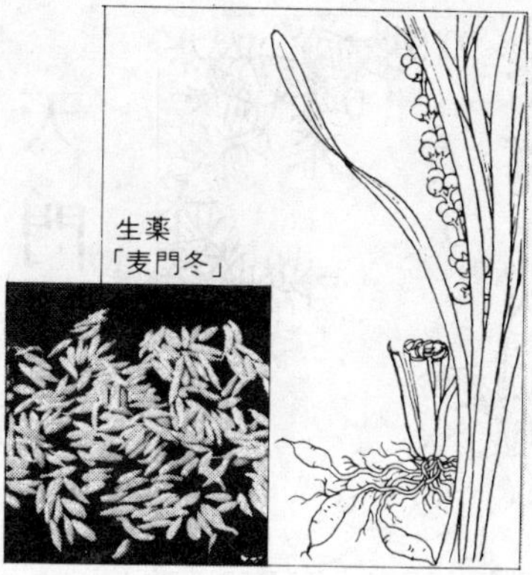

生薬「麦門冬」

野生的也可　中藥麥門多爲百合科多年草本生，沿階草之根的膨脹部分用水洗後乾燥而成，淡黃色、柔軟、肥大者爲良質。多少帶點甜味。

沿階草也有野生的，但根之膨脹部分比栽培品小。一般作爲中藥的都是栽培品。將野生的根掘出，用水洗後乾燥之來利用亦可，藥效和栽培品一樣。

效能：具滋養、强壯、鎮咳、去痰、强心、利尿、解熱、抗炎之作用。

材料：麥門冬二〇〇公克，精製砂糖二〇〇公克，燒酒一・八公升。

作法：⑴在瓶內放入麥門多，注入燒酒，密閉放於陰暗場所。

⑵經二～三個月後過濾，移到別的細口瓶內，加上精製砂糖。

用法：滋養强壯用，一日限飲三〇c.c.。

虛弱體質、病後之體力恢復

天門冬酒

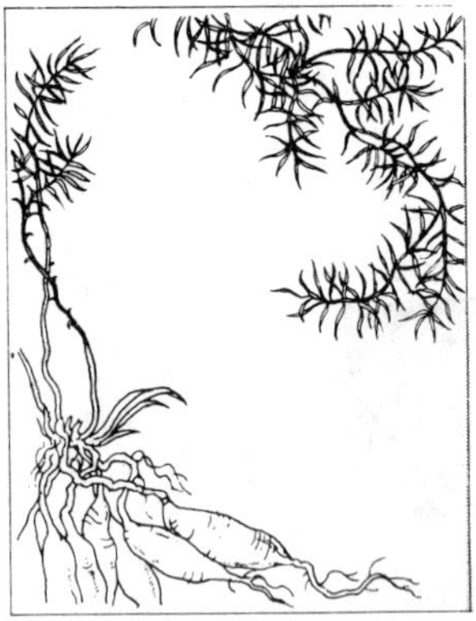

生薬「天門冬」

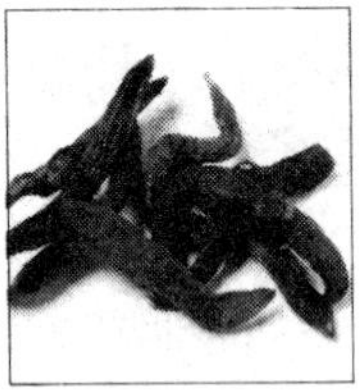

產於大陸、台灣　中藥天門冬爲百合科多年草本生，草衫蔓之根的膨脹部分乾燥而成。分布於大陸、台灣。根部肥長，米黃色，甜分多者爲良質。

效能：天門冬含果糖、葡萄糖、天然蛋白質之成分。滋養强壯，對虛弱體質、病後之恢復有效，長期間飲用效果良好，又具止咳作用。

材料：天門冬二〇〇公克，精製砂糖三〇〇公克，燒酒一・八公升。

作法：⑴瓶內放入天門冬及燒酒，密閉之。

⑵二個月後抽出天門冬之成分，用布過濾，移到別的細口瓶內，加入精製砂糖。

用法：一日量爲三〇c.c.，早、晚各飲二次。

强壯、病後之體力恢復

黃精酒

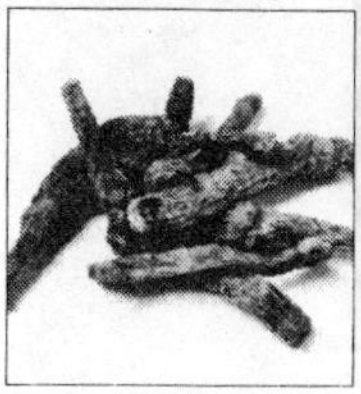

生藥「黃精」

以中國爲原產地　中藥之黃精爲野生百合科多年草本生鳴子百合之根莖乾燥而成。以中國爲原產地。

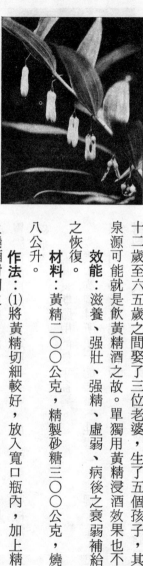

本草綱目所列之黃精酒爲黃精、蒼朮，各八〇公克，地骨皮、柏葉各一〇〇公克，天門多六〇公克之煮汁加麴釀造而成。日本俳人小林一茶將黃精浸酒，特別愛用黃精酒。他在五十二歲至六五歲之間娶了三位老婆，生了五個孩子，其精力之泉源可能就是飲黃精酒之故。單獨用黃精浸酒效果也不錯。

效能：滋養、强壯、强精、虛弱、病後之衰弱補給、體力之恢復。

材料：黃精二〇〇公克，精製砂糖三〇〇公克，燒酒一．八公升。

作法：⑴將黃精切細較好，放入寬口瓶內，加上精製砂糖及燒酒封閉之。

⑵六個月後過濾，移到細口瓶內，過濾之殘渣捨去。

✤黃精、蒼朮，各二〇公克、地骨皮、柏葉各二五公克，天門多一五公克，精製砂糖一〇〇公克，燒酒一．八公升，混合製酒亦可。

用法：一回量爲二〇c.c.，一日三回，一日以飲六〇c.c.爲限。

强壯、强精
女貞酒

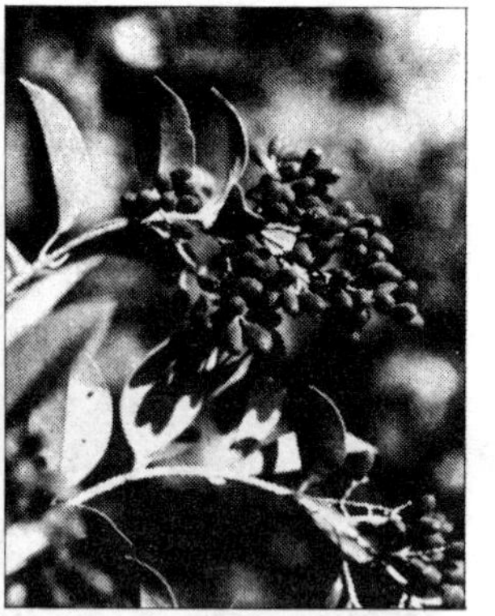

生薬「女貞子」

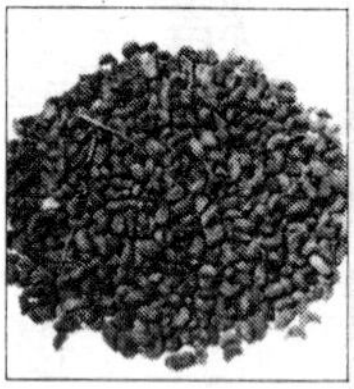

以中國爲原產地　爲中國產之唐鼠黐（木犀科）之果實乾燥而成，稱之爲「女貞子」。

女貞子呈黑褐色，含多種酸類及葡萄糖、脂肪油。

效能：爲自古以來之保健强壯藥，神農本草經所載能「補中、安五臟、養精神、除百病，久服之身輕、防老」補中卽使胃腸機能良好，安定肝、心脾、肺、腎、五臟機能，去除各種疾病。

因此長期服用能延年益壽。

依本草綱目所載「能强陰（性器），健腰、膝，使白髮變黑、明目」故具强精作用。

材料：女貞子二〇〇公克，精製砂糖三〇〇公克，燒酒一・八公升。

作法：(1)寬口瓶內放入女貞子及燒酒。

(2)六個月後用布過濾，放入精製砂糖，移到別的細口瓶內。

用法：早上、中午、晚睡前各一回，一日三回，一回量爲二〇c.c.

杜仲酒

强壯與治高血壓

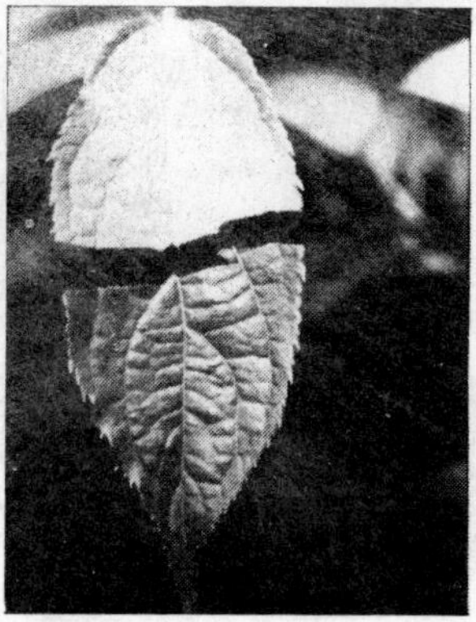

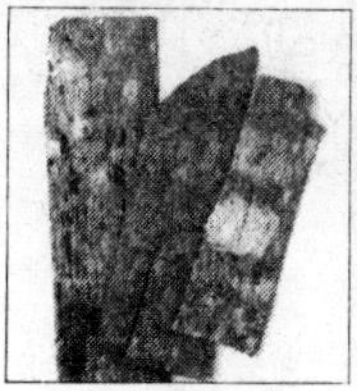

生藥「杜仲」

用樹皮來作的藥酒　杜仲爲中國產杜仲科之落葉樹杜仲之樹皮乾燥而成，味稍甜，樹皮折時會拉絲才是良質，此拉絲狀爲含膠狀物質之故，杜仲酒主要之成分卽是此拉絲膠狀物質。

效能：强壯、降血壓（治高血壓藥），鎭痛、鎭靜之作用

材料：杜仲一〇〇公克，精製砂糖一五〇公克，燒酒七二〇公撮。

作法：⑴將杜仲細切，放入瓶內，注入燒酒。

⑵經二個月後用布過濾，放入細口瓶內，加入精製砂糖，稍具甜味，爲易飮之藥酒。

用法：一回量爲一〇c.c.左右，一日分三回飮用，就寢前可加水飮用二〇～三〇c.c.。

滋養、强壯
菟絲子酒

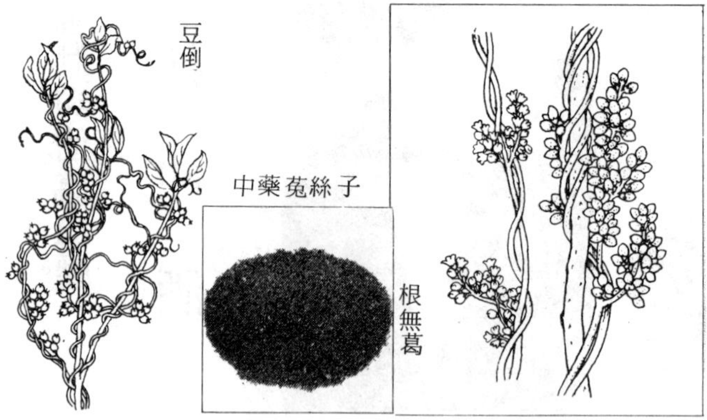

清涼飲料之藥酒　菟絲子爲旋花科之寄生植物，一年草本生之豆倒（菟絲子）或根無葛之種子乾燥而成。直徑約二～三公分，帶黑色。中藥抽其精可做清涼飲料劑。用自造之菟絲子酒也不比清涼飲料劑差。

效能：滋養、强壯、强精之效果，能恢復元氣。

材料：菟絲子六〇～九〇公克，精製砂糖一〇〇公克，燒酒七二〇公撮。

作法：⑴菟絲子爲小粒狀，注意放入瓶內。菟絲子上面可能附有土砂，將之去除放入細口瓶內。

⑵經二～三個月後用布過濾，移到別的瓶內，加入精製砂糖，殘渣捨去。

用法：就寢前飲用二〇～三〇c.c.，具滋養、强壯藥之效果，避免飲過量。

强壯

遠志酒

生薬「肉遠志」

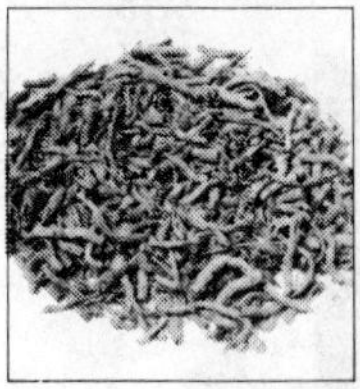

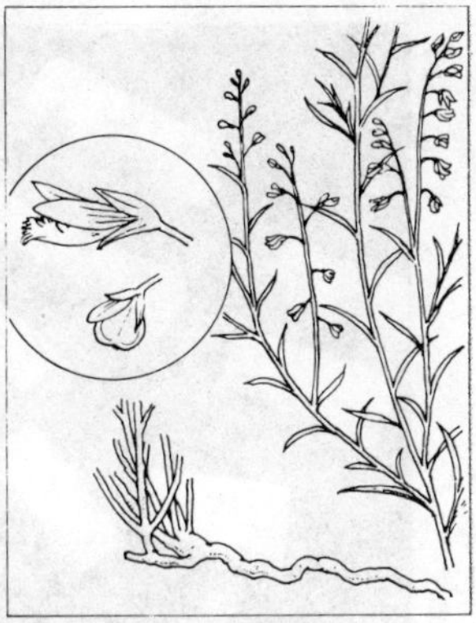

原料：中藥遠志產於中國北部及內蒙古、山西一帶，爲系姬荻（姬荻科）之根乾燥而成。

拔出遠志之木心只剩皮部之肉稱之爲肉遠志。

效能：依中國之古典，神農本草經上藥部所載，遠志能「使耳目聰明、不忘、强志倍力、久服輕身不老」其意卽使耳目靈敏，治健忘症、身心輕爽、身體不會老化。神農本草經之上藥部爲延年益壽之藥部，記載人參、天門冬、麥門冬、枸杞等一二〇種藥材，中藥之强壯藥一二〇種及下藥之治療藥一二五種，全部藥材有三六五種。

材料：肉遠志一〇〇公克，精製砂糖一〇〇公克，燒酒七二〇公撮。

作法及用法：⑴在瓶內放入肉遠志，加入燒酒，密閉之。

⑵經二～三個月後用布過濾，加入精製砂糖，放入細口瓶內，一日限飲用三〇c.c.。

强精、强壯、鎮靜

山藥酒

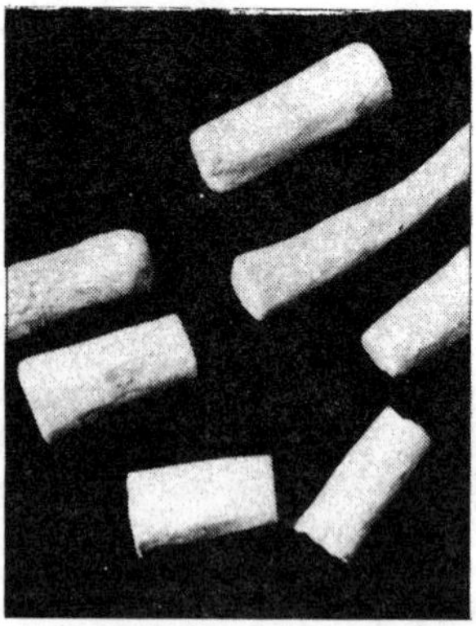

種類　山藥爲家山藥（山芋科）等之山芋類的根乾燥而成，普通食用均爲根之部分（不是根莖或地下莖），據說吃山藥汁（把生藥揉成糊狀調以醬、清湯、泡飯吃）。

原產地爲中國，後傳至日本，有多種品種山藥、山芋、佛掌薯等。山藥自然生者效果較强，晚秋時掘根，作山藥汁吃。

漢方處方强精有名之八味丸卽有一味山藥。

依「神農本草經」上藥部所載，山藥能「補傷中，虛羸，除寒熱邪氣、補中、益氣力、長肌肉、强陰、久服之聰耳、目、輕身、延年益壽」意卽補虛弱體質，使胃腸良好，耐寒、暑，使耳目聰明，保長壽。

效能：具强精、强壯之效果，及鎮靜之作用。

材料：山藥二〇〇公克，精製砂糖一五〇公克，燒酒一．八公升。

作法：⑴將山藥切碎放入寬口瓶內，注入燒酒，封閉起來。

⑵經二～三個月後過濾，放入精製砂糖，移入細口瓶內。

用法：一日量爲三〇c.c.，就寢前服用。

恢復內臟機能、促進機能旺盛

鹿茸酒

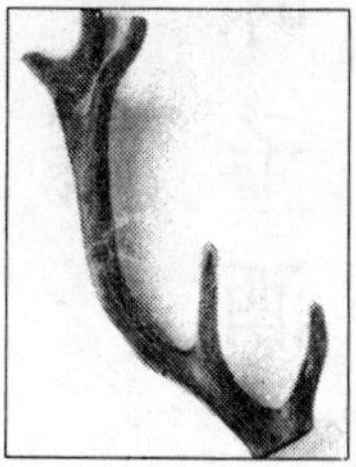

生藥「鹿茸」

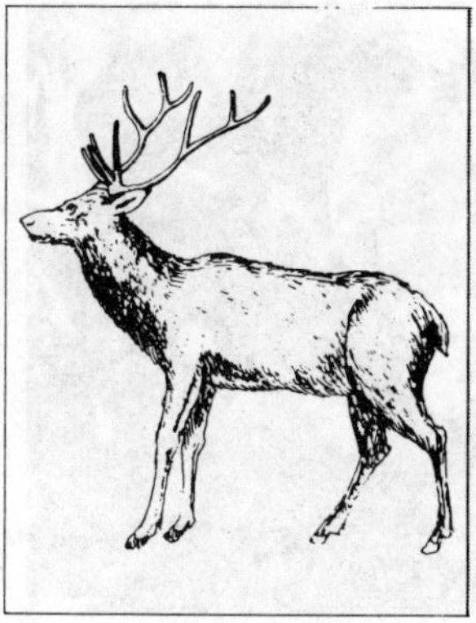

鹿茸以中國的較好　自古以來鹿茸酒是加山藥、砂糖製成。鹿茸以中國產的滿洲紅鹿、滿洲鹿尚未角化之幼角最好。山藥則爲剝去外皮，日本暴曬而成的爲佳，均可到中藥店去購買。此外佛掌薯、山芋之外皮剝去，日光暴曬自製亦可。

效能：鹿茸之成分尚未分明，其精華能促進心臟機能之恢復，及促進腎機能、消化管機能、消除肌肉之疲勞，均已臨床證明有效。山藥則爲强壯藥。

材料：鹿茸二〇公克，山藥二〇公克，精製砂糖一〇〇公克，燒酒七二〇公撮。

作法：⑴將山藥適當地切大片與鹿茸一起放入瓶內，加上精製砂糖、燒酒。

⑵二個月後過濾，移到別的細口瓶內，鹿茸與山藥不要捨去，加上精製砂糖、燒酒放三～六個月再度利用。

用法：就寢前限服三〇c.c.，爲强精藥故不可服過量。

消除疲勞、滋養

五味子酒

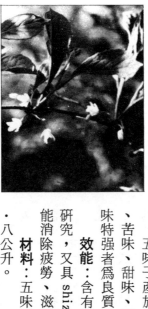

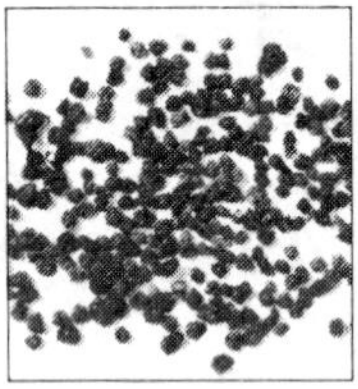

生藥「五味子」

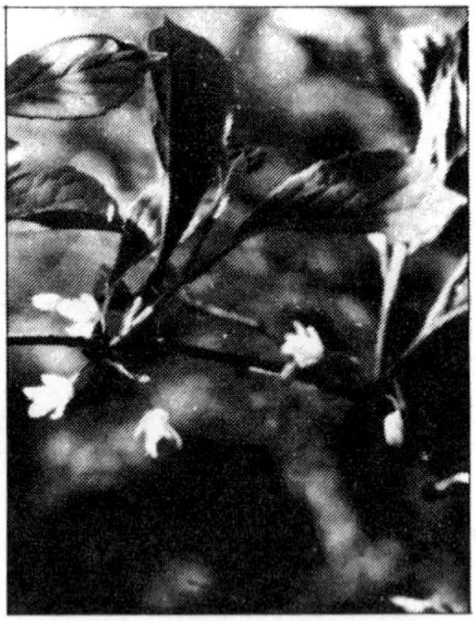

帶有五味　作爲中藥之五味子爲朝鮮五味子（松房科）之落葉蔓性木本植物之成熟果實乾燥而成。

此植物爲雌雄別株，十月左右雌株之枝結紅色小葡萄似的果實。採取果實在日光下暴曬就會從赤紅色變成紅黑色，乾燥之後捨去果莖就是五味子。

五味子產於中國、朝鮮等地，紅黑色帶濕潤感覺，具酸味、苦味、甜味、澀味及氨基酸之特殊味道，故稱之五味子，酸味特强者爲良質。

效能：含有機酸之檸檬酸、蘋果酸、酒石酸等，經蘇俄之研究，又具shizandorin之特殊成分，使中樞神經興奮，故能消除疲勞、滋養强壯。此外還具止咳作用。

材料：五味子三〇〇公克，精製砂糖三〇〇公克，燒酒一・八公升。

作法：⑴除去附在五味子上的雜物，但不要用水洗，然後放入瓶內，注入燒酒，放於陰暗場所。

⑵二個月後用布過濾，移入別的細口瓶內注入精製砂糖，就成五味子酒。

用法：一日限用三〇c.c.，就寢前服用，止咳時一回量爲一〇～一五c.c.。

强精、强壯

蝮蛇酒

中藥「反鼻」

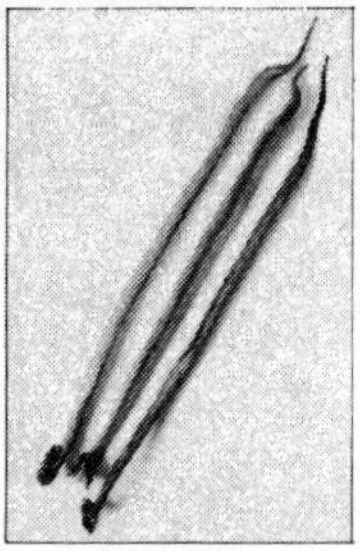

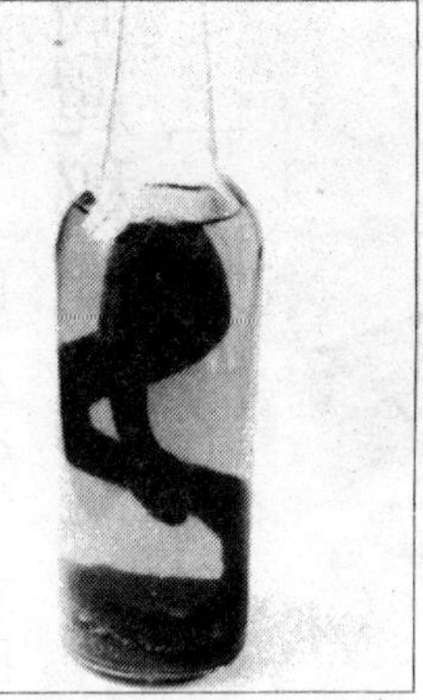

生蝮蛇酒

東、西有名　中藥之「反鼻」爲除去蝮蛇之皮、內臟，連著頭部乾燥而成。卽曬乾的蝮蛇，當然也有整條生的蝮蛇用來浸酒的，不過效力大致一樣。

蝮蛇含脂肪、磷脂質、膽固醇、heschijin等，用反鼻之水浸液來實驗兔子，顯出一時血壓下降，又實驗心臟，顯示出强心作用。

日本江戶時代出版之本朝食鑑記載「蝮蛇酒能治慢性楊梅瘡（梅毒性之濃瘡）、癲狂」本草綱目也記載能治惡瘡、淋巴腺炎、半身不遂。

何時轉變成强壯、强精藥則不太清楚。

聽說巴黎之鬧區，有人將毒蛇浸酒向顧客宣傳爲强精酒，在中國也常將蛇浸酒作爲藥酒出售。

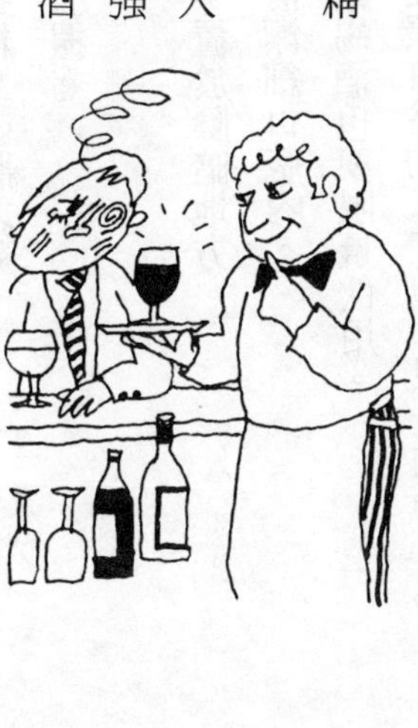

效能：古代爲治梅毒濃瘡、癲狂（發瘋）之藥，現則爲强精、强壯之藥。

材料：反鼻六〇公克，精製砂糖五〇公克，燒酒七二〇公撮。

作法：⑴將反鼻弄碎，弄成粉末狀亦可。

⑵在細口瓶內放入反鼻、精製砂糖、燒酒封閉之，置於陰暗地方。

⑶經三～六個月後，用布過濾，殘渣捨去，移入清潔細口瓶內。

用法：一回二〇c.c.，一日限二回。市面上賣的蝮蛇酒、蜥蜴酒也要限量飲用。

高麗秘傳「白老子酒」

有益健康的……

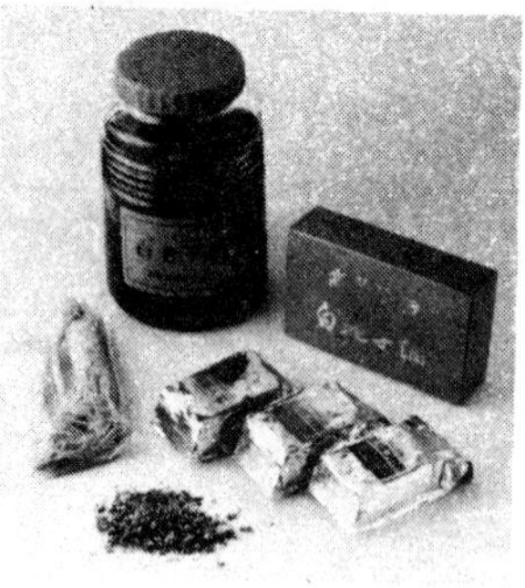

「白老子酒」使用對健康有益的二五種類以上植物，爲大韓民國李家秘傳之健康酒，在此介紹白老子酒之製法與藥效給各位。

白老子酒之製法與藥效

白老子酒除放高麗人參外，另有麥門冬、何首烏、當歸、山藥、黃精、釣藤鉤、五加皮、桂皮、紅花、施覆花、薄荷葉、五味子、甘草、淫羊藿、柴胡、綿黃耆、遠志、川芎、地骨皮、杜仲、枸杞子、梅寄生等藥用植物，加上酒精度强的酒製成。韓國人先將材料弄細碎放入瓶內，再加上燒酒、冰砂糖，長時間釀造而成。

一般來說白老子酒之藥效爲治高血壓、胃腸弱、肩酸、消除疲勞等。

白老子酒之作法

基本作法

(1)選用酒精度强（約三五度）之蒸餾酒如米酒、金門高粱酒等。

(2)在容量四公升之容器內放入藥材，注滿米酒。

(3)再加上冰糖四〇〇公克及一些蜂蜜。

(4)經三個月，冰糖溶化之後就可飲用。

(5)儘量浸久一點再飲用較好。

飲法：一日可飲四〇c.c.左右，不會喝酒或小孩可放些清涼飲料水一起飲用。

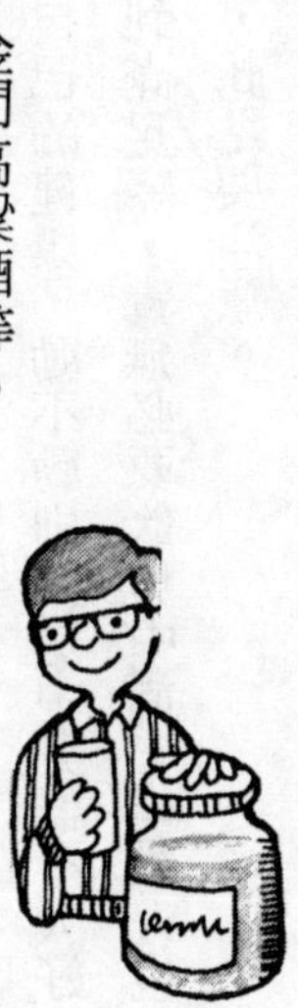

渡過愉快的今宵

房中酒雜談

一直保持年輕活力，精力持久旺盛是自古以來人們之所願。在此介紹古今東、西人類之智慧所創造之結晶——房中酒，給諸位讀者。

過分依賴也不好

自古以來，東、西方所留傳下來的「房中藥酒」爲數不少，因充實健康的性生活是人類自古以來的願望。

中國之漢方處方之一種的房中祕藥也不少，房中祕藥、房中藥酒均是漢方之一。

此種處方是針對醫治中年以上的人在性交時勃起無力，或腰部衰弱，以滿足性生活爲目的，經過長期經驗所研究出之藥方。

但是過份依賴房中藥酒也不好。以恢復疲勞，增進食慾爲效果之藥酒及適合自己體質的藥酒，平日常飲之能保持身體健康，但是不考慮自己的健康，動不動則飲房中藥酒不太好，若是兩人能互相得到滿足感，實無必要飲房中酒，年輕人也無利用房中酒的必要，此點要注意。

古典文獻之房中藥酒

在此介紹之房中藥酒爲日本醫心方之第九册、卷二八「房

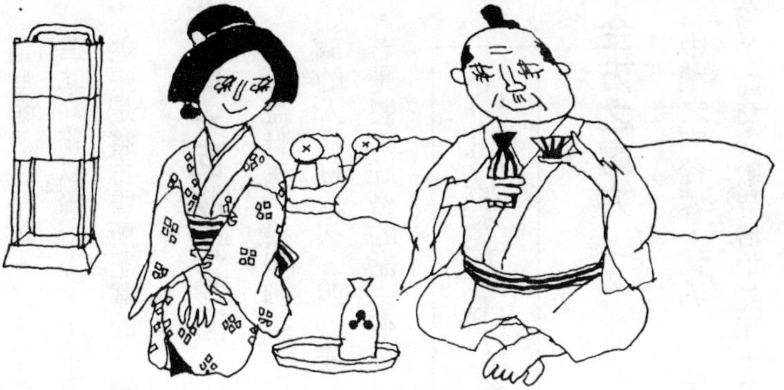

內篇」第二六章「用藥石」，醫心方為平安中期丹波康賴完成之醫學大著。將中國隋、唐時代之文獻如千金方、洞玄子、范汪方、玉房秘訣、玉房指南、錄驗方、極要方、葛氏方等書物加以整理、引用、編纂而成，丹波康賴於天元五年將此書獻給圓融天皇。

「用藥石」卽房中術之用藥法。利用藥之處方使房中術能圓滿完成。此漢方醫學現今仍有利用之價值。

因人而異效果不同

在此介紹的幾種處方中，有的是將中藥弄碎，或弄成粉末用酒服用。當然也有放入糖分、燒酒製成藥酒來飲用。以粉末配酒來飲用可能效果比製成藥酒慢些。因為浸酒數個月後中藥之有效成分成精能完全應用。

有些處方之中藥現在不太使用的也有，此留到最後再來說明。

這些雖然是千年、二千年前在中國實行的處方，但至今一般之漢方處方也無什麼改變。在此介紹以醫心方、千金方等古醫書所記載的事實爲著眼點，至於有效、無效乃因人而異。主要是將古書所記載的介紹給各位，使各位對古醫書有一些了解。

充實的一回勝過多回

貝原益軒在「養生訓」中引用千金藥方，提到男女性交的適當次數爲二〇歲的人四日一次，三〇歲的人八日一次，四〇歲的人一六日一次，五〇歲的人二〇日一次，六〇歲的人也並不須閉精，若是體力旺盛的話一個月一次。

古典藥方中之房中藥酒

千金方之處方

中藥之肉蓯蓉、鍾乳、蛇床子、遠志、續斷、薯蕷、鹿茸七味各四公克配酒二公克服用。若想增加性交次數時倍增蛇床子之量，想增硬性器倍增遠志量，增大性器，增鹿茸量，想增加射精

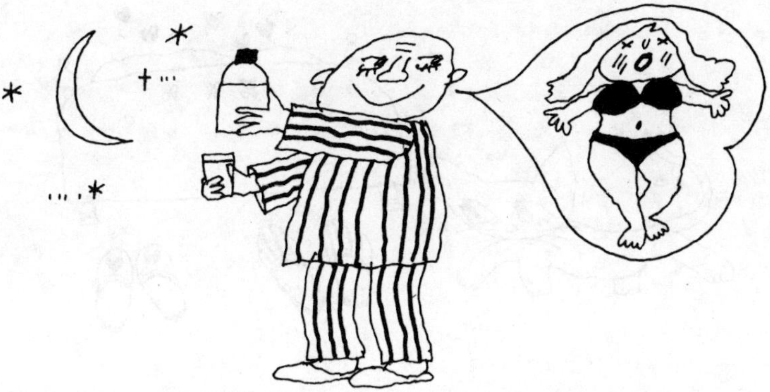

之量，增加鍾乳之量。

用藥酒服用之處方介紹如下：

肉蓯蓉四五公克、蛇床子四五公克、遠志四五公克、續斷四五公克、山藥四五公克、鹿茸四五公克等六種，省去鍾乳。以上之中藥加上精製砂糖二〇〇公克，燒酒一・八公升，放入寬口瓶內密閉之，放置三～六個月。

然後過濾移到細口瓶內保存，殘渣不要捨去，加上精製砂糖二〇〇公克，燒酒一・八公升，再度利用浸漬六個月以上，過濾之。

做爲强精藥一日三回，一回量爲三〇c.c.，鍾乳因不溶於燒酒故省略之。

玉房秘決之處方

男性性器不勃起，若勃起無力之處方如下：

肉蓯蓉〇・六公克、五味子〇・六公克，蛇床子一・二公

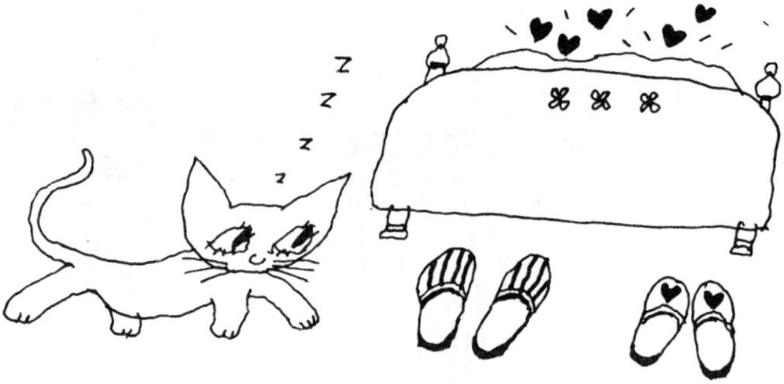

克、菟絲子一・二公克、枸橘（臭橘）一・二公克。

以上磨成粉末一日量爲四・八公克，分三回和酒服之。昔日四川省之太守呂敬大，年過七〇仍能生子，據云服此強精藥之故。

作爲藥酒時

肉蓯蓉二五公克、五味子二五公克、蛇床子四五公克、菟絲子四五公克、枸橘四五公克、精製砂糖二〇〇公克、燒酒一・八公升。

以上放入寬口瓶內密閉之，放三～六個月，過濾後移到別的細口瓶內。殘渣仍用同量之精製砂糖、燒酒浸漬利用，放六個月以上，過濾再捨去殘渣。

作強精藥用，一回三〇c.c.，一日服用三回。

洞玄子之處方「禿雞散酒」

在此介紹令人注目的「禿鷄散酒」。

肉蓯蓉、五味子、菟絲子、遠志各一公克，蛇床子一・三公克計五・三公克，磨成粉末，此爲一日分，用酒在空腹時分三回服用。洞玄子中記載「男性疲勞過度，陽萎時服此有效，七〇歲以上的老人服此藥後，有生三子之能力，此藥不可長期服用，有必要時才服用。」此藥過强，服用之後女性都要認輸的，據說雄鷄服了此藥之後立刻騎到雌鷄身上，整日不下來，啄下雌鷄的鷄冠，因而鷄冠變禿，故有「禿鷄散」之名。

作爲藥酒

前面提到一日份量五・三公克，二〇日分一〇六公克浸一・八公升燒酒，再加上蜂蜜一〇〇公克，放入瓶內密閉之，置於陰暗場所三～六個月，用布過濾之後，就寢前服用，一回量約三〇c.c.。

但放入藥酒之中藥原料不要磨成粉末，只要切碎卽可。

范汪方之處方「開心薯蕷腎氣酒」

范汪方之處方如下：

肉蓯蓉一・三公克、地黃二公克、遠志二公克、蛇床子一・五公克、五味子二公克、防風二公克、茯苓二公克、牛膝二公克、菟絲子二公克、杜仲二公克、薯蕷（家山藥）二公克，山茱萸一・三公克共二二・一公克，爲一日量，加蜂蜜製藥酒丸服用。

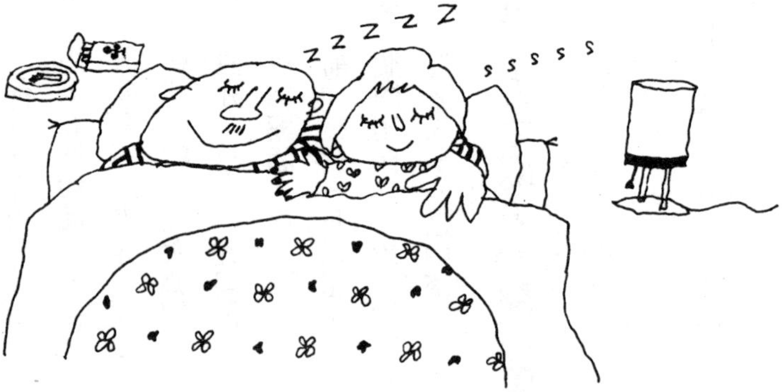

男性心身疲勞、全身機能低下、身體冷、睡時胃部脹脹、無食慾，春夏時手腳發熱，秋冬時兩腳發冷，健忘症，性慾全無等症狀時服之有效。

此藥服後五日，性器發熱，經過十日身體舒暢，經過十五夜，臉色變好，手腳變熱，二十夜後性器旺盛勃起，二十五夜後體內血管充沛。三十夜後熱氣透全身，臉色紅潤如花，氣色良好，記憶力增強、性器充沛。

作爲藥酒

一〇日分量爲二二一公克，加一．八公升燒酒，及一五〇公克蜂蜜，浸三～六個月後密閉起來置於陰暗場所，用布過濾後移到別的瓶內。

一回量爲三〇c.c.，就寢前服用。

范汪方之處方「肉蓯蓉丸」

范汪方之另一處方如下：

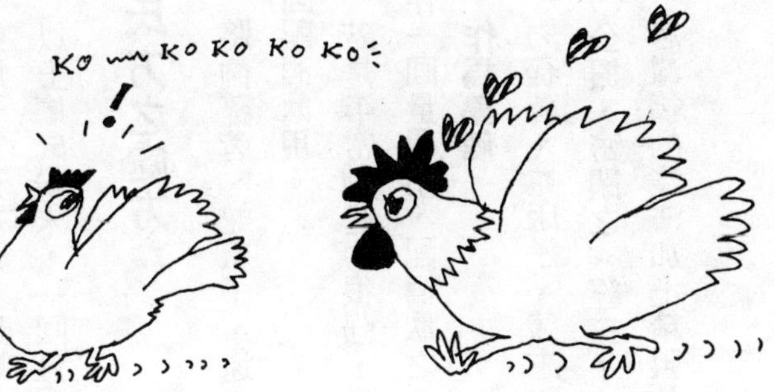

此藥能增强精力，使身體健康。治無勃起力及腰弱者有效。肉蓯蓉、菟絲子、五味子、遠志、續斷、杜仲、蛇床子各一·二公克。

上述七品搗碎，弄成粉末加蜂蜜製成種子般大的藥丸，一日服五粒，經服用三〇日後就有點效果，五〇日後就能恢復勃起。八〇歲的老人服用此方能返回三〇歲人之活力。獨身男性最好不要服用。

作爲藥酒

肉蓯蓉、菟絲子、蛇床子、五味子、遠志、續斷、杜仲各一二公克弄碎，加精製砂糖一〇〇公克，燒酒七二〇公撮，經三個月後過濾，移到別的瓶內。殘渣可再使用同量砂糖、燒酒，加以利用。

强精藥一回服用量爲二〇c.c.，一日三回服用。

極要方之處方

能消除男性之疲勞，使房事順利，充實性器之勃起力、强大之處方。

蛇床子、菟絲子、巴戟天、肉蓯蓉各〇・六公克，遠志、五味子、防風各〇・三公克。

以上磨成粉末，一回量配酒服用二公克，經二〇日能增精氣，巴戟天爲中國產。

葛氏方之處方

將肉蓯蓉、蛇床子、遠志、續斷、菟絲子各一・三公克弄碎成粉末，一回量爲二公克，一日三回配酒飲用。

若是平常勃起力很强，但突然無法完全勃起時可用蛇床子、菟絲子各一・三公克，磨成粉末，作一回量服用，配酒飲之一日三回。

作爲藥酒

肉蓯蓉、蛇床子、遠志、續斷、菟絲子各一三公克弄碎，加入精製砂糖一〇〇公克、燒酒七二〇公撮，密閉之。經三～六個月後過濾，移到別的瓶內。

過濾後的殘渣加上精製砂糖、燒酒再利用。一回量二〇c.c.，一日三回服用。

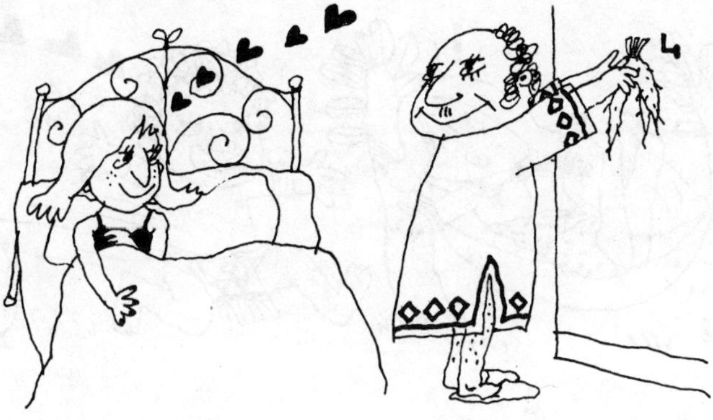

世界中之房中秘藥

地中海地方之「蔓得拉可拉」（譯音）

爲地中海地方原產之茄科多年草本生植物，爲有毒植物，根分爲兩三根。

蔓得拉可拉有毒成分很强故不可直接服用。

將此根掛在寢室內，根發散之氣味會起催淫作用，使房事進行順利。一半是暗示療法。

非洲之油行媒（yohimbine）及法蜜卡

油行媒爲產於非洲南部茜科常綠高木，長一五m，植物之樹幹皮稱之爲「油行媒」（音譯）原產地之住民自古以來即作爲催淫藥。油行媒之成分具有擴張皮膚、粘膜、生殖器官之作用。能刺激脊髓椎部，起催淫作用。

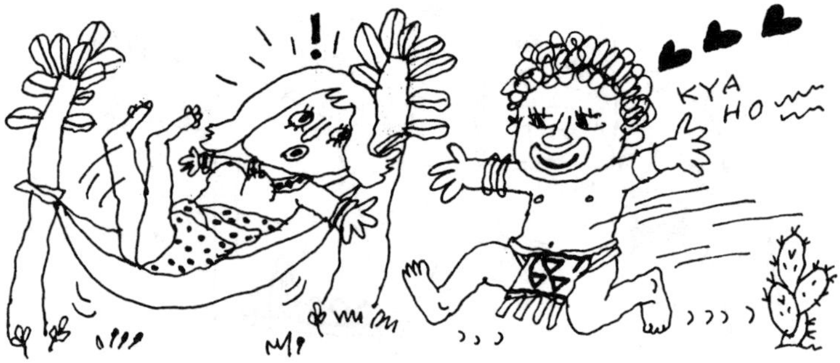

而藤空木科之常綠樹法蜜卡之種子則產於熱帶地方，分布於東南亞至澳州北部，作藥則用爲硝酸鹽之用。毒性很強僅配合油行媒微量使用。

波里尼西亞之卡娃卡娃（譯音）

分布於玻里尼西亞諸島至玻那配島之胡椒科低木，大約三m長，此地方之住民在節日時取卡娃卡娃之根，弄碎加水，榨汁飲用。

起先引起興奮、強精之作用，不久有喝酒醉酩酊之感，然後很好入眠。但是常用則引起副作用，會生皮膚病，故居民僅在節日使用。

亞馬遜之加拉那

產於南美之巴西、亞馬遜之深地，無患子科蔓性低木，種子稱之爲加拉那，當地居民將種子弄碎，用水煮製成加拉那精

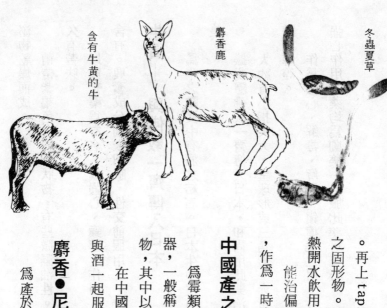

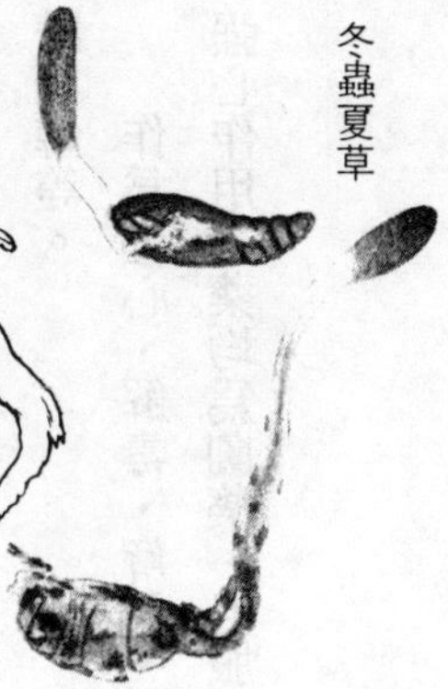
冬蟲夏草

麝香鹿

含有牛黃的牛

。再上tapioca植物所得之澱粉質，捻成棒狀再燻製成黑褐色之固形物。亞馬遜的居民用此黑褐色固形物再加上鱘魚皮注入熱開水飲用。

能治偏頭痛，爲神經强壯藥。所含之咖啡因爲咖啡之三倍，作爲一時之興奮藥，房事之時有效。

中國產之冬蟲夏草

爲霉類之一種，爲子囊菌類之昆蟲，幼蟲寄生而生之繁殖器，一般稱之爲冬蟲夏草，主要爲中國產，爲蠶之一種的寄生物，其中以四川省產的最佳。

在中國也被用作爲料理，作爲藥用具强壯、强精之作用。與酒一起服用或浸燒酒作爲藥酒亦可。

麝香●尼泊爾、西藏、雲南所產

爲產於尼泊爾、西藏、雲南等之鹿科動物雄麝香鹿之腺分泌物乾燥而成。

稍帶紫褐色之粉末狀物，有些微濕油性。特有的香味爲麝香之最大特徵。稍用口嘗一下，不久有苦味。

以興奮藥爲有名，具强心、鎭痙之作用。配合在六神丸、救命丸、興奮劑中。清涼飲料中亦含有。興奮成分尚未明瞭，性交前服用，一時興奮有效。

牛黃——與佛教一齊傳入日本

爲牛之膽囊中有病之結石。日本牛中沒有，大多是取自澳洲、北美、歐洲、南美、印度的牛隻。

據說隨佛教一齊傳入日本，和尚用此藥治病以作爲推廣佛教之手段。

大約有小指尖大，呈球形或三角形，赤黃色、帶苦味，但又有甜味之感，成分中含膽汁酸、膽固醇等。

作爲强心、解毒、解熱、鎭痙藥之用。性交前服用能發揮作用，但其重點在强心作用。一般强心作用之藥均爲劇藥，但服此藥可安心。

房中藥酒處方之中藥解説

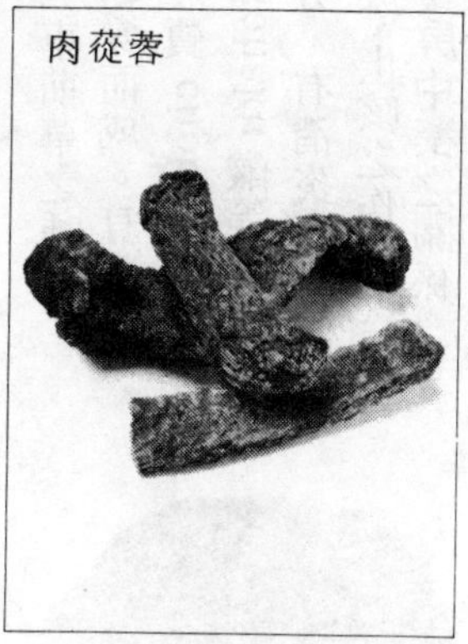
肉蓯蓉

肉蓯蓉

亦稱蓯蓉。為中國產浜靫科之寄生植物，用酒或鹽醃漬乾燥而成。

續斷

中國或日本產松蟲草科之二年草山芹菜之根，採取時期為八~九月陰乾而成。

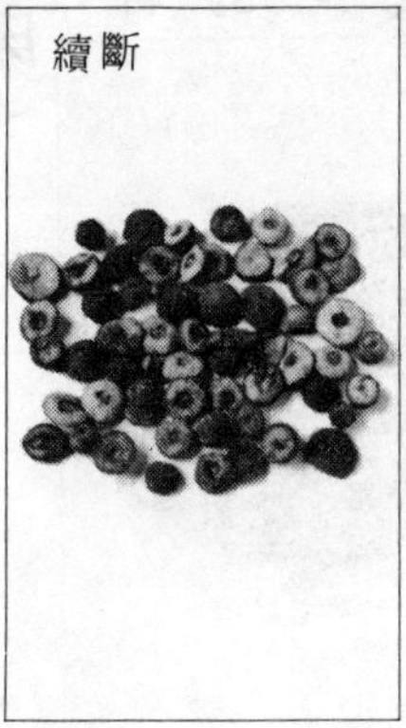
續斷

枳實（臭橘）

為橙、夏柚、橘等未熟之果實切成一半乾燥而成。作為苦味健胃藥，直接與房中藥無關。

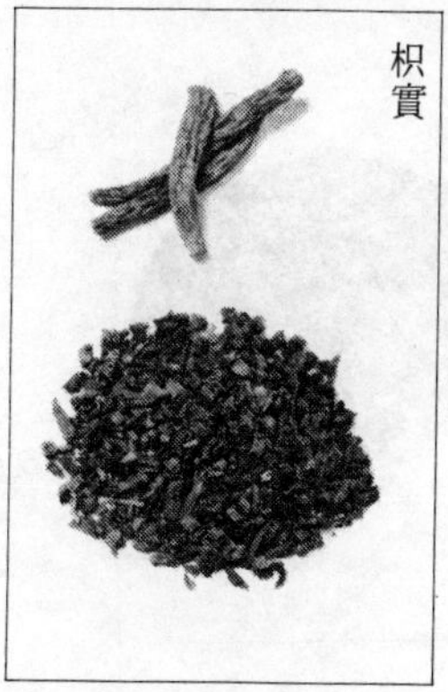
枳實

蛇床子（蛇床）

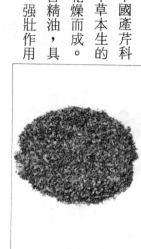

中國產芹科之二年草本生的果實乾燥而成。

含精油，具强精、强壯作用

車前子

車前草之種子乾燥而成。具粘液質 chobie cohaku 酸等成分，有消炎、利尿、止咳之作用。與房中藥之關係也不太清楚。

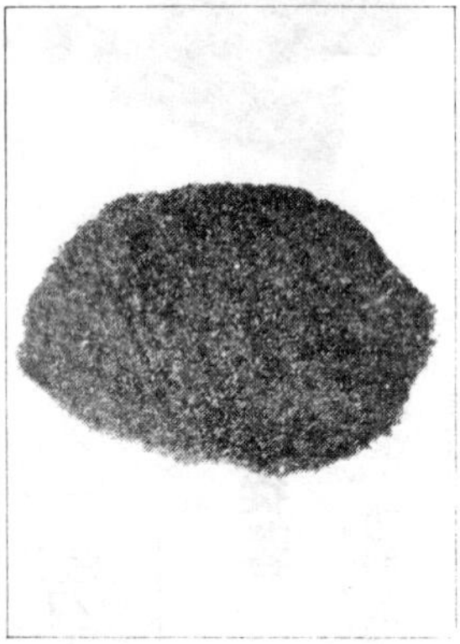

柏子仁

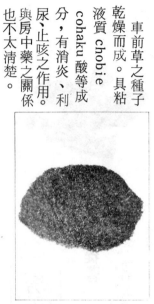

中國原產，檜科側柏之種子乾燥而成。成分尚未十分清楚，爲强壯、强精之藥。

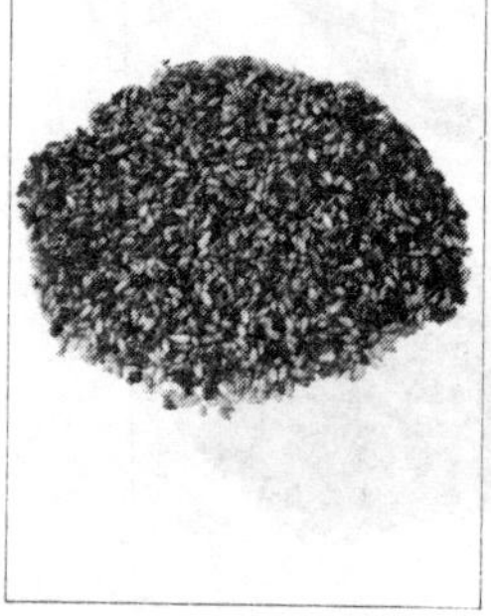

防風

爲芹科之多年草本生防風之根乾燥而成。各地之海邊均有野生。具發汗、解熱、鎭痛之作用。成分尚未完全清楚。

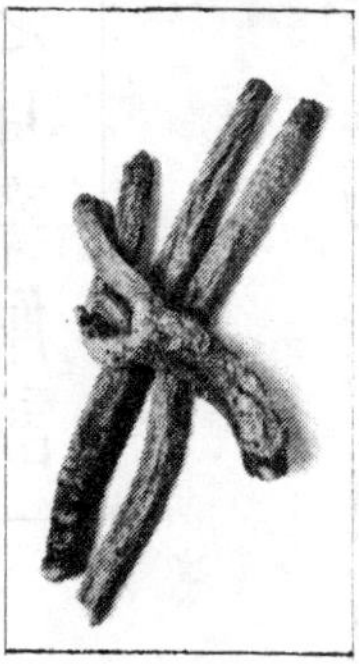

鍾乳

爲鍾乳洞可見之碳酸鈣之礦物稱之爲鍾乳石。中藥作爲强壯藥，此點仍甚可疑。

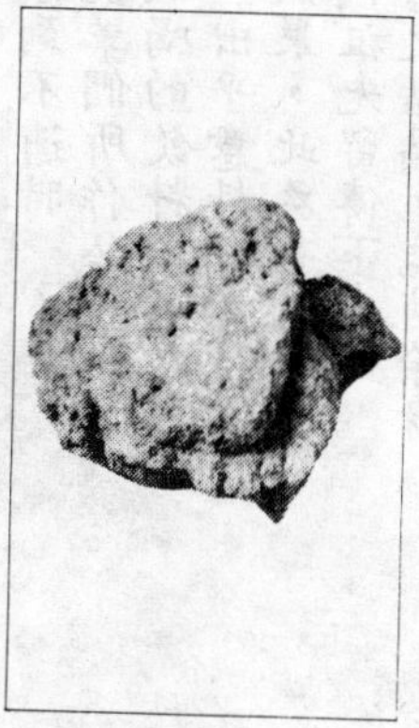

巴戟天

採自何種植物，至今仍有異論。中國產茜科蔓性木本植物之根乾燥而成，成分尚未完全解明，故效果仍存疑問。

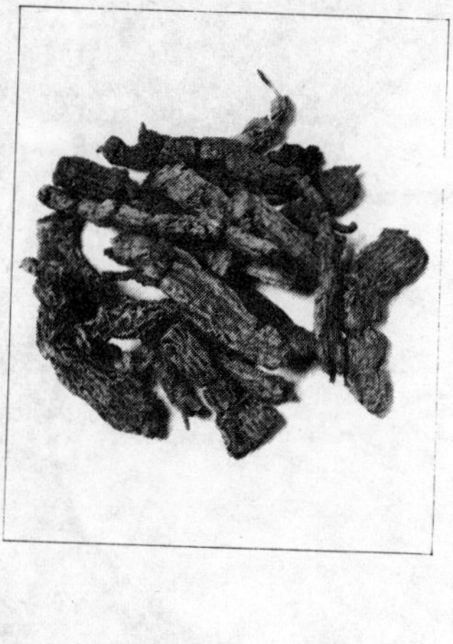

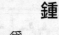

祖母秘傳的滋養飲料與藥湯

當身體感到不適時，長輩們所作給我們喝的飲料或湯，出乎意料地竟具效果，此為吾人古代祖先留傳下來的智慧之結晶，能消除身體不適，培養明天的活力。

傷風、咳嗽、消除疲勞、胃脹、整腸、便秘、痔、宿醉有效。

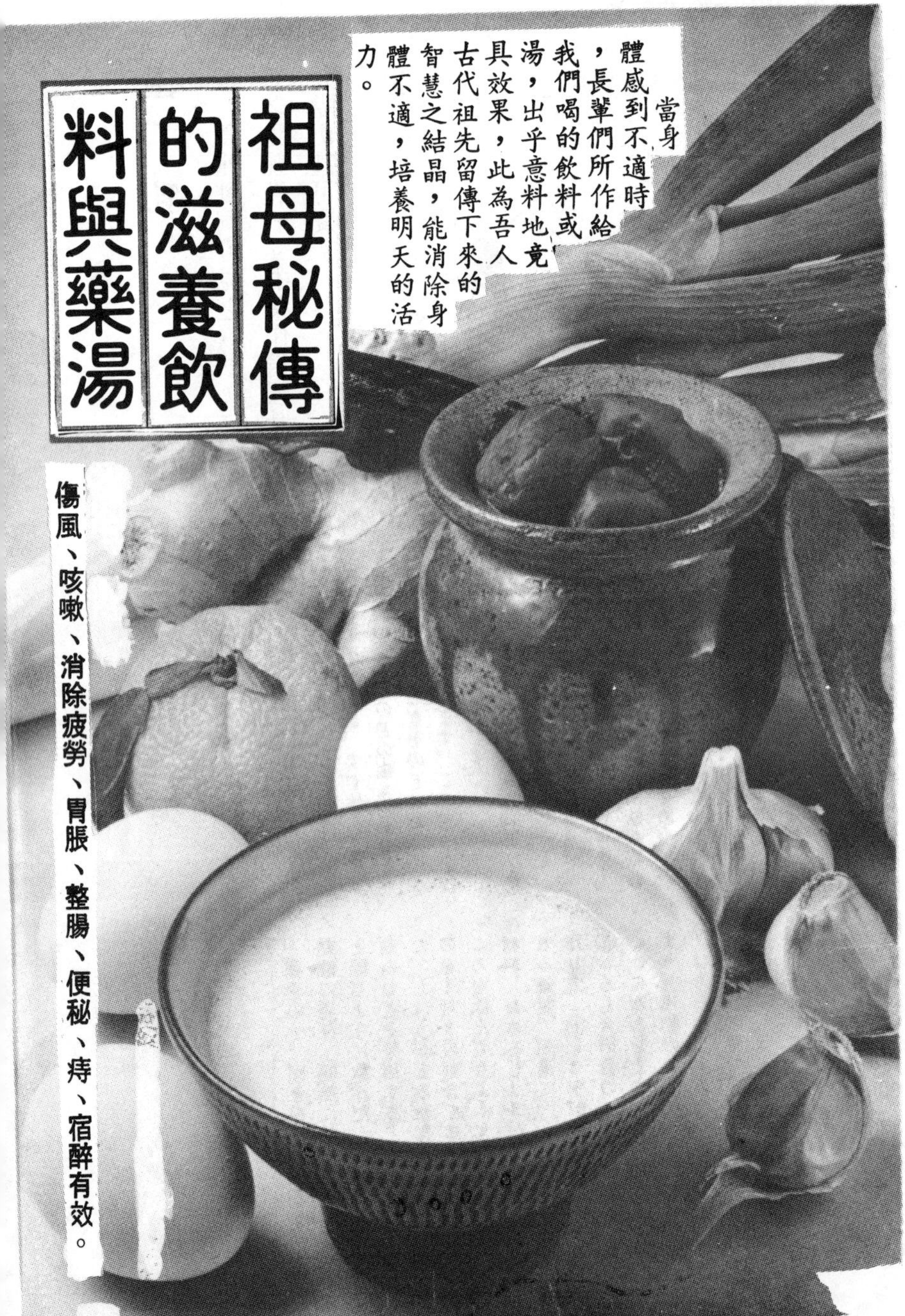

傷風感冒與惡寒

蛋酒

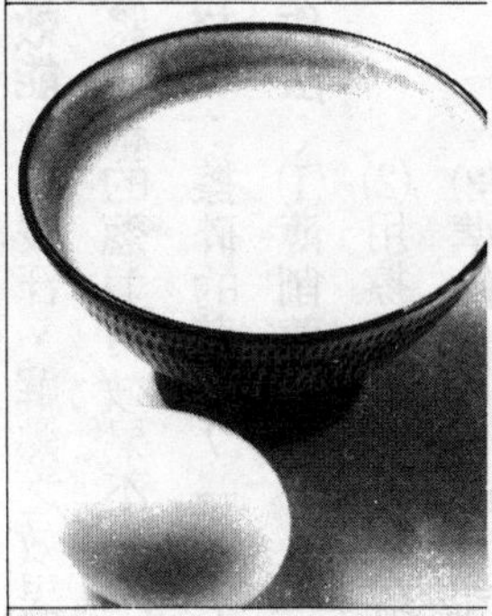

味噌葱湯

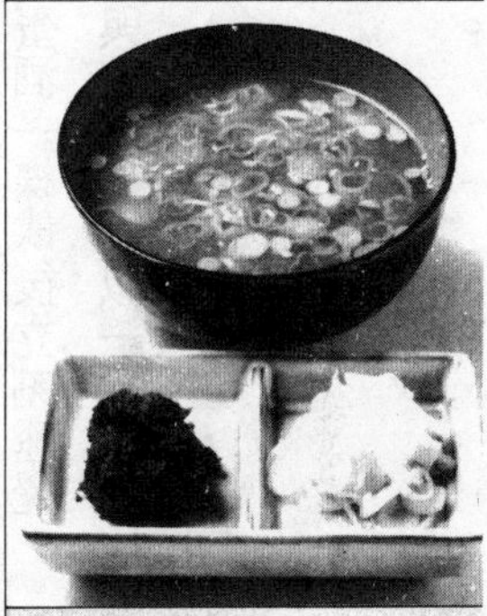

薑湯

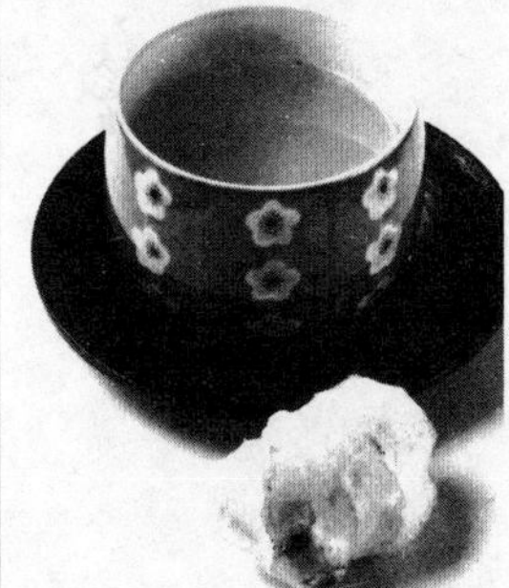

治感冒的妙藥

效能：酒能使血液循環良好，使身體暖和，及催眠作用，喝下有營養的蛋酒能 使身體暖和，睡覺後發汗解熱。一日治不好時多飲兩三回。

材料：蛋一個，酒一～二杯，砂糖一小匙一～三匙（若喜歡薑汁可加些）

作法：(1)將酒溫一溫，一點一點放入攪散的蛋中，再攪拌用火燒之。

(2)注意不必使之沸騰，用中火或弱火煮之至去除蛋之臭味為止。

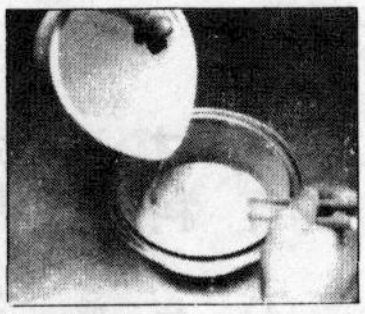

將酒溫之，加入打散的蛋中。

作法簡單有效的飲料

效能：治流鼻水之感冒。鼻子抽抽嗒嗒、不通立刻喝下睡覺有效。蔥對喉嚨之疼痛亦有效，將二公分長之燒蔥，放於喉上，再用紗布捲之，兩者並用效果不錯

材料：蔥之白色部分八～一〇公分，梅乾大之赤味噌一個，熱開水。

作法：⑴將蔥薄切。

⑵味噌要燒或不燒均可。

⑶在碗內放入蔥、味噌，再充分注入熱開水。

⑷味噌及蔥發生香味，趁熱喝下。

使鼻、喉、頭部爽快之飲料

效能：具發汗、解熱之效果，與蛋酒一樣飲後立刻睡覺。將切細的蔥並用效果不錯，或薑與乾橘子皮以一對三之比例混合，趁熱飲用亦可。

材料：擦碎的薑一～一．五小匙，蜂蜜或砂糖適量，熱開水。

作法：⑴薄削薑之皮。

⑵用擦菜板將薑磨碎。

⑶準備些蜂蜜或普通砂糖。

⑷將磨碎的薑及蜂蜜倒入碗內，注入熱開水，攪拌飲之。

葱與木魚湯

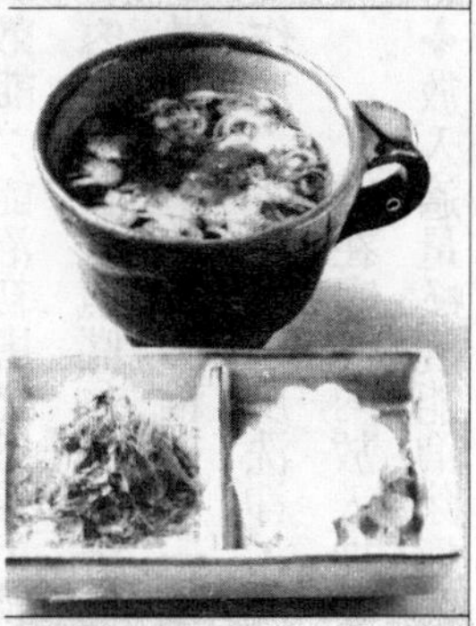

梅乾與蜂蜜湯

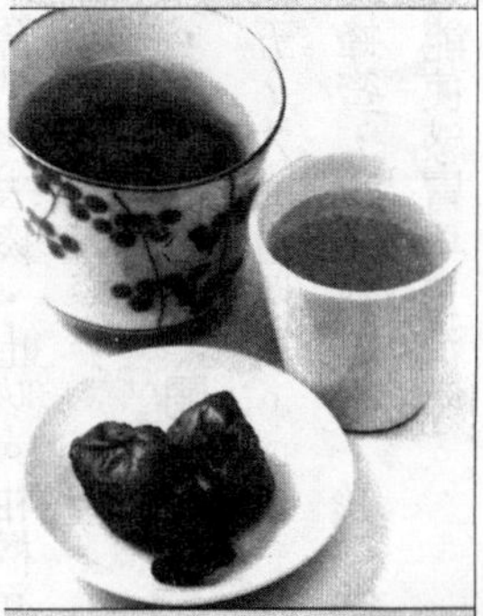

柚　湯

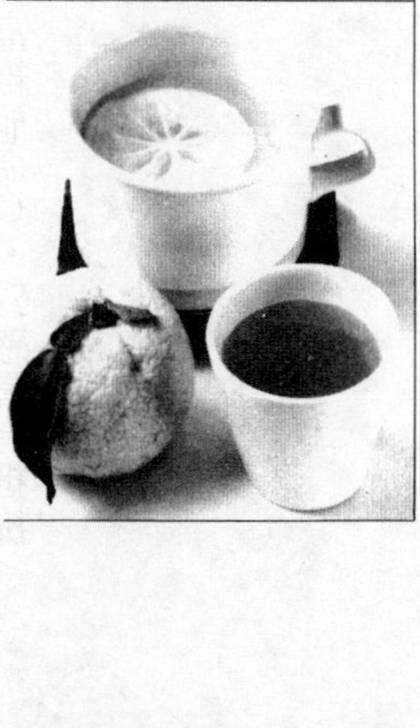

爲容易飲用之藥湯

效能：促進發汗、解熱之效果。飲後也是最好睡覺休息。才有效。

材料：葱七～八公分切細。木魚一大匙、薑少量，熱開水。

作法：⑴將葱之白色部分薄切。

⑵木魚最好用上等的。

⑶在碗內放入葱、木魚、薑。

⑷注入熱開水，蓋上蓋子三〇秒鐘。

⑸趁熱飲用。

❖薑可放磨碎的較好。

輕微感冒，飲用此飲料，睡一覺就好

效能：梅乾中之檸檬酸有促進新陳代謝旺盛之作用，具發汗、解熱之效果。而蜂蜜可保護粘膜，含有多量無機質、維他命B羣，故能營養補給，使感冒早日痊癒，並具預防效果。

材料：梅乾一～二個，蜂蜜適量、熱開水。

作法：(1)梅乾最好使用自製不含着色料的較好。

(2)將梅乾放入碗內，果肉稍切開，加入適量蜂蜜，注入熱開水即可。

(3)趁熱飲用，飲後睡覺。

柚子香味不錯，又能治感冒，爲小孩喜歡之飲料

效能：能治初患之感冒，發汗、解熱、去痰、止咳。柑橘類含豐富維他命C，對感冒有抵抗力。容易感冒或氣喘病者應多吃柑橘類之水果。

材料：準備柚子輪切片一～二片，蜂蜜適量，熱開水。

作法：(1)將柚子皮洗淨，輪切成五～六mm之厚度。

(2)在容器內放入柚子片及蜂蜜，注入熱開水，趁熱飲用。

❖放入適量蜂蜜能消除疲勞，又能使感冒早日消除。

治咳嗽

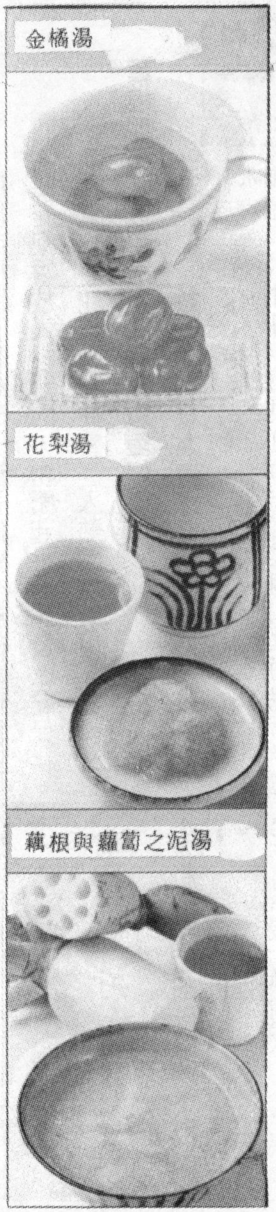

爲將蜜餞之金橘（砂糖煮）放入熱開水之飲料，可將金橘作砂糖煮，保存起來治咳之用

效能：昔日爲止咳之特效藥，老人特別愛用。在空氣污染之今日給小孩喝也不錯

材料：金橘之砂糖煮四～五個，熱開水。

作法：(1)將金橘之砂糖煮放入杯內加開水趁熱飲用，金橘也吃掉。

❖金橘之砂糖煮　將生金橘用水洗淨，在皮上劃上數道刻痕，取出種子，準備約金橘重量之半數砂糖加一點水來煮即可。煮後放入瓶內置於冰箱保存。

香味佳、好喝的飲料

效能：花梨與金橘同樣有止咳效果。花梨醬注入熱開水，能止咳同時促進發汗。

材料：花梨醬、蜂蜜、熱開水。

作法：⑴將花梨一個洗後切成四分，除去種子，浸鹽水。

⑵準備蜂蜜約爲花梨之一半重量。

⑶用擦菜板將花梨磨碎，混著蜂蜜，磨碎時可加些鹽水以防氧化。

⑷將花梨醬放入容器內，密閉起來，置於冰箱保存。

⑸咳嗽時將花梨醬加蜂蜜注入熱開水飲用。

藕根泥不好飲用故加入蜂蜜就變好喝了

效能：藕根之芽節具有治肺病、咳病之效果，將連芽節部分用擦菜板磨碎能去痰、鎮咳。

材料：藕根連節一～二個，蘿蔔泥二～三大匙，蜂蜜、熱開水。

作法：⑴將藕根去皮浸入醋水，然後用擦菜板磨碎。

⑵將藕根泥與蘿蔔泥放入茶杯內再加入蜂蜜注入熱開水飲用。

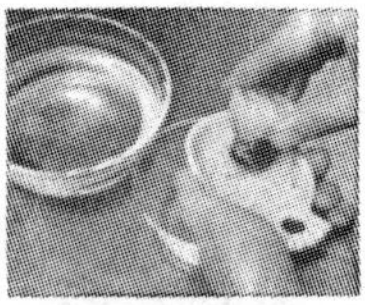

將藕根浸醋水，然後用擦菜板磨碎。

消除疲勞

作法較費時間，且有氣味，但自古以來即獲好評之飲料。

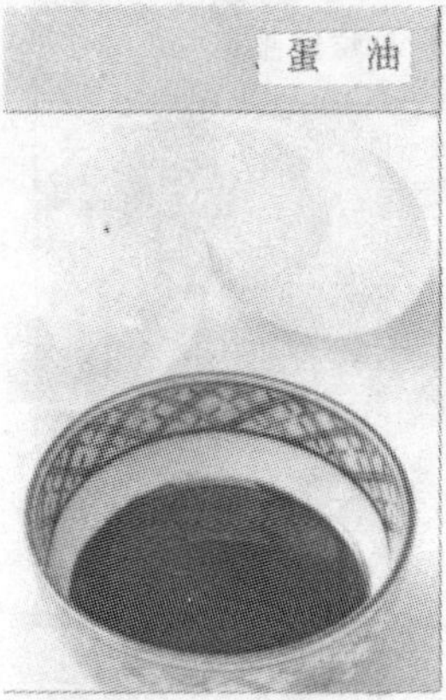

效能：蛋黃含有良質蛋白質與無機質，爲營養之寶庫。在體力消耗甚大時飲下蛋油效果顯著。對虛弱體質的小孩來說是值得飲用的健康藥。

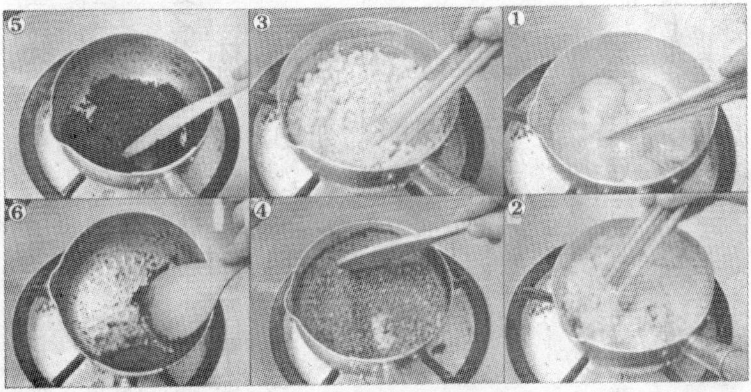

材料：蛋黃一〇個。

作法：⑴將蛋黃放入鍋內，用三～四個筷子攪拌，以中火燒之。

⑵燒至茶褐色時氣味漸強。

⑶再燒至黑褐色大約須時一時半。

⑷再燒至黑色爲止，油就流出，用湯匙撈取。

將大蒜蒸之以緩和大蒜氣味之飲料。

效能：大蒜之有效成分

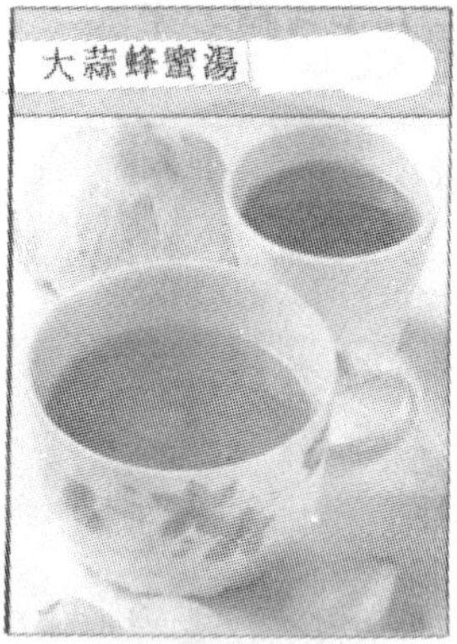

具強壯、強精之作用及新陳代謝作用，能消除疲勞。

蜂蜜能使消化吸收快速，糖分能變成活動之源消除疲勞。

材料：大蒜二個，蜂蜜一大匙、熱開水。

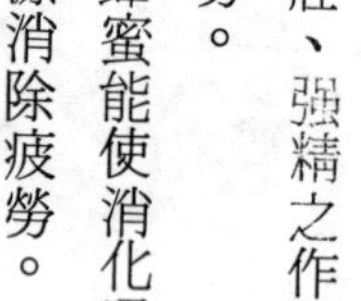

在蒸籠上放大蒜，蒸5至6分鐘。

作法：⑴將大蒜皮剝去，使之乾燥，蒸籠鋪上布放入大蒜，蒸五～六分鐘。

⑵在杯內放入蜂蜜、大蒜，注入熱開水飲之。

胃部滯脹、整腸

用酸味強的蘋果作成

效能：蘋果之成分有助腸之機能，能止下痢，嚴重下痢時，不要吃其他東西，吃蘋果泥有效。蘋果療法自古以來就留傳下來。加上甜味蜂蜜更能助體力之恢復。

材料：蘋果½個、蜂蜜、熱開水。

蘋果湯

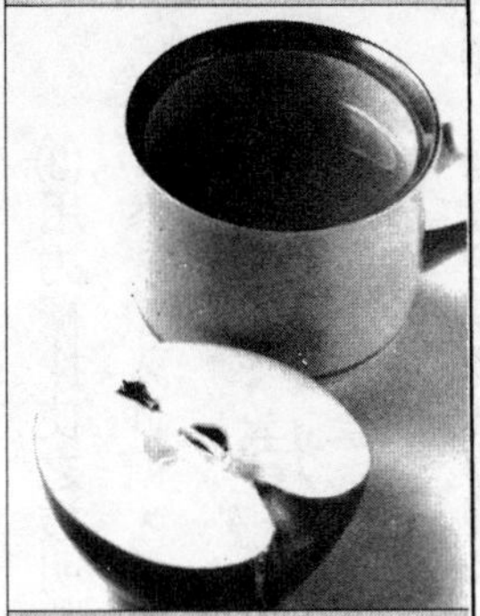

蘆薈蜂蜜湯

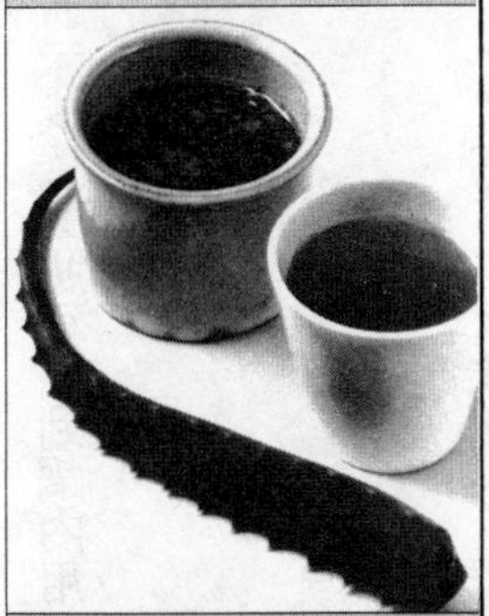

薑葛湯

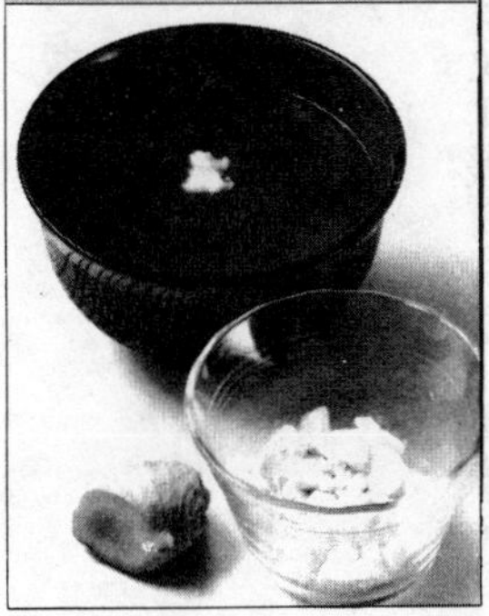

作法：⑴選用酸味强的紅玉蘋果，洗後切成四～六片，除去種子，去皮，浸鹽水以防氧化。

⑵用擦菜板磨碎蘋果，變成蘋果泥。

⑶在杯內放入蘋果泥及蜂蜜，注入開水，酸味少時可加些檸檬汁。

喝蘆薈藥湯不必看醫生

效能：蘆薈的藥效特別對胃顯著。胃弱、胃脹、消化不良、宿醉飲之有效。

材料：蘆薈之枝二～三根，蜂蜜½杯。

作法：⑴將蘆薈洗淨，擦乾水分，邊緣的刺切掉。

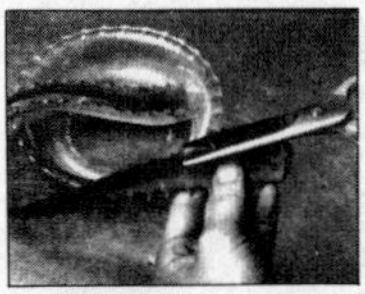

將蘆薈之刺切去，然後細切。

(2)然後將蘆薈切細，連粘液一齊放入清潔瓶內，注入蜂蜜。

(3)立刻飲用亦可，或過四～五日後，每日飲一至二大匙。

✤經過較長時間後，苦味漸薄，較易飲用。

令人懷疑的兒童時代之飲料

效能：葛為澱粉之一種，消化好，營養分亦高，消化器官負擔不大，營養不錯。下痢時或因感冒而使消化器官變弱時飲之有效。

材料：葛粉一大匙，砂糖½大匙，薑泥少許，熱開水。

作法：(1)將葛粉放入容器內，開始時加少量之水使之溶化。

(2)將沸騰的熱開水一點一點地加入，再用力攪拌。

(3)用力攪拌使之透明狀，若未成透明狀可移到鍋內用火燒之攪拌。

(4)然後放入砂糖、薑。

治便秘與痔

女性最喜歡的飲料

效能：蜂蜜含有多種葡萄糖、果糖，體內容易吸收，又含維他命B及無機質、糖化酵素，具消除疲勞之效果。同時又有整腸、解毒之作用能治便秘，檸檬含多量維他命C，能促進腸之機能。

材料：檸檬½個，蜂蜜一大匙，熱開水。

作法：(1)將檸檬輪切二片，榨汁放入杯內，加上蜂蜜注入熱開水卽可。

(2)或將檸檬輪切放入杯內，加上蜂蜜，注入熱開水飲用亦可。

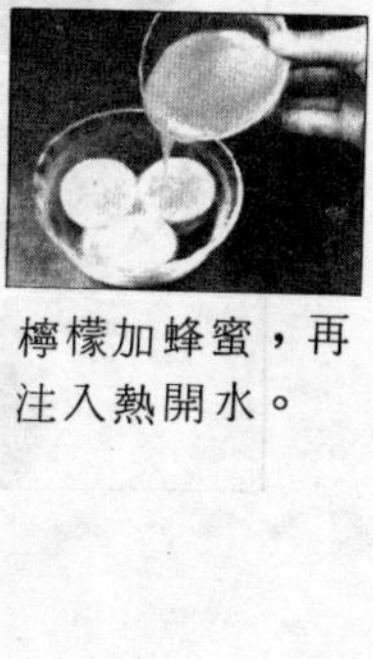

檸檬加蜂蜜，再注入熱開水。

昆布風味不錯爲好喝的藥湯

效能：昆布有長生不老藥之稱，含多量的碘，具美髮效果，又能防寒，使體內溫暖，使新陳代謝旺盛故也兼具便秘之效果。

材料：當佐料用的海帶（昆布）五公分，葱三公分，薑泥少許，醬油少許，熱開水。

作法：(1)將海帶用濕布擦淨，葱則細切。

(2)碗內放(1)的材料，再加上少許的薑與醬油。注入熱開水。

(3)蓋上蓋子，等四～五分鐘後飲之，或等涼了再飲用亦可。

無花果加上砂糖、熱開水，爲好喝之藥物

效能：助消化治便秘、淸血。果實或枝葉所流出的白色乳狀液爲治痔之特效藥，將葉放入洗澡水，入浴之，能暖和身體發揮治療肛門疾病之功效。

材料：無花果一個、砂糖、熱開水。

作法：將無花果剝皮放入容器內，加上適量的砂糖及熱開水。

✤生有痔瘡者，可做無花果砂糖煮，加熱開水飲用。作法爲：將無花果及其重量半數的砂糖，少量的水一起煮，放入少許的檸檬酸，煮至去除澀液爲止，然後放入容器內，置於冰箱保存。

蜂蜜檸檬湯

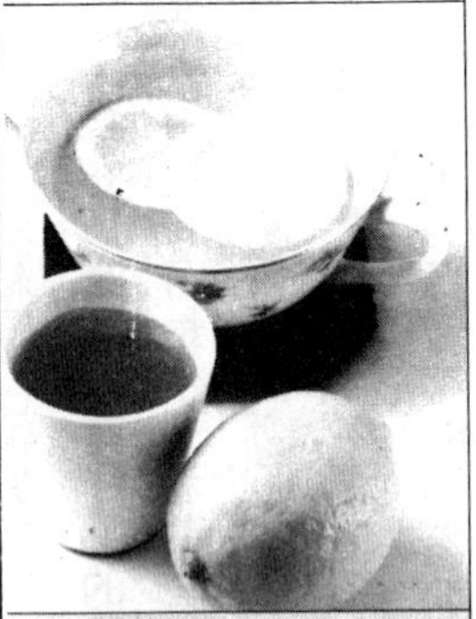

昆布湯

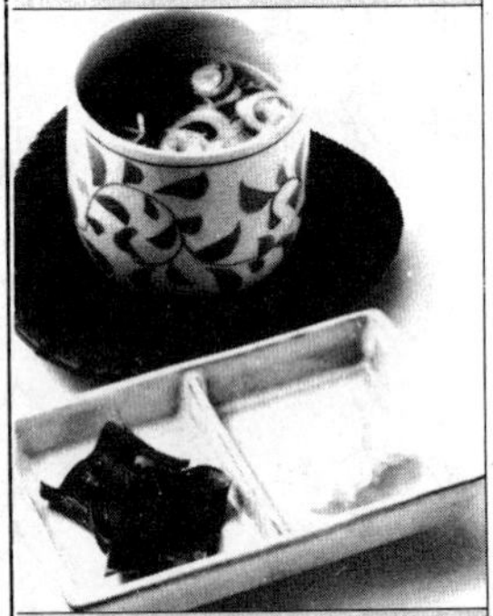

無花果湯

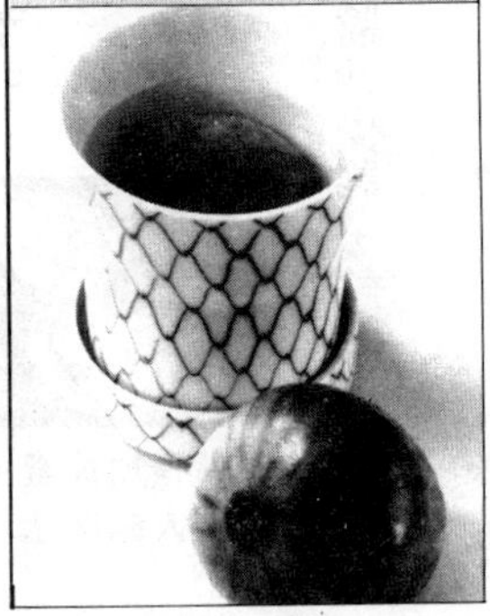

爲何有效?治什麼有效?作法、飲法

健康汁液效能之秘密

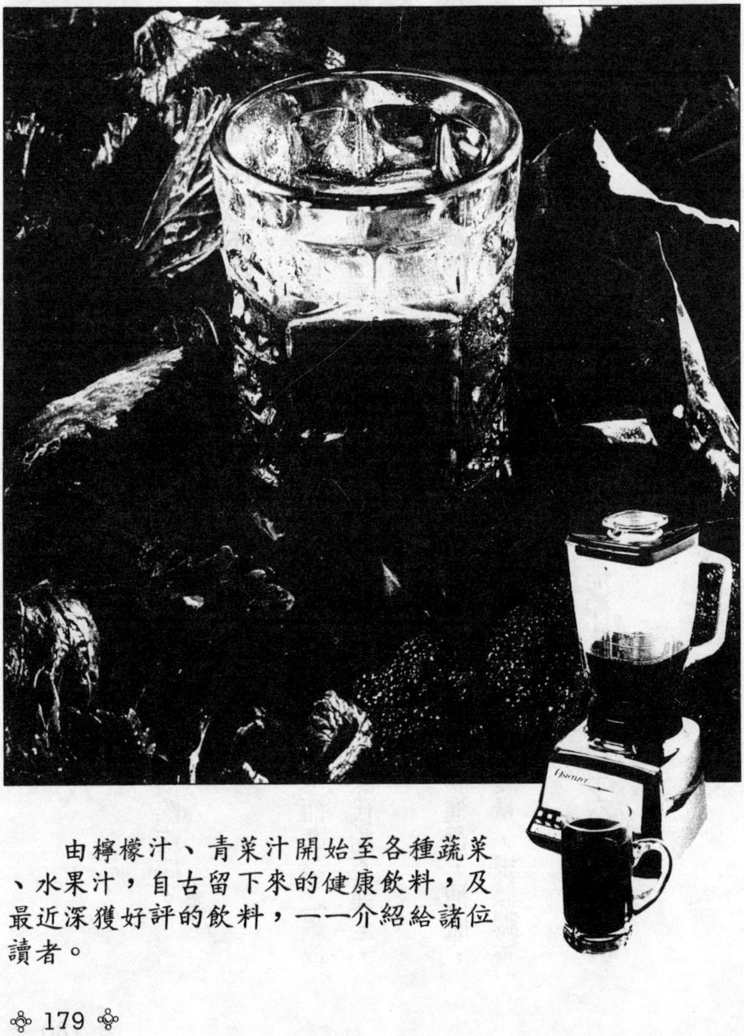

由檸檬汁、青菜汁開始至各種蔬菜、水果汁，自古留下來的健康飲料，及最近深獲好評的飲料，一一介紹給諸位讀者。

青菜汁

青菜汁爲青蔬菜壓榨之汁。飲青菜汁能消除身體營養之不調和，常保健康、消除疾病。

蔬菜之維他命、礦物質常感不足

最近大家都有偏向攝取精製穀類（白米飯、麵包）、蛋、砂糖、酒精之傾向，而蔬菜之攝取量則嫌不足。因此熱量、蛋白質過多，而重要的礦物質，維他命則缺乏，以致新陳代謝不健全，血容易混濁，引致各種疾病來。

若能從良質蔬菜中多攝取豐富的礦物質與維他命，則營養充足，代謝也能圓滿進行，清血，使體力、抵抗力增高，促進身體健康，不易生病，卽使生病也能迅速復原。其必要量，根據調查統計一日約須五〇〇公克。

將此五〇〇公克蔬菜生吃要發揮效用可能也不太完全，若是能榨汁飲用僅約三六〇c.c.，不但方便而且效果好。

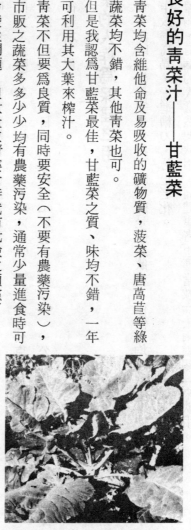

最良好的青菜汁——甘藍菜

青菜均含維他命及易吸收的礦物質，菠菜、唐蒿苣等綠色的蔬菜均不錯，其他青菜也可。

但是我認爲甘藍菜最佳，甘藍菜之質、味均不錯，一年中均可利用其大葉來榨汁。

青菜不但要爲良質，同時要安全（不要有農藥污染），現在市販之蔬菜多多少少均有農藥污染，通常少量進食時可能不會發生問題，但大量做青菜汁時就有危險之顧慮了。

爲了得到良質安全之材料，可自種或選購不使用化學肥料、農藥之農地所出產的。

耕地要深耕，肥料使用堆肥，施石灰、木灰、鷄糞、魚粉等有機質肥料。這樣才能生產維他命、礦物質之良質的菜，吃下也才能絕對安全。

青菜汁中的王牌——甘藍菜

青菜汁的作法與飲法

能得良質、安全的青菜，以後的作法就容易多了。首先將菜用水洗淨，切細放入果汁攪拌機攪拌二分鐘以內卽可，或放入研鉢磨碎亦可。

成泥狀的東西用布榨汁亦可。或是直接用果菜壓榨器也不錯，可省麻煩。

爲了使味道好喝些可加些蘋果或胡蘿蔔，但是會破壞維他命C。故要加時必須分別成汁再混合加入。若是過冷時可加些熱的東西，但不可用火或熱水來溫以免損失維他命C。

飲時沒有特別的限制，食前、食後均可飲用。或吃飯時飲用亦可。果菜汁作好後，時間過太久味道會變壞，不立卽飲用時放入冰箱內。

吃其他藥時，喝青菜汁也不會妨害到藥效。

飲量，多喝不錯，最少一日也要三六〇c.c.，以五〇〇公克作材料。身體狀況不好時一日約飲五四〇c.c.以上、九〇〇c.c.、一公升亦可。剛開始可飲少量，等漸漸習慣後再增加飲量。

健康的人作爲保健之用

青菜汁既以營養完全化爲目的，就是健康飲料，任何人均可飲用，使身體狀況好轉，不疲勞、工作效率高昂、增進精力、防止老化。

體弱、有病的人當然要飲用，而健康者也應當做「未雨綢繆」來飲用。

要使小孩長得健康强壯，我建議多喝此類飲料。此外想生健康寶寶的孕婦們也應多喝。多攝取青菜汁，能使妊娠之經過順利，生產平安，乳汁多。出生的小孩健康、骨骼强壯。然後飲用乳汁多的母乳就能快快長大。

爲了嬰孩、孩童的健康

青菜汁也能給嬰兒喝，起先用湯匙弄一些給嬰兒喝，要用厚青菜汁，絕對不可加砂糖。然後量漸漸增加，一〇〇c.c.至二〇〇c.c.均可，能促進發育，少生疾病。

實施飲用青菜汁的幼稚園或小學校，孩童的體格或健康狀態不僅良好，頭腦也確實不錯，因此希望青菜汁之飲用能遍及全國。

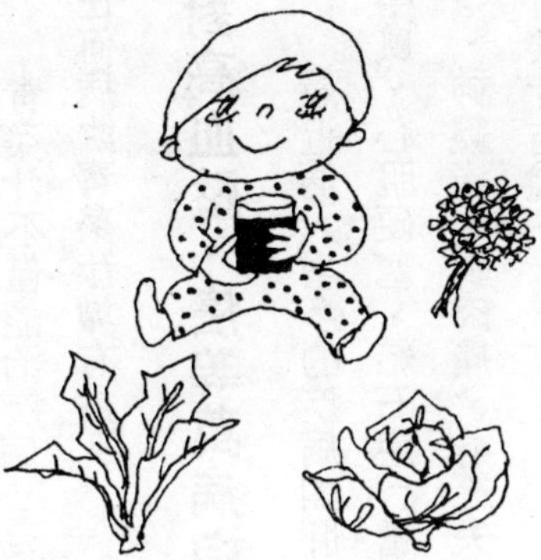

使疾病迅速復原

常喝青菜汁不會生出各種疾病，不會傷風，也不會中寒、中暑得冷感症等，女性也不會有月經、妊娠、更年期之障害。卽使生了病也能迅速復原。

青菜汁不僅能治疾病，多多少少能使疾病迅速復原，增進食慾、通便、使睡眠良好。因此生任何病飲青菜汁均有益。

對高血壓、癌等萬病均有效果

最近病人增多的疾病如肝炎、腎炎、胃潰瘍、十二指腸潰瘍、糖尿病、高血壓、動脈硬化、中風、心肌硬塞、結石症（膽結石、腎結石）、慢性氣管炎、氣喘、風濕症、過敏症（鼻子過敏等）、神經痛、肌肉痛、神經失常、自律神經失調症、荷爾蒙失調、白內障、綠內障、熱病等，飲青菜汁有益。

膿腫症、盲腸炎服之亦有益，難治的蓄膿症、耳下腺炎（耳朵流膿症）常服青菜汁就能治好。

對皮膚病亦有益、蟲咬、潰瘍性大腸炎、癌症等亦有效。

火傷、骨折等外傷亦具功效

火傷、外傷手術後服青菜汁有益。骨折服之亦見效果，爲了防止放射線之副作用接受X光鈷等放射線治療時應喝青菜汁。

應以青菜汁作爲飲食之中心以改善體質

青菜汁因具效果，飲時注意下列事項：

一、青菜汁之質要好，要安全，以此爲先決條件。

二、爲保身體健康一日最少三六〇c.c.（菜之材料五〇〇公克）。生病時要喝五四〇c.c.以上至九〇〇c.c.或一公升亦可。（材料七五〇～一五〇〇公克）或更多也可。

當然飲青菜汁不可能迅速有驚人效果，一年、二年、三年，漸漸地改變體質就能生出奇跡似的效果。

三、爲了平衡營養，主食之麵包、米要適量，糖分（糕點、砂糖）減少，動物食品也不能過量。儘量選擇自然食品，加工食品、速食品儘量避免。

我認爲主食應以營養好、安全高之芋類、富蛋白質之大豆類製品爲主，再添加蔬菜，故應提倡多吃芋、豆、蔬菜、青菜汁。

蘋果醋

蘋果醋爲美國 Vermont 地方的居民所愛用之飲料。原料爲蘋果醋加蜂蜜。美國的賈比士醫師曾撰書特別介紹此民間療法。Vermont 地方的人所以特別長壽即因常飲蘋果醋加蜂蜜之故。

蘋果醋對體內產生何種效果呢?首先是能使身體的狀況變好。去除疲勞、促進腸胃機能、降血壓,使身體爽快。蘋果醋加蜂蜜的飲料比市面上販賣的清涼飲料好多了。

降血壓、含鉀的成分

蘋果醋何以對人體有益,主要是含有多量的鉀之故,蘋果醋爲蘋果之果汁作成,蘋果中含有許多的鉀,血壓高的人每日吃下大量的蘋果能降低血壓,已經實驗證明。

而用蘋果汁製成的蘋果醋當然也含多量的鉀了。

蜂蜜也含多量的鉀。蜂蜜中除糖分之外,含鉀最多,蜂從花中取蜜,與蜂之唾液腺分泌出之酵素混合作成蜂蜜。花蜜中含多量鉀,故蜂蜜中自然也含多量的鉀了。

鉀多的話能平衡鈉,防止高血壓,進而有降血壓之作用。血壓高是動脈硬化的主因。食鹽攝取過多也是原因之一。血壓

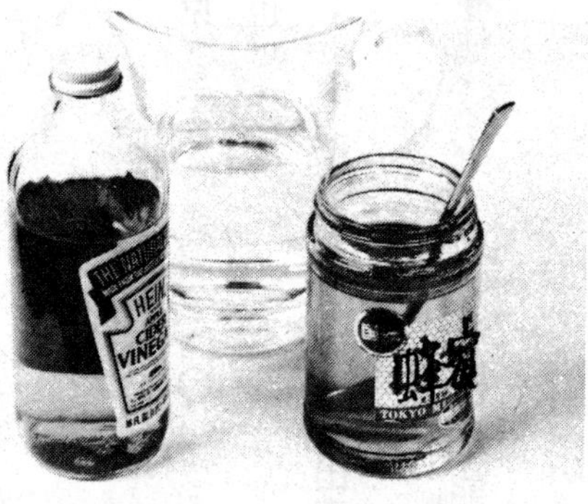

蘋果醋、蜂蜜各2大匙,加水變薄飲用。

高時要限制食鹽用量，禁止攝取含鈉過多的東西。高血壓的人大都不喜歡蔬菜，故蔬菜中所含之鉀攝取太少，當然爲疾病之因了。

常攝取含鉀的食品，患高血壓的人較少。美國 Vermont 地方的人除了日常飲蘋果醋飲料之外還以含鉀多的食品爲主。

有益胃腸之機能

鉀有鎮靜神經之作用。因含鉀很多之蘋果醋能消除吾人焦慮，焦慮時血壓會上升，故爲防止血壓上升之飲料。

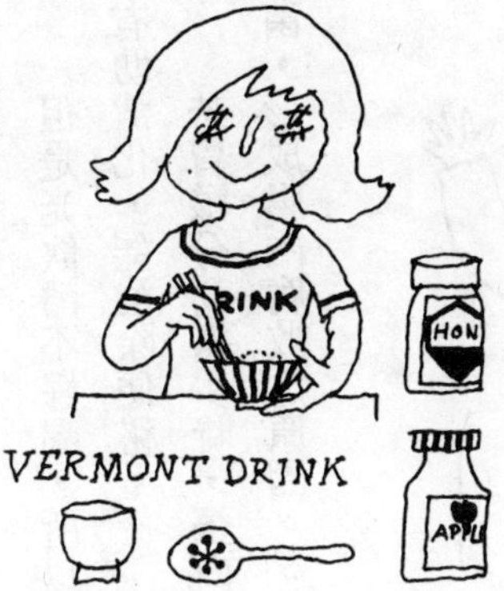

而促進胃腸機能之理由爲何呢？此爲醋之作用，再加上變薄的蜂蜜發揮之效果。醋含強酸，此酸能促進胃液之分泌，使胃中蛋白質之消化良好。卽促進消化蛋白質之胃液素的機能。

普通胃中均含強酸，此酸能促進胃液素之分泌。但是也有胃酸分泌過少的人，稱之爲胃酸過少症。年紀一大胃酸的分泌也變不良。蛋白質之東西如魚、肉稍微攝取過多時肚子就變不好。此時醋能代替胃中之胃酸，促進胃液素之機能，幫助消化蛋白質。

但是光飲醋不好喝，所以混合些蜂蜜，而且蜂蜜中含有之糖分進入胃內，胃酸之分泌變多，有助消化，能消除便秘。

若胃酸分泌過少時，蛋白質之消化不良，就會壞肚子，不能消化的蛋白質進入腸內成爲腐敗菌，形成腸內腐敗之原因。

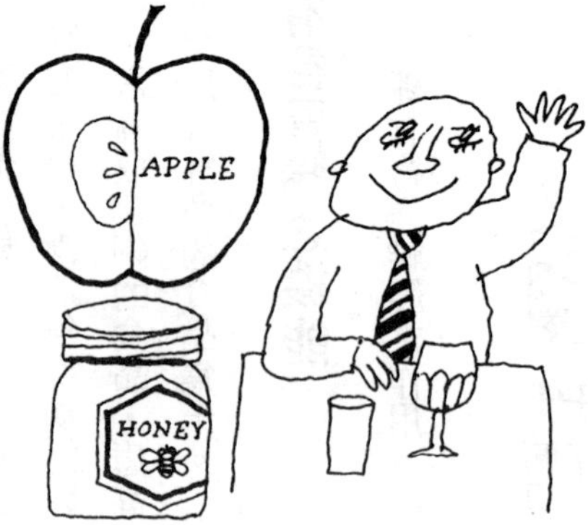

迅速消除疲勞

蘋果醋喝後能消除疲勞之理由也是醋與蜂蜜作用之故。醋進入體內能使身體之代謝良好，因而消除疲勞。

在鷄的飼料中加上醋，能使之成長迅速，也能防止乳牛在夏季出乳之減少，此已經實驗證明。卽能防止疲勞，增進代謝作用。

而蜂蜜中之糖分之葡萄糖則不像攝取砂糖一樣使血中糖分增高現象。醋促進代謝作用旺盛時，吸收能量之供給源－糖分，而吸收之蜂蜜中之糖分有持續性，故能有順暢的代謝作用。

而控制糖分吸收良好的狀況即果糖之故。果糖與葡萄糖之吸收速度均較慢。

酸味能使心情爽快

爲了消除疲勞，鹼性食品具效果，而蘋果醋中含有許多的鉀爲鹼性食品，故能消除疲勞。飲下蘋果醋後能使精神爽快即是醋中酸味之作用，酸味有緩和緊張，防止神經焦躁之作用，使精神爽快。

飲下蘋果醋酸後味覺除酸味之刺激，再加上低溫之刺激，效果大。低溫刺激即加冰或冰冷再喝。若再加上碳酸，酸味刺激更强，對心情之爽快更具效用。

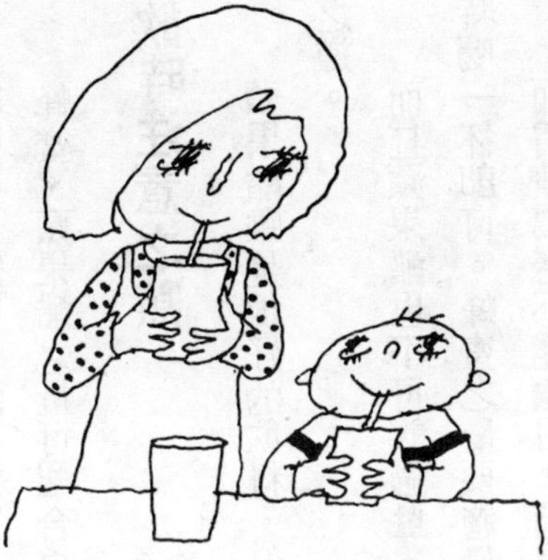

蘋果醋之作法

將蘋果醋二大匙及蜂蜜兩大匙放入杯內，加水使之變薄，冰冷飲用。夏天可用冰水，冬天蜂蜜溶解較慢可加入少許熱開水飲用。

寒冷時可將蘋果醋與蜂蜜混合，注入熱開水做成熱飲料，加入檸檬汁更好喝。蜂蜜、蘋果醋之量可配合自己適量卽可。但蘋果醋多放些無妨。

飲時注意之點

蘋果醋雖是很好的飲料，但並非人體之必要東西。有規律的三餐之後再飲上蘋果醋才是正確之道。

而且蘋果醋也不可飲過量。因爲蜂蜜爲糖分，攝取過多卡路里（熱量）也就增多，因此每餐時喝一杯卽可。蜂蜜之量要適量，糖分攝取過多會得反效果。

而胃潰瘍者不能飲用，因胃潰瘍的人胃酸分泌過高之故。其他疾患則無此限制。不過不可因喝蘋果醋而減少用餐量，此點要注意。

豆　乳（豆漿）

豆乳爲最高營養食品大豆所製

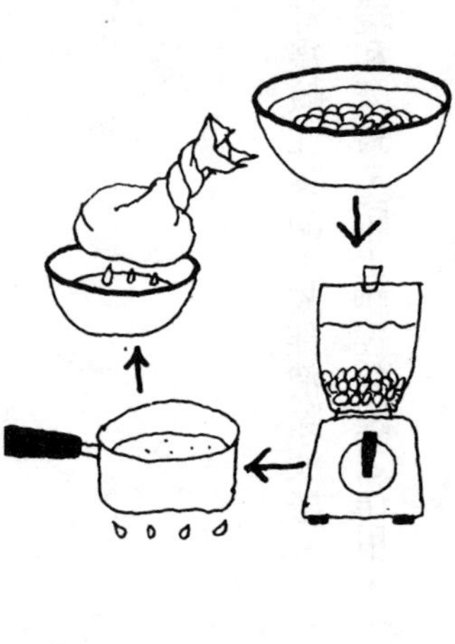

有名的醫事評論家，肉食之禮讚者石垣純二氏曾說「地上之最高營養食品爲鷄蛋，第二位爲大豆。兩者經食品分析比較像兄弟般地相似，含蛋白質、脂肪、維他命B很多，而維他命C則無。」

但蛋爲酸性食品，要中和此酸性吃一個高麗菜也無法辦到。而蛋的脂肪會增加膽固醇、增高血壓，使心臟血管疼痛，大豆爲鹼性食品，因此其脂肪減少膽固醇，使血壓降下正常值，無血管障害。

而石垣氏認爲大豆無維他命C，實際上大豆之胚芽在人體之腸內產生維他命C之前驅體。

大豆之營養與效能

德國的營養學者曾讚嘆說：「大豆是田中之牛肉」，大豆含有三八%左右的蛋白質及一八%的脂肪，均爲良質，人體之大部分均有蛋白質，肝臟約一半，八日間替換新的蛋白質。胃腸、心臟、腎臟等臟器則在一六月～二二日替換新的蛋白質。故蛋白質之選定很重要。

大豆之蛋白質含有植物性蛋白質所不足的離胺酸及使幼兒頭腦營養之麩胺酸。100 ml母乳中含麩胺酸爲（二四〇）、牛乳爲（六四〇）、豆乳（一一一八），及與營養素代謝有關的 asparagine。

大豆脂肪中也含有多種氨基酸類，能預防動脈硬化。其他維他命B、E、F、K、Q亦含之維他命E具返回青春之效果，Q則爲血小板必要之凝血因子。

故石垣氏所評定的「地上最高的營養食品爲鷄蛋，第二爲大豆」是不太正確的。大豆應爲營養食品中的王座。

比大豆更易消化的豆乳

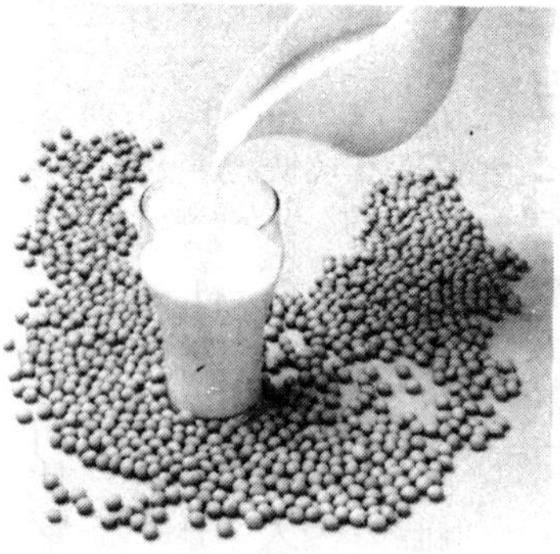

豆乳爲大豆所製之營養食品。

但是大豆燒煮仍是粒狀，只有七〇%之消化率，而被列入不消化的食品之中。

爲了解決這點困難，吾人之祖先就利用各種菌類製成納豆、味噌加工製成豆腐。但是很可惜的是這些食品均須加鹽分才能食用，大量食後鹽分會攝取過多，而造成腎臟病、高血壓、腦出血、神經痛等疾病之因，此爲其弱點。

幸運的是又發明了豆乳，不必加鹽分也可食用，能充分發揮大豆之營養。可說是理想的加工品。

豆乳能增加體內之乳酸菌

乳酸菌爲在吾人腸內棲息具平衡他類細菌以保人體之健康狀態，但隨著動物性食品攝取之增加，在腸內分解蛋白質時，胺類毒素由腸內出生，進入血液對吾人健康上有極大的妨礙。

由於生乳酪菌進入腸內能壓制腸內細菌，故現在市面上有多種乳酸菌之飲料，但是這些乳酸菌要進入人體腸內時就被胃液、唾液、膽汁等消化液殺死了。因此乳酸菌飲料的效果並不好，倒不如在體內設法使乳酸菌增加，效果來得好些。

而其唯一之方法就是飲用豆乳。

豆乳治病之實例

茨城縣南部之某藥局的大社長，因飲用豆乳而治癒了十二脂腸潰瘍的疼痛，精神充沛，他每日工作一四小時，一月僅休息一天，每天飲用七二〇c.c.的豆乳，故樂於推薦給各位。

此外有位十年來因爲耳鳴所苦的六〇歲女性，她停止了吃藥，開始喝豆乳，不足一個月，耳鳴之病好了。另外一位三五歲異常出血體質的女性，被醫生警告中止生產。但她在妊娠四個月後開始喝豆乳，治癒了便秘，七個月後覺得任何食物均好吃，後來平安的生產了。令醫師們大吃一驚。

此異常出血體質所以會起變化，即是維他命Q發揮了效果。

其他常飲豆乳對便秘、胃腸障害、肝炎、肝硬化、十二指腸潰瘍、高血壓、低血壓等有效之報告也不少。

糙米粥、糙米湯

人類本來是草食性

爲了維持生理機能，各種動物均具備攝取一定範圍內食物之「食性」。

人類之食性爲草食性中之穀菜食性。攝取穀物爲中心之植物性本位的飯食對人類生理來說是最合適的條件。

但是人類有極高的順應性，故也能肉食，現今也有肉食之民族。但是從本來的草食性變成吃肉食，接踵而至的就是許多弊害，如精神病、糖尿病、發胖症、心臟病等。肉食爲精力之源只是偏狹一面的看法。日本人自從開始肉食之後，體質變惡，慢性病急增。

因此若不以穀菜食爲中心之飲食生活則不是眞正健康的。當然穀物要以自然態之穀物卽糙米爲主，而不是精白米。

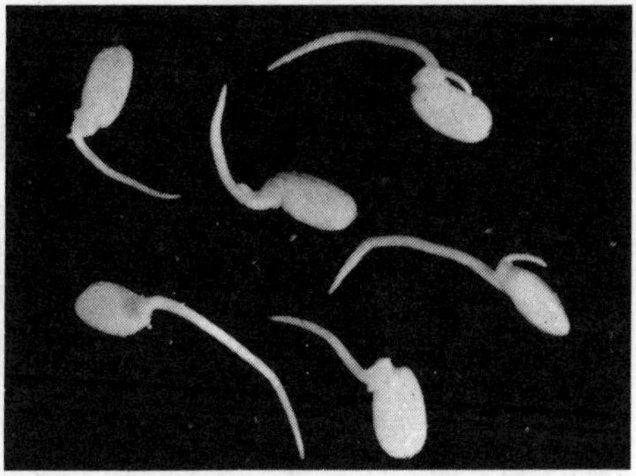

糙米浸入水中，胚芽卽發芽。

米之生命集中在胚芽

糙米含有優良的成分，糙米之顯著特色爲各種有效成分均集中在胚芽，在此介紹幾種成分。

維他命B_6—防止神經過敏，强化對病原菌之抵抗力，防止動脈硬化。

維他命E—防止老化作用，維持生殖機能之正常作用，治不妊症。

菸鹼酸—進行脂肪之代謝，不足時會引起皮膚炎、胃炎、神經障害，精神病等。

泛酸—與性荷爾蒙有密切關係，有防止老化之效果，缺乏時會引起不眠症，容易焦躁。

可磷（音譯Choline）—維他命複和體之一，維持肝臟機能之正常化作用，缺乏時會易引起動脈硬化與高血壓。

燐—成燐脂質，為腦機能不可或缺，製造ATP之能量貯藏物質。

白米所不能得到的效果

糙米之構造為中心部有胚乳，約佔全體的九二%，一角附有胚芽（三%）剩下的五%則包圍著。從內側分有糊粉層、種皮、果皮三層。

胚乳部幾乎是碳水化合物，吾人可能會錯覺碳水化合物為肥胖之根源。其實是人類營養物之重要東西。只是為了正確代謝，其他的各種有效成分如粗蛋白質、類脂質、維他命B_1、酵素等一起攝取。

「食白米再佐以副食」「食白米再補上維他命B_1劑」「食白米再補以胚芽」可能有人認為這些方法就可不必吃糙米了。

但是這種方法實在是不正確的，白米再怎樣增加也遠不及糙米之效果來得好。

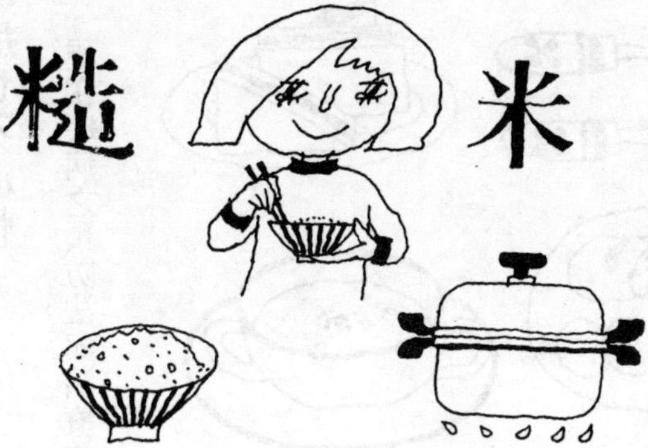

從半健康中脫出

現代東方人體質越來越差卽是因食白米、肉食而使血液混濁，物質代謝混亂之故。此異常代謝若進行到某種程度就會轉變成慢性病。

實際上肥胖爲萬病之源，容易生糖尿病、心臟病、動脈硬化症、肝硬化、腎臟病等疾病。肥胖症有的經減食療法或運動療法而仍然失敗的也很多，若是吃糙米的話就簡單多了。

肥胖之原因當然是肉食、白米所致，而糙米中含維他命B群及其他有效成分，促進物質代謝，具顯著淨血之效果。

若是已習慣肉食而無法改變者可以糙米作爲主食試看看，糙米對生理機能正常化之作用有極大的影響。

與肥胖症同樣爲現代人所煩惱的是處於半健康狀態。卽患有便秘、自律神經失調、慢性疲勞、過敏症等，這些疾病均爲慢性病之預備軍，吃了糙米之後淨化血液，一切疾病均可消除。故糙米能預防一切慢性病，使吾人從半健康狀態中脫出。

癌症也不必怕

現在疾病之預防法與治療法均完全分開，而對此點感到可疑的人可說幾乎沒有。因此爲了維持健康而吃肉食，等生病了又用化學藥劑，這種想法實在太奇怪了。預防與治療可說是同體的。

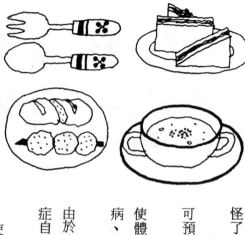

食物變血，而由血作成人體細胞。飲食生活若正確，不但可預防疾病，生病後也能治療。

糙米具有淨血作用而能根治疾病。糙米能調節血液性狀，使體內細胞之活動達最佳狀態。因此食糙米能治高血壓、糖尿病、風濕病，也能治癒精神機能之障害。

而且又能根治癌症，癌症之成因有許多種，但大部分均是由於血液混濁之故。因此若能積極攝取糙米，使血液淨化，癌症自然能根治。

一般癌症治療法均以除掉癌之腫瘤爲目的，會使身體變弱，使血液之混濁更劇烈。癌症一惡化就無法復原了。

糙米中之所以有抗癌作用，是因存在有抗癌之物質。例如維他命K。維他命K含於胚芽中，吃糙米後在腸內也能合成。

當然欠缺胚芽的白米無抗癌作用。白米會混濁腸內細菌的性狀而使血液混濁，成爲發癌食品。

抵抗公害之最高食品

進食糙米的另一個大意義是防止公害。糙米具有將浸入體內的農藥合成洗濯劑，放射性物質、食品添加物、石油、重金屬等公害物質排出體外的作用。

糙米中之胚芽含有phytin酸能阻止公害物質之吸收，迅速地排泄出去。而糙米之淨血作用也能將停滯於組織中之公害物質中和、分解、處理之。故糙米爲抗公害之最高食品。

效果迅速的糙米湯

糙米普通作飯來吃當然不錯，不過也可作爲糙米粥與糙米湯、糙米麵包等。變換一下吃法也可。

特別是開始吃糙米的人想立刻早日使糙米在體內發揮作用，可吃糙米粥。

糙米粥爲將弄碎的糙米加水煮成粥狀加上適量的鹽卽可。病中、病後、老人、幼兒或胃弱者食之適宜。可加上薏仁、玉米，對改善體質更有效。

代替母乳糙米湯也不錯

不能餵以嬰兒母乳時用糙米湯（濃湯）也不錯。糙米湯對患胃癌、胃潰瘍等重病人能給以最高之活力源。

將糙米一杯放入煎鍋炒成黃褐色，再加上十杯的水（最好是含礦物質多的水）放進壓力鍋內，等沸騰之後用弱火煮三〇分鐘。用普通鍋的話以中火煮三小時，然後用網狀篩器過濾，作成濃湯，可加適量粗鹽。

病人可加鹽味，嬰兒則用黑砂糖或蜂蜜。

酵母乳

保加利亞境內長壽者增多的緣故

自古以來以山羊、馬、牛等家畜的奶水做爲原料，製成發酵乳酸的飲料，現在在世界各地普遍受到歡迎。追溯這種飲料製作的起源，是在中亞細亞和巴爾幹半島的民族最先採用馬或羊的奶水加以發酵製成酸酪奶（酵母乳）爲基始。

在世界各地有保加利亞的酵母奶，高加索山區以牛奶、羊奶、山羊奶製成的卡啡爾；中亞細亞、南俄羅斯的人以馬奶製成古密斯；埃及的人利用水牛、牛、山羊奶等製成雷邦；瑞典、挪威、芬蘭的人用牛奶製成達達；甚至蒙古的遊牧民族也有牛馬奶酒的產品，諸如這些各地方的人類以他們的智慧和經驗，生產出各種獨特風味的飲料，一直傳衍至今天。其實酸酪奶能夠由保加利亞擴散到西歐各地，並不在於他的製法，而是指他對人體健康的貢獻。

出生於俄國，在巴斯特魯研究所研究的名生物學者美稀尼柯夫（日後歸化爲法國人），在他於保加利亞旅行之際，發現這個地方超過一〇〇歲的長壽的人們非常多，他指出其中原因可能是與常常飲用酸酪奶有關。據美稀尼柯夫指出在酸酪奶中含有乳酸菌，可以在腸內生殖，這種乳酸菌具有壓制腸內腐敗病菌引起的毒素漫延，預防衰老的現象。他並且於一九〇八年發表了所謂的「酸酪奶（酵母菌）可以長生不老」的論文一篇。自從他發表這篇文章後，引起酸酪奶的飲用者大量的增加。

酵母乳（酸酪奶）的三項種類

酸酪奶大致可分爲三種，一是利用牛奶或羊奶加以殺菌及乳酸發酵製成純酸酪奶，另一種是在牛奶中加入各種的水果，利用相同的製作方法製成水果酸酪奶，第三種是利用脫質奶爲原料，加入砂糖、香料、硬化劑等製作而成脫質酸酪奶。

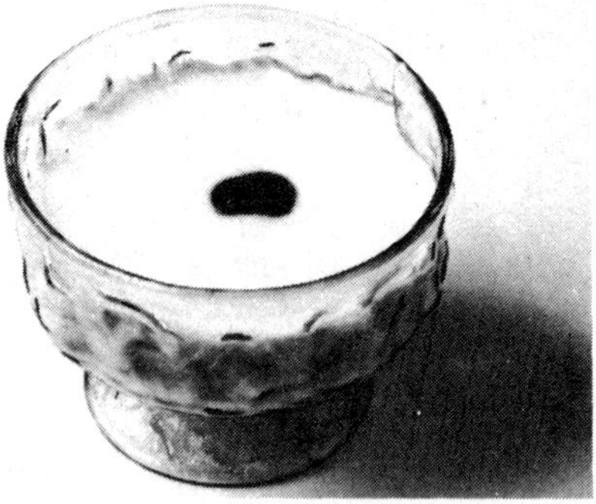

把牛乳殺菌，再加以發酵製作而成的酸酪奶。

酵母乳的乳酸菌

所謂的乳酸菌是分解炭水化合物（糖類、碘粉等），製作出多量的乳酸，這種飲料對於分解蛋白質的力量很弱，是不會引起腐敗的細菌總稱。若由它的形態加以分類，可以分爲桿菌和球菌二種。

利用桿菌製作的乳酸酪，稱之爲保加利亞菌或是乳酸菌。在球菌方面有薩摩非魯斯菌、洛克契斯菌、克雷摩里斯，但是這些細菌都被視爲乳酸菌而廣爲流傳。

在人類的腸內中居住的重要乳酸菌稱之爲比非日斯菌，這種菌類與酵母乳中的乳酸菌完全不同。

通常在酵母乳中到底含有多少的乳酸菌呢？根據一般的調

查，在一c.c.的酸酪奶中含有一千萬以上的乳酸菌，但是在一般新製成的酵母乳中卽可以生長一億到一〇億的乳酸菌。

牛奶製成的酵母乳就是利用乳酸菌製作出來的乳酸，使它含有酸味、提高保存性，保護蛋白質，而且在乳酸菌所製造出的微小揮發成分，使酵母乳中散發出柔和的香味和風味。

比牛乳更容易消化

東方人在吃的方面常會造成營養不足的化學物質有鈣質、維他命A、維他命B_1、B_2、動物蛋白質等，要補充這方面的缺乏，最適當的食品就是多飲用牛奶。

但是東方人在飲用牛奶比歐美人更容易引患下痢，造成下痢最大的因素是因爲「乳糖不耐症」的緣故，因爲在牛奶中約含有四．五%的乳糖，在東方人當中，缺乏分解乳糖酵素的人很多，因爲消化不易，所以才有下痢的現象發生。

但是酵母乳中，由於乳酸菌可以把一部分的乳糖加以分解，改變成乳酸，所以喝牛奶容易引起下痢的人，最適宜改換飲用酵母乳。

另外，由於乳酸菌的分泌酸素，可以把酵母乳中的蛋白質加以消化，幫助了體內消化吸收的作用。在牛奶中含有大量的鈣質，是保護血液中鈣的最適合食品，然而在酵母乳中，由於具有容易吸收乳酸鈣質的功效，所以它比牛奶更適於體內的消化吸收。

腸內的乳酸菌一旦減少就容易老化

在人類的大腸中，具有各種的細菌，保持了體內適當的平衡。例如在腸內中「大腸菌」就是一種很有名的細菌。但是在人類一g的糞便中，含有數千億的細菌，而大腸菌只不過占有數千萬到數億間的數量而已。

在腸內的大部份細菌都必須在有氧氣的狀況下才可以發育，在這些細菌當中，如果因爲食物的不愼，往往可以隨著食物中的胺、石碳酸、硫化氫、有時是毒素等化學物質變成對人體有害的病菌，而且隨你所吃用的食物，逐漸增加病菌的數量，這些病菌不斷被腸管吸收，長期間維持下去，帶給肝臟或腎臟等各種器官的沈重負擔，使人加速老化，甚至造成癌症的主要原因。

另一方面，在健康人的腸內，具有如前面所提到的比非日斯菌的乳酸菌，保持了體內病菌數量的平衡，如果一旦罹患疾病或年紀漸增，比非日斯菌也會逐漸減少。尤其是老年人，在他到達壯年時代時，體內稀少的病菌已經有了顯著的增加，相對的，比非日斯菌却顯著的減少，所以人類的老化緣故可以說與比非日斯菌有直接的關連。

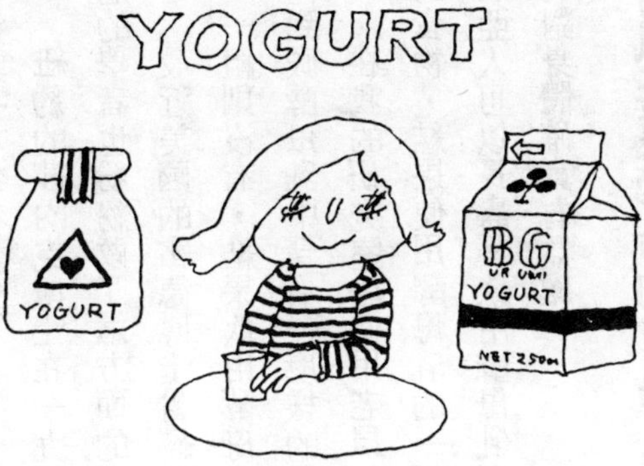

酵母乳的功能與實驗報告

談到酵母乳的功能，前面已經談過飲用酵母乳（酸酪奶），可以增加腸內乳酸菌的增殖，具有壓抑病毒菌的效用。但是事實上這些進入腸內的酸酪奶的乳酸菌並不能在腸內繁殖，而且會立刻死亡。換句話說，酸酪奶中的乳酸菌並不適合居住於腸內之中。

因此之故，酸酪奶中生長的乳酸菌的效用並沒有我們所期待的那麼好。但是酸酪奶中到底有什麼因素造成對人體的益處呢？一般認爲這可能是在製作酵母乳時，具有功效的乳酸菌的菌體成分和它的代謝產物，帶給人體腸內的益處罷。這些物質可以直接對人體發生效用，並加强原本生長在腸內生長的有益乳酸菌的生命力，同時壓抑了病菌的增長。

最近有關酵母乳對於疾病或健康的增進很有效的報告非常多。他們指出酵母乳對於下痢、便秘、胃腸障害、胃炎、貧血等有效。或許這些報告並不十分正確，但是酵母乳對人體有益，這點是不容否認的。

紐約的莎內克博士在一九五〇年曾經發表在酵母乳中，具有殺死病原菌的功效。同樣的，其他的學者也紛紛做了這方面的報告。

最近美國的雷德博士曾經利用老鼠做腹水癌的移殖，然後分成二組，一組是給予飲用酵母乳，一組則沒有，結果飲用酵母乳的老鼠比沒有飲用的一組，在壓抑腹水癌的發育，高出了二八％。到底酵母乳中含有什麼樣的物質可以壓制癌症成長的效用呢？到目前爲止還無法發現。

在我的研究室中使用老鼠作實驗，一組老鼠的食物中加入殺菌的酵母乳，另一組則使用一般的食物，結果使用酵母乳的一組比另一組的壽命力高出十一％。所以由這點可以瞭解爲什麼保加利亞人可以長壽，飲用酵母乳可能就是其中原因之一。在科學上也證明，飯後飲用三〇〇c.c.酵母乳對身體確實有益處。

可以延長壽命的酵母乳

在酵母乳中所含的有效物質，最先爲人所考慮到的就是乳酸。乳酸可以控制胃酸的分泌，而且具有防止腐敗的作用，同時對腸管的神經也有作用，因爲他可以促進腸的蠕動，保持便秘的通暢，使那些對體內有害的物質早點排泄。

利用乳酸菌把乳蛋白質製作成的消化蛋白質，縮胺酸等對於肝臟或腸的機能，可以提高它們的活動力，同時其中所含有的一些細菌菌體成分，具有增加體內的免疫能力。一般也認爲酵母乳中的乳酸菌的菌體成分，在被腸吸收後，可以防止癌症或其他感染病的罹患。此外，前面都曾敍述過酵母乳對體內維他命、鈣質類的增進都有幫助。雖然對於酵母菌中所含的各項成分，我們尙瞭解不多，但是却瞭解它可以促進人體內好的細菌的增殖，及壓制病菌的成長的功效。

無菌動物要比普通動物的壽命高一倍半，因爲普通動物的體內具有病菌，減短了壽命，所以人類如果能夠設法壓制腸內的病菌，壽命一定可以相對提高。

酵素飲料

酵素是具有生命力的食物

在距今大約五〇年以前就有人以植物性酵素製作成食物加以出售。但是可惜的是一般人很少體認到酵素對人類的益處並不減於原子的能力，所以在學問上有許多懸疑之點尙未解決，人們祇能把酵素飲料當成神秘的飲料，而對他的實際功效却未能予以正視。

明。

因此在這裡要對酵素到底是什麼樣的東西，以及植物性酵素又是什麼樣的東西，加以提出說明。

在十九世紀酵素被稱之爲非魯曼特，這句話含有在沸騰的意思，因爲酵素在發酵的時候，會有發泡的現象，其實這種發泡現象是因爲其中有生命力存在的緣故，但在當時並沒有人瞭解這種現象。

一直到了一八七八年一位叫格恩的學者才改變對酵素的稱呼法，而不用沸騰意思的非魯曼特，而稱之爲圓薩伊姆，這句話表示在一個圓形中有隊伍存在，換句話說就是所謂的酵母的意思。同時把酵母中所含的東西稱之爲酵素，這就是酵素的語源。

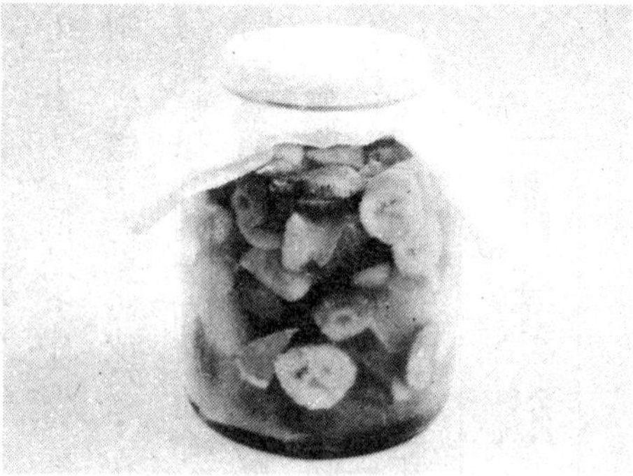

酵素飲料是利用蔬菜、水果、海草的發酵，製作而成。

以科學上的嚴密來說，酵素是在微生物乃至植物、動物等各種生命體之中，它具有各種各樣的形態，它是負有司管生物生命的責任，保障健全的發育，儘管它的含量少，但它可發出具有偉大效用的高分子蛋白質樣的化學物質。

雖然科學界是做了這樣的敍述，但仍非一般人所能瞭解。

因此在這裡我必須要再加以簡單的說明。

酵素這種東西是存在所有具有生命的生物和動物之間，而且一定不能缺乏它，生命才得以延續。就如我們每天要吃飯一樣，維持我們的體力，並且使我們成長，促進我們頭腦和手脚活動的力量一般，當然這並不是說食物一進入體內，立刻就可以變成有營養的成分，而是透過消化、分解、合成、排泄等複雜的化學變化，使我們體內的血液得以循環，肉體得以成長，生命可以繼續維持下去。酵素的作用就是我們體內各種循環作用中，担負了媒介的任務，所以一旦我們體內的酵素減少，活動力低下的時候，在我們的身體內就會產生各種的障害。所以酵素對於整個生命體來說，是不可或缺的東西。

日常攝取的酵素食品

事實在我們的日常生活中，常會不知不覺中攝取許多的酵素而不自知。例如我們在食用清酒、納豆、醬油等食品中，其中就含有許多的酵素。所以我們並不要因爲認爲酵素是生命活動中不可缺少的東西，而在飲食上特別牽强於這種方面的食物，祇要平時飲食正常就可以了。

大約至今五千年以前，在今日伊拉克境內以底格里斯、幼發拉底兩河爲中心，創造出偉大的文化時，已經有啤酒的出現了。如衆所周知，啤酒是利用發酵釀造而成的飲料，在製造過程中，酵素的活動占有極重要的位置。所以酵素這種東西，在遠古的時候，在不知不覺中已在我人類的生活中扮演重要的角色，但是在學問上被加以研究，却是最近的事情。

事實上一直到最近，人們在談論到酵素，才會連想到消化酵素這種東西，而且到了目前科學家們才瞭解，生物體內的各種有機反應，都是因爲酵素的作用。另外，酵素是可促進生物細胞的生活機能，保持健康等重要的任務，也是最近才成爲大衆化的常識。

以植物性酵素做成的酵素飲料

酵素一般可以分爲動物性酵素和植物性酵素、微生物酵素三種。由豬、羊、山羊等的內臟可以抽出動物性的單一酵素。現在市場上所出售的消化劑等，其中所含的藥物就是以這種動物性單一酵素最爲重要。

同樣的，植物性酵素方面就是利用水果、海草等爲原料製作而成的酵素，在市場上出售的植物性酵素飲料就是以這種植物性酵素爲主要成分。

雖然我上述的說明太過於簡略，但是一般而言，酵素就是指上述的三種分類。

然而市場上以植物性酵素做爲標榜所販賣的酵素飲料又是什麼樣的東西呢？對人體會產生什麼樣的效果嗎？

這幾年之間，有關酵素飲料的製品出現的非常多，在品質上或製造過程上也是差異極大，不可一概而論。現在我就以「超級歐達卡」為例稍加以說明。

這是出產自北海道的一種產品，利用生長在大自然中那些富有旺盛生命力的新鮮蔬菜、根菜、海草、果實、野草、山菜等六〇幾種的原料植物，抽出其中的原汁，加入糖質，利用獨特的技術，加以發酵、熟成製作而成的食品。

這種食品並不會損害植物中含有的天然營養的有效成分，把這些植物中理想的養分加以組成，製成了所謂各種的精華。

在這些成品中富有可以長期保存的多種類的維他命、礦物質、氨基酸，以及其他成分，大約在一〇〇c.c.中含有二〇〇卡洛里左右。

酵素飲料的製作需要細心的注意及嚴密的管理，其中絕對沒有加入添加物或化學藥等東西。

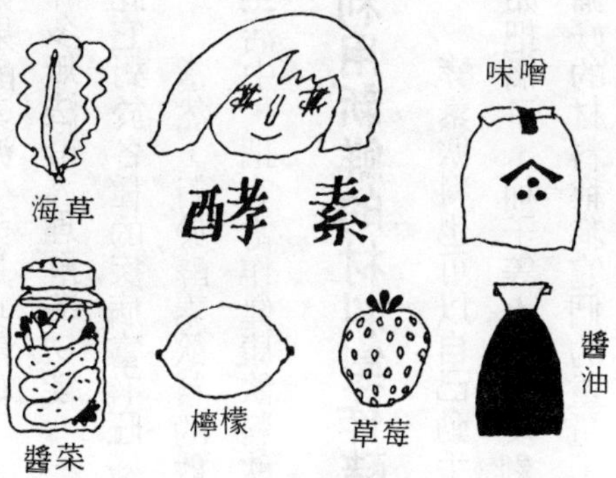

酵素飲用的效果

前面已經敘述過酵素深深影響我們體內複雜的化學變化，

如果酵素減少或是功能低下，在我們體內的各部會引起各種阻障，換句話說酵素飲料的藥效尚有許多無法令人理解的功能。一般認爲它具有改善體內的新陳代謝，同時可以强化正常的細胞。因此它對於各種的疾病富有旺盛的抵抗力、加强體力，長期的飲用，還可得到許多無法預期的效果

當然，對於酵素飲料的飲用，我們不可一味的要求立刻有很好的效果產生，祇要我們在日常生活中，把它當作健康飲料飲用，久而久之自然可促進身體的强健。

利用新鮮的材料製作酵素飲料的方法

酵素飲料也可以自己動手製作，他的方法有如下列所述。首先選用七～八種的新鮮水果，例如把橘子、柚子等水果的皮剝去，切成薄片，把草莓用水洗乾淨後再壓成碎片，然後再把這些準備好的材料稱稱它們的重量，放入一個乾淨的碗中，加入約半碗的糖或¼碗的蜂蜜，然後再加入約一杯的酵素液，把它們相互的攪拌後，用紙張蓋在碗上，放置在約二八度的通風場所中。二〇日後糖分完全溶解，發酵時，把浮在上面的果漬除去，再用紗網予以過濾，於是就可製成可口的酵素飲料。每日喝上一小匙或泡水飲用，對身體非常有助益。

生果菜汁的效用與作法、飲法

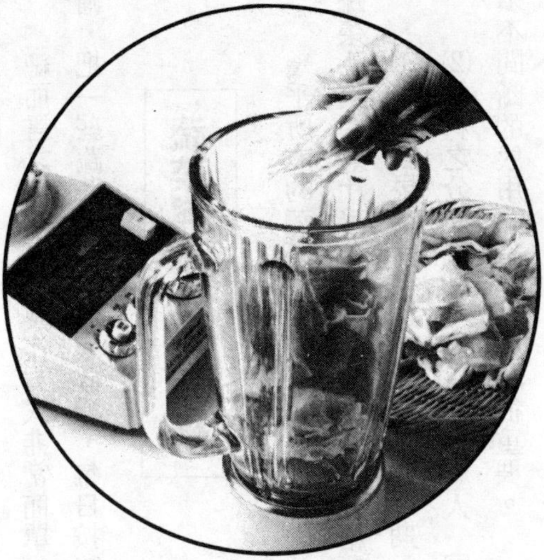

在家庭中製作生果菜汁飲用，最近已逐漸蔚爲風尙。雖然在材料的組合和製作方式並沒有什麼特別技術，但是一般認爲衹要經常的飲用，對我們的身體狀況非常有助益，據說還可以治病。爲什麼會具有這種功效呢？因爲蔬菜和水果中含有豐富的維他命、酵素、荷爾蒙、礦物質等多種的營養，對我們的身體健康非常有效，而且這些營養素接近自然狀態，所以更具有它的魅力。

一般對生菜處理方式有莎拉、蘿蔔或紅蘿蔔的切塊，黃瓜涼拌等等生菜吃法。由於蘿蔔汁含有消化酵素的成分，對於胃腸機能太弱的人很有效用。此外蕃茄這種水果，可以增進肝臟機能。

這此水果除了生吃外，也可以加入一般的料理之中。

總而言之，生菜的製作方式非常簡單，目前各種電化製品十分完備，祇要我們善用這些設備，把一些蔬菜、水果磨成碎汁，每日按時飲用，日久對身體各項機能都有極大的幫助。

蔬菜與水果汁38種

幾乎所有的蔬菜與水果均可以作成果汁，蔬菜汁可能菜味很重，若加上蘋果就無菜味了。蔬菜汁與水果汁可混合在一起，在此介紹營養價值高的一些組合。

(1)做新鮮果菜汁要選在生產之盛產期。同一季節生產的果菜混合來做。

(2)材料之分量爲杯子之二杯（成人一回之分量）果菜汁不像藥一樣直接對疾病發生藥用，必須不間斷的飲用才有效，此點很重要。

胡蘿蔔與蘋果汁

材料：胡蘿蔔一五〇公克、蘋果三〇〇公克、荷蘭芹少量。

效用：消除疲勞、促進孩童之發育。爲了增加孩童之疾病抵抗力，此飲料是不可缺少的，具有蘋果味道故很好飲用。此爲基本量，成人一日飲用二～三杯亦可。

作法：蘋果、胡蘿蔔連皮洗淨後切成細長狀放入果菜機中。芹菜切碎後放入倒有果菜汁的杯內卽可。

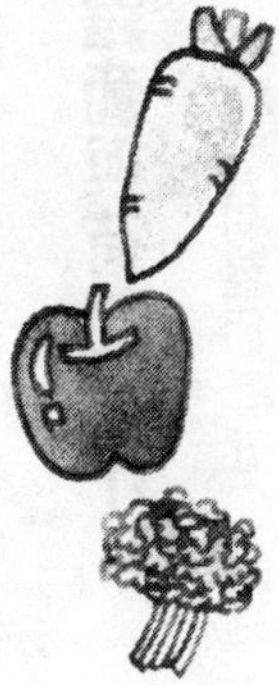

胡蘿蔔與菠菜汁

材料：胡蘿蔔五〇公克、菠菜二〇〇公克、蘋果二〇〇公克。

效用：消除疲勞、貧血、冷感症、熬夜打麻將或工作，眼睛睜不開，腿部疲倦等鐵分不足的人請每天飲用。而且此種果菜汁對母乳有益，妊產中的婦女應多充分的飲用。

作法：將菠菜折成兩折放入果菜機中，切成棒狀之胡蘿蔔、蘋果也放入。

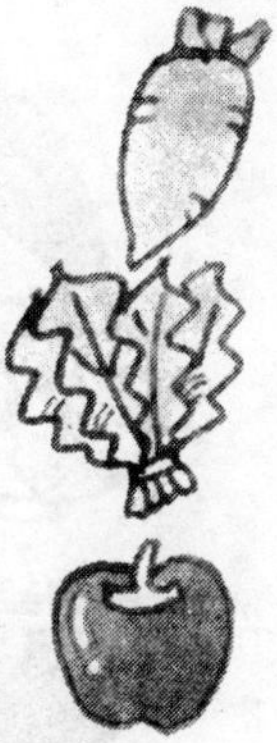

胡蘿蔔與高麗菜汁

材料：胡蘿蔔一五〇公克、高麗菜一五〇公克、蘋果一五〇公克。

效用：對胃弱、胃潰瘍很有效。胃弱、食慾不振的人應常飲用。

作法：胡蘿蔔的表皮不必除掉，用硬刷子在其表面輕輕地刷一刷，用水洗淨即可利用。因胡蘿蔔之貴重成分的維他命及礦物質在皮之近表面含量最多。高麗菜要使用新鮮的，因高麗菜若放一日的話，所含的維他命會減少一半，放兩日的話則減少¼。材料全部放入果菜機中。

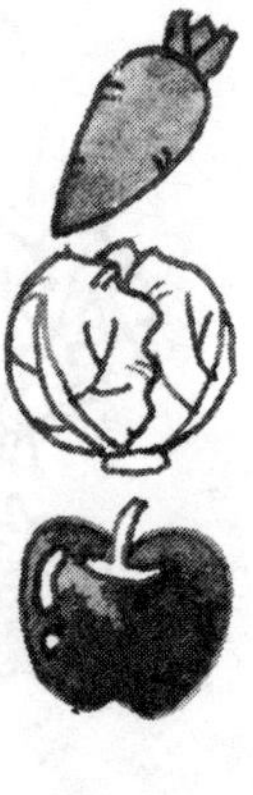

胡蘿蔔與荷蘭芹汁

材料：胡蘿蔔二五〇公克、荷蘭芹五〇公克、蘋果一〇〇～一五〇公克。

效用：消除疲勞、安定精神。稍帶青菜味故較難喝，但對青春痘、瘡、凍傷、汗疱非常有效。每日喝下此果菜汁一杯治汗疱非常有效。

荷蘭芹中含有多量鈣，工作疲勞、緊張、焦躁飲之有效。

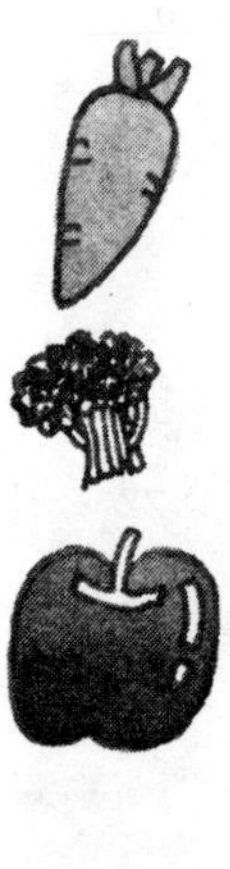

睡不著覺時，飲後就能安眠。

作法：將材料全部放入果菜機內，夏天冰涼再喝。

胡蘿蔔、芹菜、荷蘭芹、菠菜汁

材料：胡蘿蔔一五〇公克、荷蘭芹一〇〇公克、芹菜五〇公克、菠菜五〇公克。

效用：滋養、消除緊張。此種混合果汁能補吾人體內養分之不足。對消化也有益，因生病而無法攝取正餐時，此種果汁可代替正餐之一部分而攝取之。特別是對於現代病之緊張、焦躁等深具效果，平常做勞心工作者應常飲用。

作法：材料全部放入果菜機中。

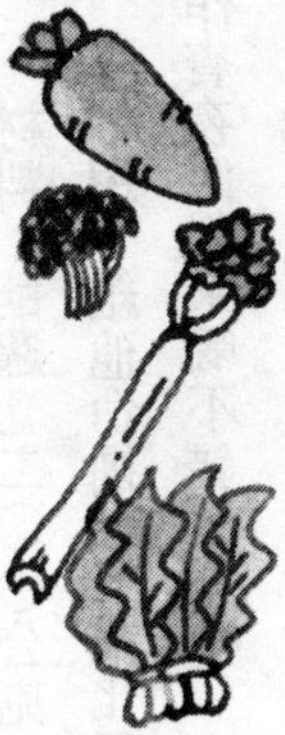

胡蘿蔔與芹菜汁

材料：胡蘿蔔二〇〇公克、芹菜一〇〇公克、蘋果一〇〇～一五〇公克。

效用：具強壯強精、消除疲勞之效果。芹菜含有比其他蔬

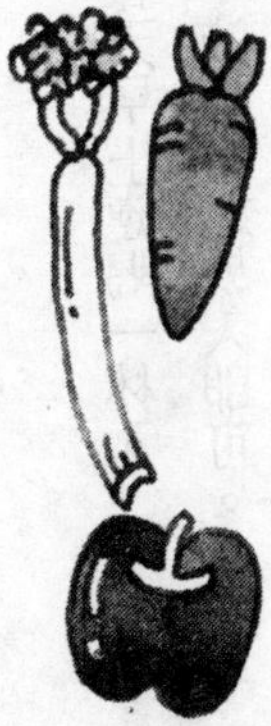

菜多一〇～一五倍的維他命B_1、B_2。維他命B_1能助精液之生成，故强精强壯之效果拔群，而且芹菜中含有使脊髓之勃起中樞興奮之成分。

故此種蔬菜汁爲精力之飲料代表。容易疲勞、夜間工作者，每天早上應喝一杯。

作法：將全部材料放入果菜機內。胡蘿蔔、蘋果皮不必除去，適當切之放入卽可。

胡蘿蔔與萵苣汁

材料：胡蘿蔔二〇〇公克、萵苣一五〇～二〇〇公克、蘋果一五〇～二〇〇公克。

效用：維他命補給、强化頭腦，萵苣含有豐富的鎂，具有强化頭腦神經的作用。考生晚上當作宵夜飲料來喝不錯。

此外眼睛之白眼部已變黃的人，及吐黃色痰的人每日喝一～二杯不錯，胡蘿蔔含有維他命A及鈉，爲營養價值很高的飲料。

作法：將蘋果切成角形，用萵苣葉包著，胡蘿蔔切成棒狀，一齊放入果菜機。

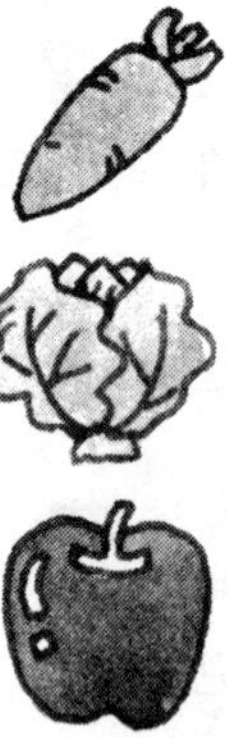

胡蘿蔔與山芋汁

材料：胡蘿蔔一五〇～二〇〇公克、山芋一五〇公克。

效用：治不妊症、增進精力、强精强壯的效果。

山芋含有豐富促進生殖能力的氨基酸，對不妊症，中年過後之精力減退、性無能，每日飲之有效。

作法：將胡蘿蔔、山芋放入果菜機內。

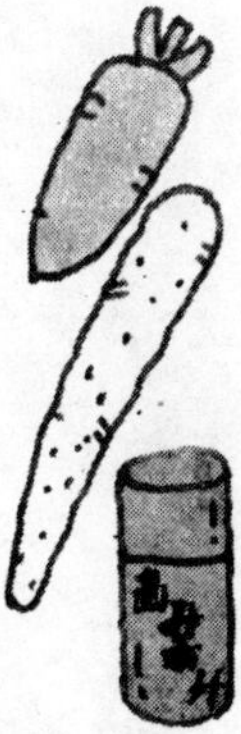

蕪菁與菠菜汁

材料：蕪菁一〇〇公克、菠菜五〇公克、胡蘿蔔二〇〇公克、蘋果一五〇公克。

效能：低血壓、食慾不振、早上起床無精神者飲之有效。每天早上進餐後飲一杯，經二～三週就顯出效果。

蕪菁與胡蘿蔔一樣含有糖化酵素，能增進食慾、助消化，故具一石兩鳥的效果。

對月經困難的人亦有效。在月經來之預定日前五～六日飲

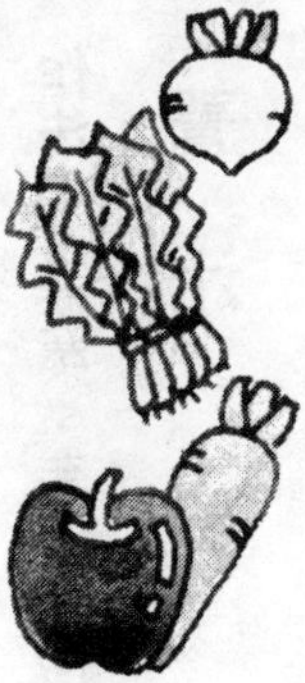

之，漸漸地就接近正常。

作法：將菠菜、蕪菁、胡蘿蔔、蘋果按順序放入果菜機中。

蕪菁汁

材料：蕪菁（根）五〇公克、蕪菁菜一〇〇公克、橘子五〇公克、蘋果一〇〇公克。

效用：痔、腫泡、腫瘍飲之有效。蕪菁之產期爲秋天到冬天。小蕪菁則全年均有。

作法：蕪菁葉含芥末油，若與其他材料一齊放入則辣味太強，故最初先將蕪菁葉壓汁後放入杯內，然後將其他材料一齊放入果菜機中榨汁，再混合蕪菁葉之汁飲用。

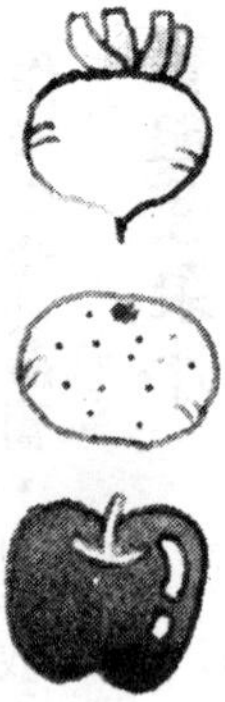

蕪菁之根與橘子皮均不必除去，因爲有效成分均含在皮的附近。

蘿蔔汁

材料：蘿蔔（含葉）二五〇公克，橘子一個。

效用：胃脹、頭痛、咳嗽服之有效。因爲蘿蔔之成分中含有許多酵素。過食、胃脹飲之能助消化，又能中和胃中食品之酸度。此外治下痢、頭痛、傷風、咳嗽亦有效。

蘿蔔根因無含葉紅素所以必須加葉來利用。

作法：不必削皮放入果菜汁內，或用擦菜板作汁亦可。必須加上葉，爲了消除蘿蔔的辛味所以用橘子連皮以去除味道。容易飲用。

牛蒡與胡蘿蔔汁

材料：牛蒡一五〇公克、胡蘿蔔二〇〇公克、蘋果二〇〇公克。

效用：改善體質、胃痛、體弱者服之有效。喝蔬菜汁必須長期飲用，若僅喝一兩次就停止，不管多有效果的飲料其效果均將減半。喝冷飲後胃痛者可飲之。

作法：用擦菜板擦後用布擠汁，稍微難飲時蘋果量可多放些。

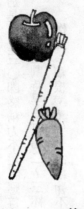

藕根汁

材料：藕根一五〇公克、胡蘿蔔二〇〇公克、蘋果一五〇公克。

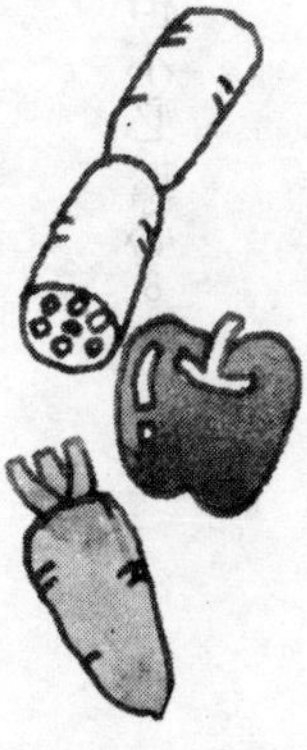

效用：消除疲勞、神經痛、藕根中含解消疲勞之成分，而且對風濕痛、神經痛也具效果。特別是年過三〇即感精力不足者應每天飲用。

疲勞過劇時早晚可喝二～三杯，因人而異可能具催眠效果，但不必擔心。

作法：藕根、蘋果、胡蘿蔔不必削皮放入果菜汁中。

藕根、萵苣、高麗菜汁

材料：藕根一五〇公克、萵苣一〇〇公克、高麗菜一〇〇公克、蘋果一五〇～二〇〇公克。

效用：增強精力、堅固牙齒之特效果菜汁。每日持續飲用有效。

眼睛凹下變紅、無神是危險信號，請每日早晚各喝一杯。或牙齒出血、污黑也應該多喝。

作法：將藕根、蘋果不必去皮，與其他材料放入果菜機內，滴上洋酒兩三滴有效。

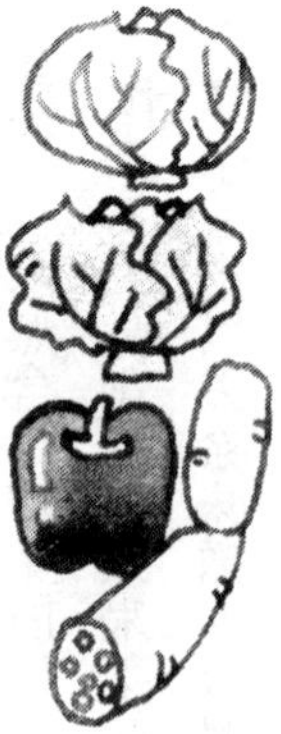

甜菜與胡蘿蔔汁

材料：甜菜（根）五〇公克、甜菜葉五〇公克、胡蘿蔔一〇〇～一五〇公克、蘋果一〇〇公克。

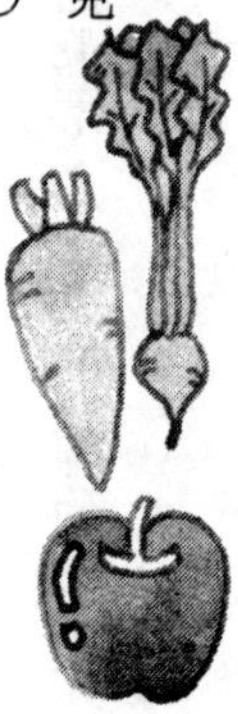

效用：淨化血液，甜菜中含五〇%鈉、鈣五%，鉀二〇%，甜菜汁單獨飲用六〇c.c.，可能會引起頭暈，這是因對肝臟之淨化作用之故。故最初甜菜可少放些，胡蘿蔔可多放些混合，漸漸地再增加甜菜之量。可在中午，身體最旺盛之時間飲用。

作法：將甜菜、蘋果、胡蘿蔔洗淨放入果菜機內。

甜菜與黃瓜汁

材料：甜菜（根）五〇公克，甜菜葉五〇公克，黃瓜一五〇公克，胡蘿蔔一五〇公克。

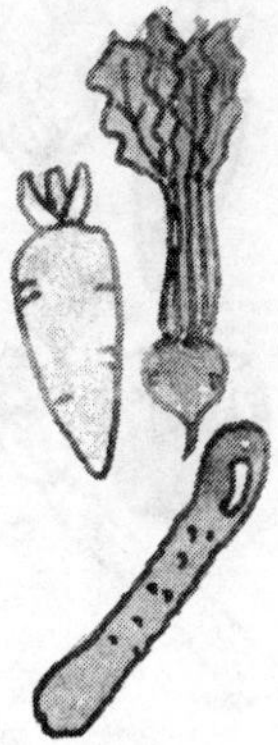

效用：對胆石、腎結石有效，此種果汁具有溶化體中之鈣的作用，除了特殊的情形外，能將胆石、腎結石溶化排出體外。不必經外科手術。

每日飲一杯具預防結石的效果。同時，患輕結石者每日持續飲用自然能將結石溶化。

爲了使味道好喝可混合一個橘子。

作法：甜菜、黃瓜、胡蘿蔔洗淨後放入果菜機內。

甜菜、胡蘿蔔、芹菜汁

材料：甜菜(根)二〇公克、甜菜葉二〇公克、胡蘿蔔一五〇公克、芹菜一〇〇公克、蘋果一〇〇公克。

效用：治便秘、發疹、貧血、爲血液淨化作用之果汁。甜菜中含有多種礦物質，故不可多量攝取，最多不可超過葉五〇公克、根五〇～八〇公克。

患便秘較嚴重者可早晚各飲二回，持續五～六日就有效。太過肥胖者飲之亦可促進代謝作用。

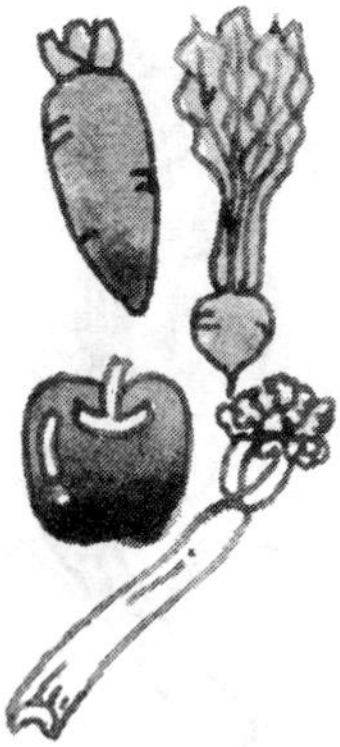

作法：將材料洗淨，連皮適當切之放入果菜機中卽可。

薑汁

材料：薑一～二個，胡蘿蔔五〇～一〇〇公克，蘋果五〇～一五〇公克。

效用：治食慾不振、胃弱等。薑並不是營養很高的蔬菜，但可增進食慾。

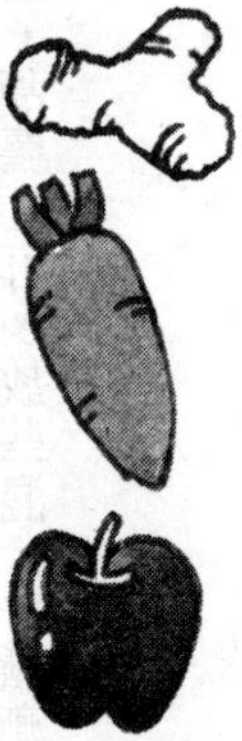

作法：薑、蘋果、胡蘿蔔不必削皮，放入果菜機內。這樣壓榨成汁後可能難喝，可加些檸檬汁一～二小匙。多少具刺激性，給小孩喝時，薑量可減少一半。

蘿蔔葉汁

材料：蘿蔔葉五～八片，胡蘿蔔一〇〇～一五〇公克，蘋果一五〇公克。

效用：含豐富之鐵及礦物質，可治貧血、膀胱炎。臉色青白的人應多喝。每天早上可喝一～二杯。

對膀胱障害也具效果，患膀胱炎者應長期飲用。

蘿蔔之葉要使用新鮮的。

作法：將蘿蔔葉洗淨切小片包著胡蘿蔔、蘋果放入果菜機。

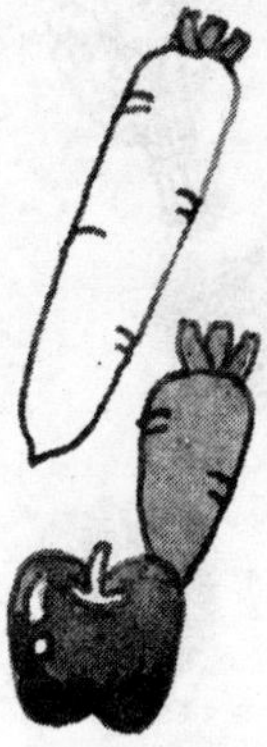

蕪菁葉與胡蘿蔔汁

材料：蕪菁之葉一〇〇公克、胡蘿蔔一五〇公克、蘋果二〇〇公克。

效用：治胃脹、補給鈣，對任何病症均有益。特別是胃脹

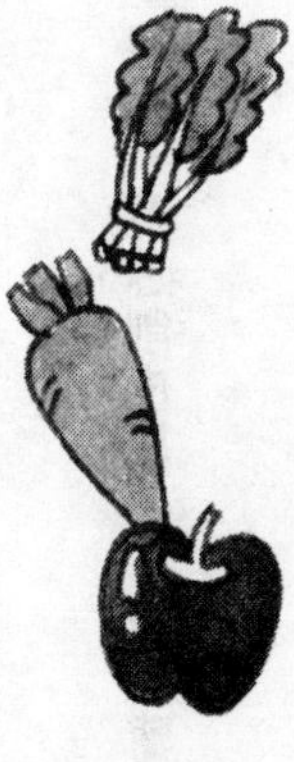

的人，飲後二～三小時間，胃部清爽。過飲、過食者適合之飲料。含多量鈣，發育中的孩童、孕婦、牙齒弱者應多飲用。

作法：將蕪菁之葉洗淨，折成二折放入果菜機內，蘋果適量切片，不必削皮放入。胡蘿蔔不削皮切成長條狀放入。

蕪菁葉與芹菜汁

材料：蕪菁葉一〇〇公克，芹菜一〇〇公克，蘋果二〇〇～二五〇公克。

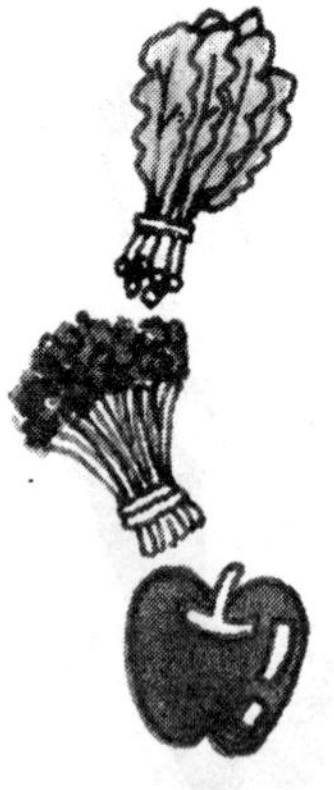

效用：此種混合果菜汁特別對患有痔疾者有效。含強烈的成分一次不可飲太多，一日一杯（一〇〇～一五〇c.c.）即可。蕪菁葉所含的鈣比其他蔬菜多，故非常適合成長期的孩童飲用。

作法：將蕪菁的菜及芹菜洗淨，及蘋果放進果菜機內。若覺得味道不好，可捨去芹菜改用胡蘿蔔，胡蘿蔔味道甜美較好喝，效果一樣。

高麗菜、荷蘭芹、芹菜汁

材料：高麗菜一五〇～二〇〇公克，荷蘭芹五〇公克，芹菜五〇公克，蘋果一五〇公克。

效用：治胃腸病、高血壓。喝此種果汁兩三回後，最初感到胸口憋悶，此爲腸之作用旺盛的證據，不必擔心，一週後就習慣此種飲料。

作法：將材料洗淨，放入果菜機內。蘋果適當切之，連皮放入。

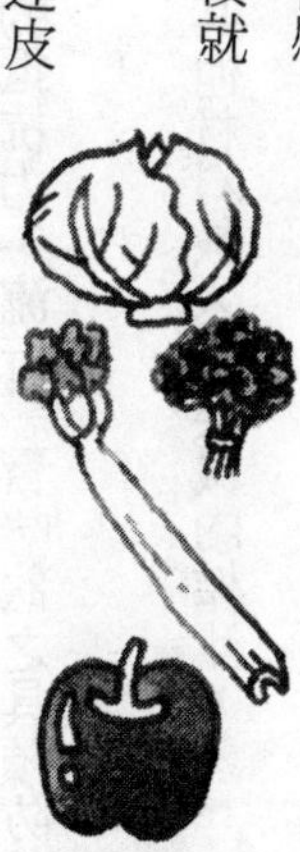

高麗菜與萵苣汁

材料：高麗菜一〇〇～一五〇公克，萵苣二〇〇～二五〇公克。

效用：過飲、過食、胃脹飲之有效，爲淨化胃、腸之有效飲料。

剛開始喝的人會多放屁，此爲對胃腸有效之證據。飲二～三回後胃部清爽。

作法：將高麗菜、萵苣洗淨，放入果菜機內。

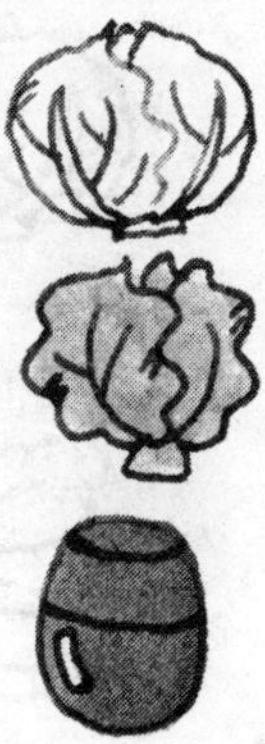

高麗菜與梨子汁

材料：高麗菜一五〇～二〇〇公克，梨子一〇〇公克。

效用：消除疲勞，高麗菜與其他綠、黃蔬菜不同，是與水果非常配合的蔬菜。又具消除疲勞之有效成分。無食慾時可飲此種飲料，效果穩固、清涼，夏天招待客人亦不錯。

作法：將梨子及高麗菜放入果菜機內。

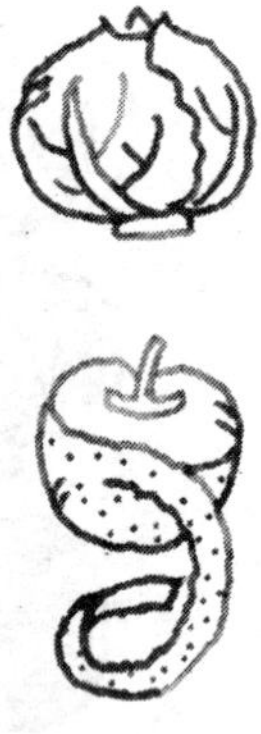

高麗菜與蘋果、草莓汁

材料：高麗菜一〇〇公克，蘋果二〇〇公克，草莓五〇～八〇公克。

效用：補給維他命，增强抵抗力。爲材料豐富的春天飲料，草莓中含維他命C、K、蘋果酸、檸檬酸，營養豐富。

本果汁可增加對疾病的抵抗力，流行感冒時飲之具預防效果。

作法：草莓去蒂，與其他材料放入果菜機內榨汁。

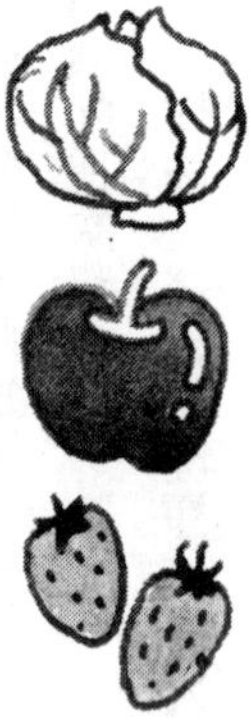

高麗菜與鳳梨汁

材料：高麗菜一五〇公克、鳳梨五〇公克、昆布茶少量。

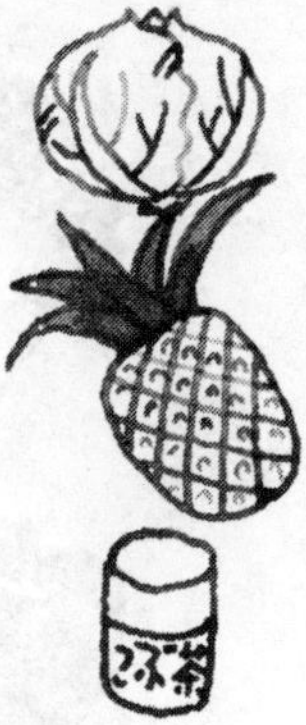

效用：具美容整胃之效果。高麗菜與鳳梨組合不但好喝對胃的效果又好。

鳳梨中含有助蛋白質消化之酵素，與高麗菜配合發揮極高效果。食後飲用，經一週後胃部清爽。

作法：將鳳梨去皮，與其他材料放入果菜機中，榨成汁後再加入少許的昆布茶。

小松菜與胡蘿蔔汁

材料：小松菜一〇〇公克，胡蘿蔔一五〇公克，荷蘭芹三〇公克，蘋果一〇〇～一五〇公克。

效用：治療假性近視、鈣之補給、對眼部容易疲勞，假性近視之症狀特別有效。而且鈣之含量也特別豐富，妊產婦應常

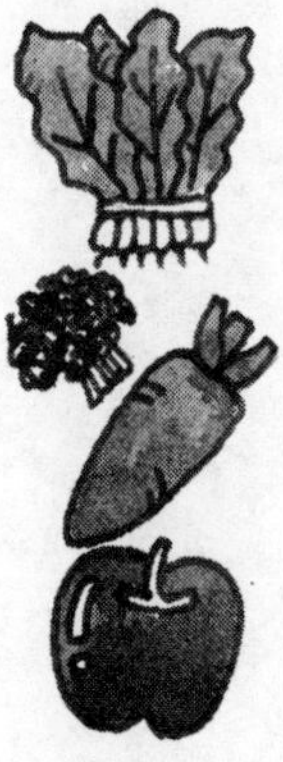

飲用。鈣量攝取不足時，神經焦躁，缺乏冷靜判斷，特別是魚類、小魚類攝取不足者應多飲此種飲料。

作法：將材料洗淨，胡蘿蔔、蘋果不必削皮，全部放入果菜機內。

蒿子菜與芹菜汁

材料：蒿子菜五〇～一〇〇公克，芹一〇〇公克，蘋果一五〇～二〇〇公克。

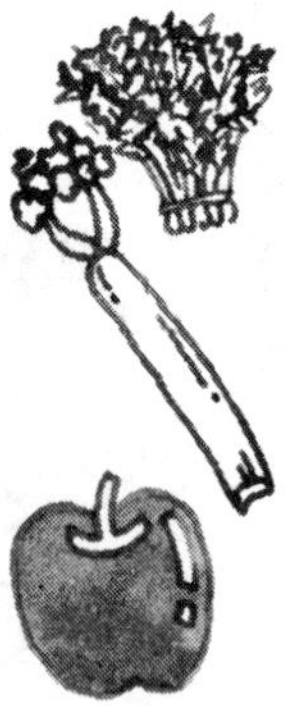

效用：治口角炎、口內炎、熱感等。果菜汁中含維他命、礦物質很平均，且有豐富維他命B_1、B_2，可增加身體的抵抗力。患口角炎、口內炎時一日飲二～三杯，繼續三～四日即可治癒。

作法：將蒿子菜與芹菜洗淨，和蘋果放入果菜機內榨汁。

花椰菜汁

材料：花椰菜（花與葉）一五〇公克，胡蘿蔔二〇〇～二五〇公克。

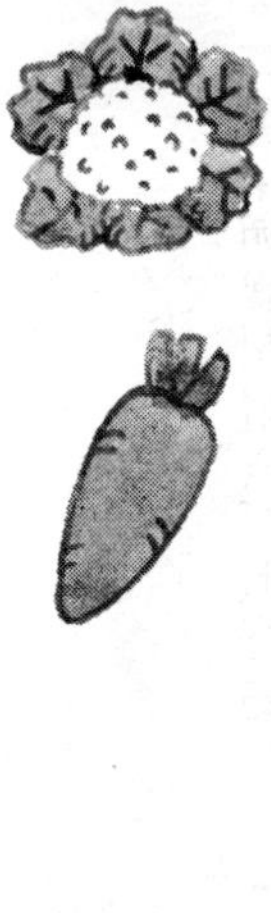

效用：治高血壓、不眠症。花椰菜之花與葉均要利用，因含多量維他命C、A，可增強疾病抵抗力，常飲可改善虛弱之體質。可在進餐時飲用。

花之部分特別對高血壓有益，又含鈉，失眠症者可在睡前飲用。

作法：將花椰菜弄一小塊、一小塊與胡蘿蔔放入果菜機內榨汁。

黃瓜汁

材料：黃瓜一五〇～二〇〇公克，蕃茄一〇〇～一五〇公克。

效用：利尿、對腎臟病、肝臟病有益。黃瓜汁的利尿效果非常好，含水分非常多，約九五～九八％之水分，不做成汁，生吃效果也不錯，但吃一根可能肚子就飽了，故製成汁才能喝多些。

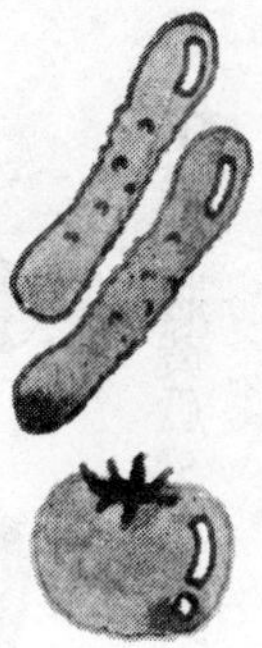

患有腎臟病或肝臟病者我建議多喝黃瓜汁，效果不錯。

黃瓜與檸檬汁

作法：將黃瓜、蕃茄（不必削皮）切成適當大，放入果菜汁中。

材料：黃瓜一五〇～二〇〇公克，檸檬一〇〇公克，蘋果一〇〇公克。

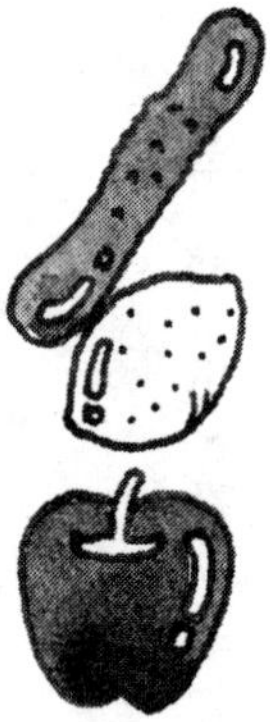

效用：利尿、美容。含利尿效果的黃瓜與含維他命C很多的檸檬配合，對粗糙的肌膚極爲有益，而且對於毛髮之成長也有很大的效果。

此種果汁含維他命A、C、鉀、鈉、燐酸等，礦物質也豐富，故生病者應多飲之。此外患風濕病者服之亦有效。

作法：將黃瓜、蘋果（不必削皮）適當切之，檸檬連皮亦切之，然後一起放入果菜機中。

蕃茄汁

材料：蕃茄二五〇～三〇〇公克。

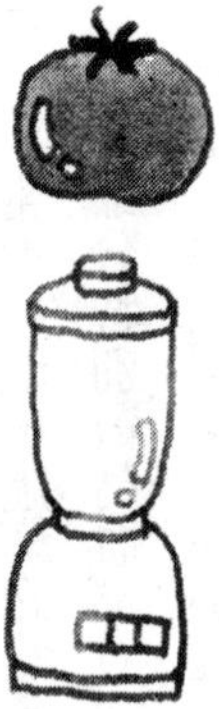

效用：淨化血液，促進身體健康。

蕃茄汁是最廣爲人利用的果汁，因爲味道極佳。一種蔬菜製汁多有味道，而蕃茄則好喝，效果又好。含豐富維他命A、B_1、B_2、C又含MK、Pantothen酸。若進餐時一起食用則鹹性爲米之酸性消去，效果減半，食後或就寢前飲用較好。

作法：蕃茄連皮適當切之，放入果菜機中。

蕃茄與蘋果汁

材料：蕃茄一五〇～二〇〇公克，蘋果一五〇公克。

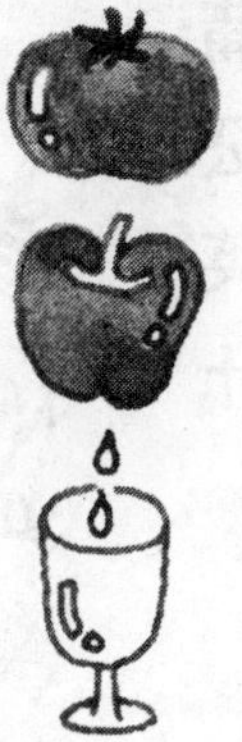

效用：淨化血液，光喝蕃茄汁感到難喝的人可加些蘋果汁。吃下肉類後，可飲此種飲料能中和血液。

作法：蕃茄與蘋果連皮適當切之，放入果菜機內。現在有罐裝一〇〇%的蕃茄汁，加上蘋果汁一起喝也沒關係。但是罐裝的經加熱處理，無酵素之效果，還是用新鮮的較好。

蕃茄與青椒汁

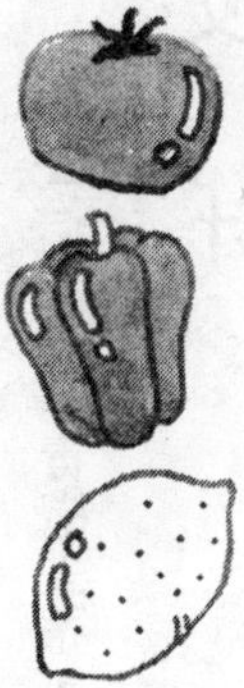

材料：蕃茄二〇〇公克，青椒五〇公克，檸檬五〇公克。

效用：清除口臭、降血壓，爲夏天適合之飲料，夏天容易疲倦、精神不爽服之有效。綠色的青椒含多種葉綠素，能消除口臭。早上醒來口中感到臭味很重，飲一杯便覺得清爽。

蕃茄中含有降血壓使血管堅固的成分。而且皮對於便秘有效，洗後連皮製成果汁。

作法：蕃茄，青椒去蒂，與檸檬一起放入果菜機內。

艾汁

材料：艾五〇公克，高麗菜一〇〇公克，青椒二〇公克，胡蘿蔔一五公克，蘋果一〇〇公克。

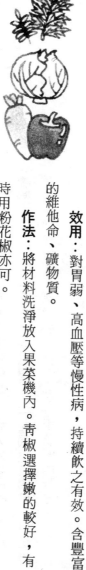

效用：對胃弱、高血壓等慢性病，持續飲之有效。含豐富的維他命、礦物質。

作法：將材料洗淨放入果菜機內。青椒選擇嫩的較好，有時用粉花椒亦可。

蒲公英汁

材料：蒲公英（葉與莖）一〇〇公克，胡蘿蔔二〇〇公克，蘋果一五〇～二〇〇公克。

效用：具強壯、強精之效果。在美國蒲公英即是有名的強精藥草。

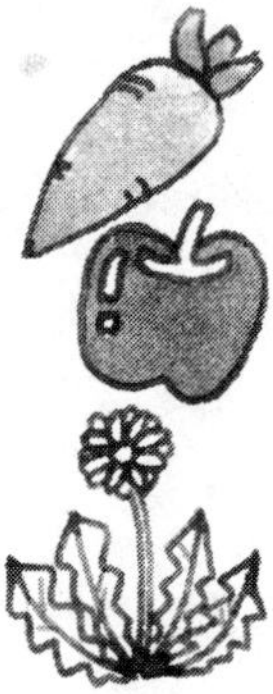

此種果菜汁能使體內的鹼性度保持正常。以米食爲中心的東方人酸性較多，服此最適當。冰冷後加少許鹽分飲之亦可。

作法：將蒲公英之葉、莖洗淨，及胡蘿蔔、蘋果放入果菜機內。

芹菜汁

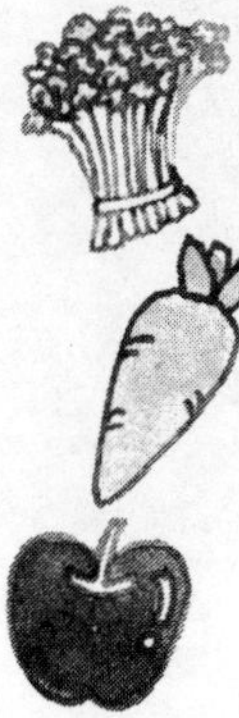

材料：芹菜一〇〇公克，胡蘿蔔二〇〇公克，蘋果一五〇公克。

效用：能使皮膚漂亮、牙齒堅固。芹菜含豐富維他命A、鈣、磷、鐵，能淨化血液。

皮膚粗糙、牙齒弱的人可每日服用。

作法：將芹菜洗淨，胡蘿蔔、蘋果放入果菜機內。

對虛弱兒、肥胖兒有益之飲料，使頭腦聰明……討厭牛乳者……預防蛀牙……使骨骼健壯……

有益孩童的健康飲料

在此介紹一些有益幼童的健康飲料，能使頭腦聰明，骨骼健壯。

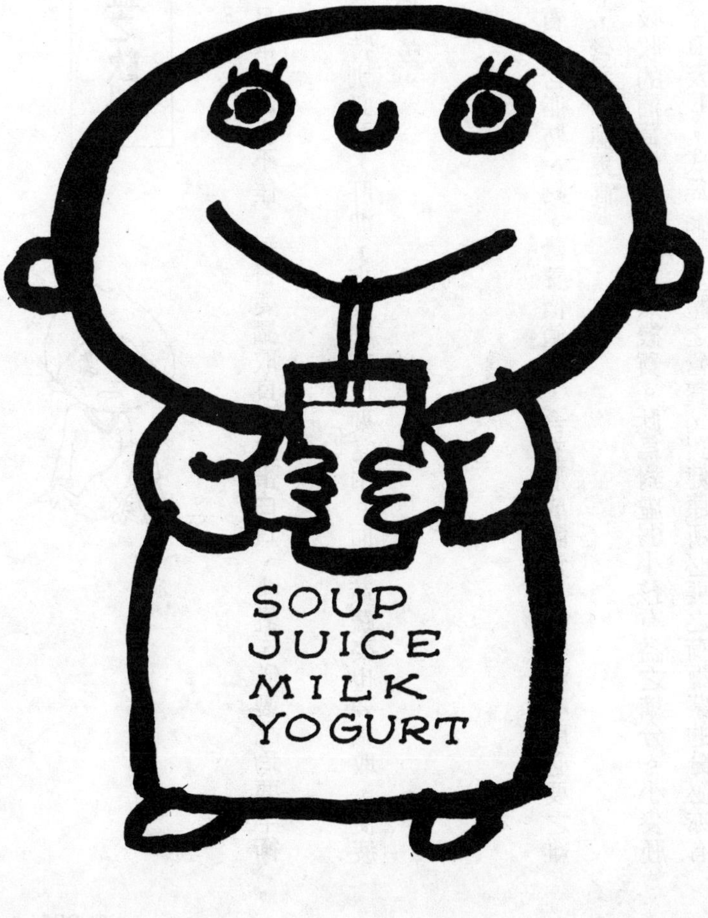

對虛弱兒有益之飲料

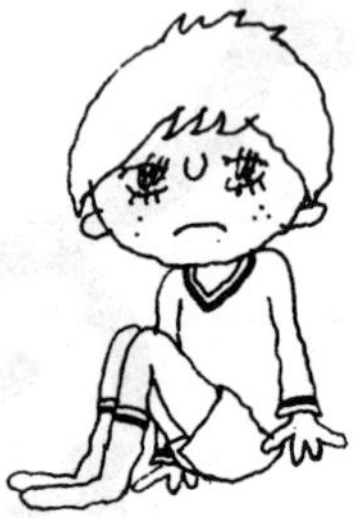

虛弱兒不但身體軟弱，且精神面也不佳，每日要攝取良質之蛋白質、牛乳、乳製品均要平衡攝取。

維他命B及D、鈣等均爲特別必要，肝油、小麥胚芽也要常用。而綠黃蔬菜也要攝取，使疲勞早點消除，體內不會蓄積疲勞。

蜂　蜜　蛋

效能：蛋黃爲良質蛋白質，含脂肪、鈣，營養價值高，含有形成體質、恢復疲勞所必要之維他命A及B_1、B_2。加上牛乳，營養價值更高。

蜂蜜含有比砂糖更容易吸收的葡萄糖、果糖及無機質。此爲對虛弱小孩有益之糖分。小麥胚芽除含蛋白質外，亦含維他命B及E，成爲腦下垂體之營養，對健康所必要之荷爾蒙的分泌亦有效。

材料：蛋黃一個、牛乳一杯、蜂蜜一大匙、小麥胚芽二大匙。

作法：小麥胚芽中加入少量冷牛乳溶解之，加入蛋黃與蜂蜜，攪混，再加入剩餘的牛乳，用力攪拌。

蕃茄豆乳汁

效能：蕃茄稱之爲田中之血，豆乳之原料大豆爲田中之肉。二者混合元氣百倍。豆乳含有大量促進骨骼發育的鈣，能治癒虛弱兒之神經質。魚肝油含維他命A與D有助肝臟之作用，能創造强壯的身體，稍爲難喝，故混合使用。

材料：蕃茄汁½杯、豆乳½杯、魚肝油、蜂蜜各少許。

作法：材料全部放入攪拌器內攪拌，冰冷後較好喝，可加冰塊。

果醬乾酪牛乳

效能：乾酪爲含蛋白質、脂肪的營養食品。與牛乳飲用特別有效。小麥胚芽含有鎮定神經的維他命B_6，對神經過敏之孩兒有效，長久飲用效果更大。

材料：果醬（草莓或蘋果）一大匙，牛乳一杯，小麥胚芽一～二大匙，粉狀乾酪或乾酪少許

作法：胚芽放入牛乳溶解後用火溫之，倒入杯內後加入果醬與乾酪。

香蕉果汁

效能：蔬菜能保持血液之弱鹼性，促進新陳代謝。虛弱兒大多討厭蔬菜，故可利用果菜機或果汁機榨汁飲用。

材料：香蕉一根、芹葉、小松菜、蘆薈、蘋果、檸檬汁、蜂蜜、鈣之粉末。

作法：將蔬菜切碎放入果汁機中，再加入檸檬汁、蜂蜜、鈣之粉末。再加入蛋黃效果更好。

花生豆乳

效能：花生醬含有蛋白質、脂肪、維他命B_1及菸鹼酸，增强人體之抵抗力。

材料：花生醬一～二大匙，豆乳一杯、蜂蜜、魚肝油。

作法：將花生醬混入豆乳中，加上蜂蜜、魚肝油。

胚芽甜酒

效能：甜酒爲消化吸收良好之澱粉性飲料。溫之使用能使身體溫暖、血液循環好。小麥胚芽中所含之葉酸稱爲維他命M，爲防止貧血之重要維他命。

材料：小麥胚芽二大匙，甜酒適量，檸檬汁。

作法：小麥胚芽放入少許水中使之溶解，加上甜酒及適量開水用火熱之。飲時可加些檸檬汁味道更佳。

對肥胖兒有益之飲料

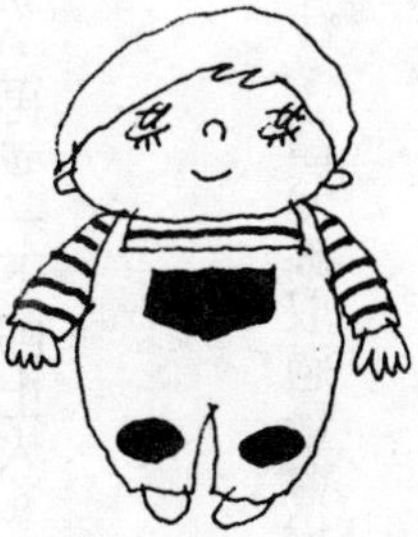

肥胖兒一般均是由於喜歡穀類，及糖分等澱粉性之食品，而不喜歡蔬菜所引起。想減肥以進餐之次數及點心限制時，一回之食量增多反而變胖。儘可能計算正確的卡路里數，攝取正常的食量同時注意不要攝取酸性食物，注意通便。（標準體量＝身長－100×0.9）

蔬菜湯

效能：澱粉性少的蔬菜充分進食後，就會滿腹感，再補以脂肪少的鷄肉，就不會招致蛋白質之不足。

材料：高麗菜一〇〇公克，胡蘿蔔三公分，芹五公分，荚碗豆五個，鷄肉五〇公克，開水一碗，鹽、胡椒。

作法：(1)將高麗菜切碎，胡蘿蔔亦切碎，芹菜去葉切之。鷄肉也切碎，加入份量的開水慢煮之。

(2)等熟了之後再加上鹽、胡椒、荚碗豆，再煮一下即止火。

蘋果、橘子、芹菜汁

效能：為卡路里低，維他命、礦物質多的果菜汁，鹽分攝取過量會增加心臟之負担故不使用鹽，但保持了材料之原味。

材料：蘋果½個，橘子一個，芹菜連葉½根。

作法：蘋果與芹菜適當切之，與橘子一起放入果汁機內加水榨汁。

蒟蒻牛乳湯

效能：蒟蒻（鬼芋）含有許多的鈣，低卡路里但能給予滿腹感。又是鹼性食品可清潔血液，對便秘效果也不錯，爲肥胖兒理想之食品。

此湯與蔬菜一同大量攝取時會滿腹感，又能減肥。

材料：高麗菜一〇〇公克，胡蘿蔔五〇公克，蒟蒻¼塊，青椒一個，脫脂粉乳二～三大匙，開水¾杯，鹽、胡椒。

作法：⑴將蔬菜切成長方形，蒟蒻煮後也切成長方形。

⑵放入湯中煮，加入脫脂奶粉、鹽、胡椒。

豆腐海帶味噌湯

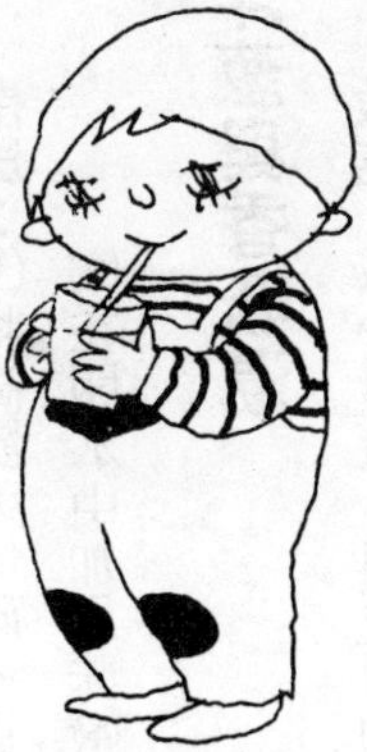

效能：過分注意卡路里感到倦怠感、衰弱感時，可攝取豆腐或赤肉以恢復元氣。

高麗菜爲含豐富的維他命、礦物質的蔬菜，卡路里少，大量攝取就可以滿腹。海帶含碘很多，能調整荷爾蒙之分泌，防止肥胖。

材料：海帶五公克、高麗菜八〇公克、乾香菇二個、豆腐

1/3塊、味噌一大匙，開水3/4杯。

作法：(1)將高麗菜切碎，香菇也切碎，豆腐切片。

(2)在開水中加入味噌，再加入(1)之材料來煮，等放入碗內後再加入海帶。

洋葱與香菇湯

效能：減少食量，但吃甜的點心過多，仍會形成脂肪，故甜點應該避免，而吃澱粉性少的水果或菜湯，再加些牛乳卽可飽腹。

材料：洋葱1/2個，高麗菜八〇公克，乾香菇一～二個，開水一杯。脫脂奶粉二～三匙，鹽、胡椒。

作法：(1)將洋葱切細，高麗菜也切細。

(2)材料放入開水內煮加上脫脂奶粉、鹽、胡椒卽可。

芹菜蛋黃汁

效能：脂肪或碳水化合物減少時會感到空腹與虛脫感，必須攝取足夠的良質蛋白質。此種芹菜蛋黃汁是含蛋白質之蛋黃與含卡路里少的芹菜之組合。加入橘子及蘋果，容易飲用。

材料：芹½根，橘子二個，蘋果½個，蛋黃一個。
作法：將芹與蘋果適當切之，加橘子一齊放入果菜機中榨汁即可。

使頭腦聰明之飲料

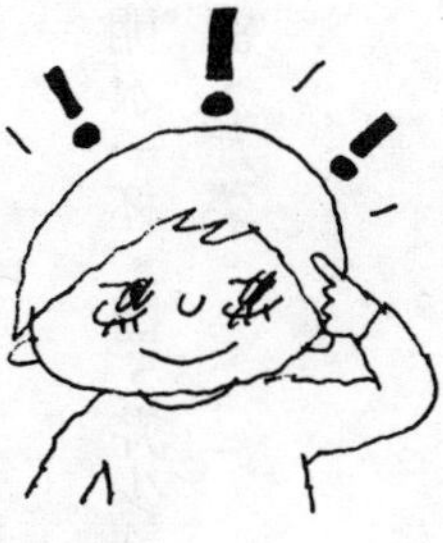

要使腦細胞之新陳代謝迅速進行，創造良好之細胞，必須攝取良好的食物。良質之蛋白質與維他命或礦物質爲腦中最須要之成分。

肉、蛋、牛乳所含之氨基酸組成的蛋白質對頭腦之作用有益。

此外蔬菜、水果也要一起攝取以防血液變成酸性。

乾酪湯

效能：乾酪含良質的蛋白質，可使腦細胞之新陳代謝順利進行，加上牛乳、蔬菜組成之維他命與礦物質更有極大的助益。

材料：乾酪、馬鈴薯、洋蔥、芹各適量，開水½杯，牛乳½杯，鹽、胡椒。

作法：⑴將蔬菜薄切或切成長方形。

⑵開水內放入⑴之材料煮之加入牛乳、鹽、胡椒，止火後再放入乾酪即可。

花生醬湯

效能：洋蔥中含有刺激成分能強化維他命B，使體力持久。胡蘿蔔、蔥也均是精力蔬菜，維他命B羣與良質蛋白質配合能促進新陳代謝，強化肝臟機能，花生醬含有豐富的蛋白質、脂肪、維他命B群與洋蔥，及脫脂奶粉配合。效果更大。

材料：洋蔥½個，花生醬一大匙，脫脂奶粉二大匙，開水一杯，鹽、芹少許。

作法：洋蔥切細用花生醬炒之，加開水、脫脂奶粉，鹽、芹菜。

雞肉豆乳湯

效能：蛋白質組成的氨基酸中，必須之氨基酸有八種類，這些必須平衡攝取，此點很重要。故必須配合攝取許多食品，以互補缺點，肉與豆乳、小麥胚芽、蔬菜配合效果不錯。

材料：鷄肉四〇公克，豆乳½杯，開水½杯，小麥胚芽二大匙，洋葱½個。胡蘿蔔三〇公克，芹五公分，鹽、胡椒。

作法：鷄肉、蔬菜切後用奶油炒之，再加上開水來煮，放入豆乳、鹽、胡椒，小麥胚芽浸水後也放入。

洋葱湯

效能：洋葱之刺激成分與小麥胚芽、乾酪之作用能調節腦細胞之新陳代謝，迅速消除疲勞。

材料：洋葱½個，奶油一・五大匙，小麥粉⅔大匙，開水一・五杯，小麥胚芽一～二大匙，乾酪一大匙，油煎方型小麵包片、芹菜切細。

作法：⑴將洋葱薄切之，用奶油炒成茶褐色，放入小麥粉、開水，用弱火煮之，加上浸水的小麥胚芽、鹽、胡椒。

⑵將小麵包、乾酪放入。

綠色的湯

效能：菠菜中含有許多的葉酸（維他命M）具有增血之有效成分。而且維他命A、C很多能强化腦細胞，豆乳中含多量蛋白質及氨基酸，能強化肝臟機能，使體內各部機能旺盛。

材料：菠菜四〇公克，奶油一大匙，小麥粉一大匙，豆乳一杯、鹽、胡椒、乾酪、油煎方型小麵包。

作法：(1)菠菜煮後細切。

(2)將奶油溶化與小麥粉炒之放入豆乳用弱火煮，放入鹽與胡椒與(1)材料混合。撒些乾酪粉，放入油煎麵包。

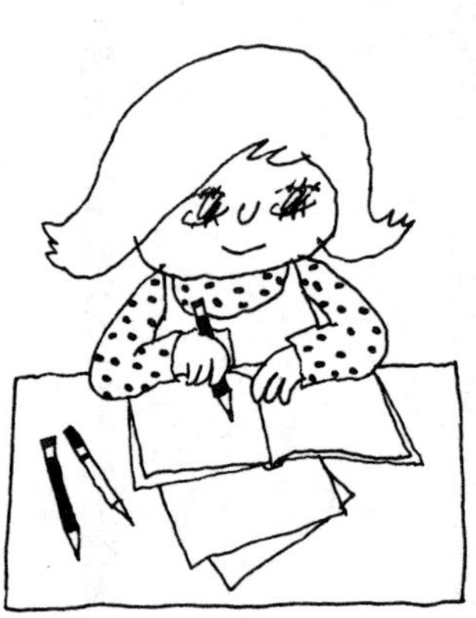

討厭牛乳的孩童之飲料

牛乳對成長期的小孩是很重要的食品，有些孩子在乳兒期飲牛乳而起過敏反應，以致不喝牛乳。應接受醫師指導，慢慢少量使之適應習慣之。

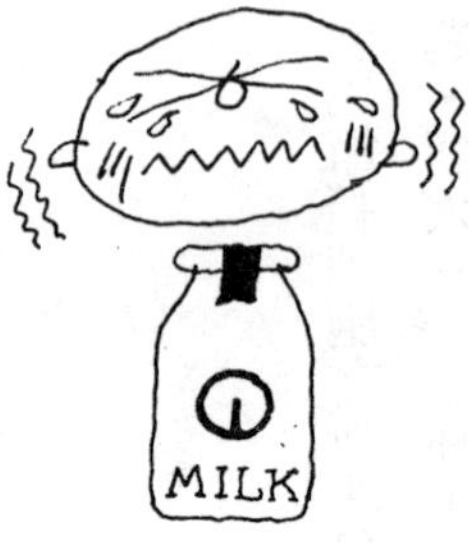

牛乳及乳製品可配合其他食品以消去氣味。

鳳梨牛乳飲料

效能：具有水果風味，又能消去牛乳氣味，特別是加上蜂蜜更好喝。

材料：鳳梨或鳳梨汁、牛乳、蜂蜜。

作法：將鳳梨切細或榨汁，加上蜂蜜、牛乳即可。

水果酵母乳

效能：牛乳營養價値高爲優秀之鹼性食品，特別是飲食生活傾向酸性之吾人應多攝取。而且含有成長期孩童所必須的礦物質。可利用脫脂奶粉。

材料：脫脂奶粉五〇公克，酵母乳½瓶，砂糖½杯，水一五〇c.c.，罐裝水蜜桃或橘子。

作法：將脫脂奶粉加適量的水，用火溫之。然後放入砂糖，最後移轉三〇度之弱火加酵母乳、水果。

草莓牛乳

效能：草莓芳香，顏色鮮美，能消去牛乳之味道，不喜歡牛乳的人也一定喜歡喝此種飲料。

材料：牛乳一杯，蛋一個，草莓五～一〇粒，砂糖。

作法：⑴將草莓除去蒂，放入果菜機中榨汁。

⑵將蛋攪拌，加入砂糖，再一點點地加入牛乳。最後與草莓汁攪拌。冰冷後更好喝。

甜酒牛乳

效能：討厭牛乳者，一般均爲瘦弱的孩子，甜酒爲澱粉性卡路里很高的食品，配合牛乳效果很好。甜酒具有酵母芳香可消除牛乳氣味。若再放入檸檬汁味道清爽，根本就不覺得有牛乳之味。

材料：牛乳、甜酒、砂糖、檸檬汁

作法：⑴將甜酒用火燒之加入適量牛乳、砂糖。

⑵沸騰前熄火，加入檸檬汁。

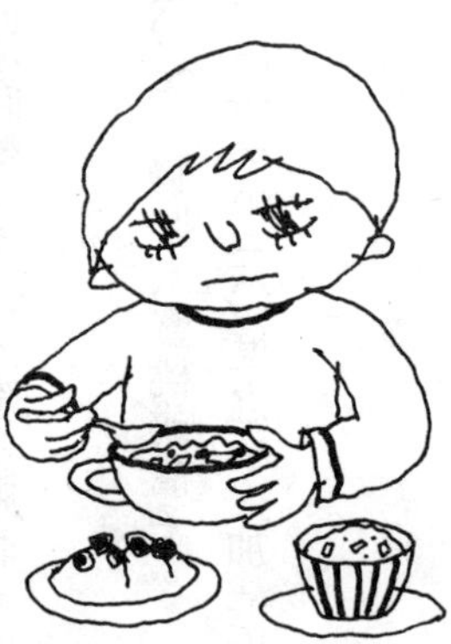

預防蛀牙之飲料

要想有硬固的牙齒必須從孩童時代就養成，多攝取鈣與蛋白質，同時養成飯後刷牙之習慣，而且要攝取維他命C，維他命C不足時會牙齦出血。

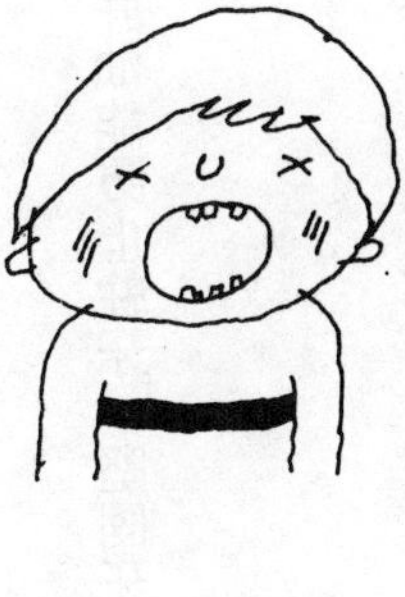

酵母乳蕃茄汁

效能：蔬菜、水果中所含的維他命C，不但能維持血液之正常，且能防止牙齒出血，使牙床堅固。

酵母乳含有鈣，蕃茄汁含維他命C，爲好喝之飲料。

材料：養樂多一瓶，蕃茄汁$\frac{2}{3}$杯，鈣之粉末，檸檬汁。

作法：材料全部混合冰冷後飲用。

草莓、酵母乳汁

效能：新鮮的蔬菜或水果雖含維他命C，但其中草莓一〇〇公克中含八〇mg可說是非常多。酵母乳中所含的鈣與維他命C十分配合，能有效的發揮效力。

材料：草莓、酵母乳、鈣之粉末。

作法：將草莓洗淨，放入果菜機或果汁機中榨汁。然後與酵母乳混合。再加上適量鈣之粉末，效果更好。

牛乳、蛋、香蕉飲料

效能：牛乳一〇〇公克中含一〇〇mg之鈣，此外蛋白質、脂肪、燐等，蛋在營養上可說是完全之食品，配合牛乳更能增進健康，堅固牙齒。

香蕉在水果中含多量植物蛋白質、維他命B_2、C。而魚肝油能防止蛀牙，堅固牙齒。

材料：牛乳一杯，蛋一個，香蕉一根，魚肝油適量。

作法：將香蕉磨碎之後加蛋混合，放入牛乳、魚肝油。

使骨骼健壯的飲料

製造骨的成分與牙齒同樣是鈣。故要攝取含鈣較多的小魚、乳製品、蛋。同時攝取良質的蛋白質與維他命D。其作用爲潤滑骨之形成，創造強壯的骨骼，曬太陽之魚乾含多量維他命D。此外膠厚質也必須得助於維他命C，其他新鮮的蔬菜、水果、海草也要攝取。

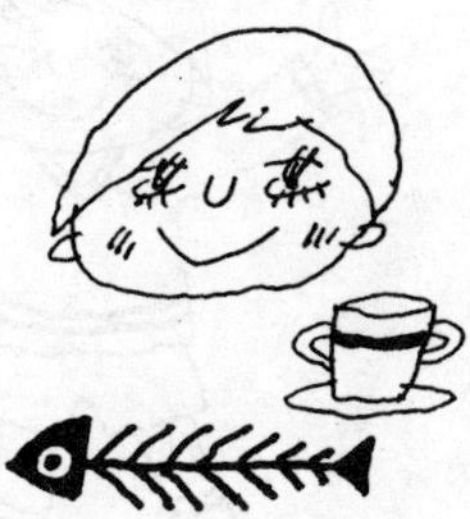

草莓酵母乳

效能：酵母乳中所含的鈣，一〇〇公克中有一二〇mg，其他燐也含一〇〇mg，而草莓中所含維他命C對於成骨之厚膠質有助益。

材料：酵母乳一瓶，草莓五〇公克，鈣之粉末適量。

作法：將草莓放入果菜機中榨汁，加入酵母乳及鈣之粉末。

水果甜酒

效能：穀類及糖分攝取過分對骨之形成有妨害，故不要攝取過量。若要攝取多一點糖分可飲用消化吸收良好的甜酒。但要混入鈣粉攝取較好，此外維他命C也要多多攝取以強化機能。

材料：甜酒、橘子汁、小麥胚芽。

作法：甜酒加水用火燒之，等煮沸後加橘子汁。再混合小麥胚芽。

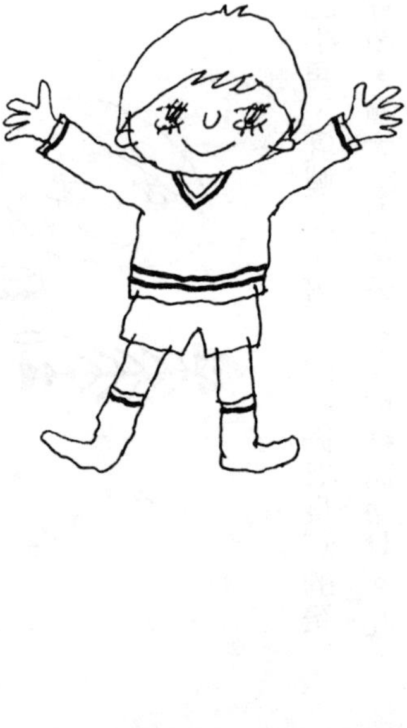

考生的健康飲料與點心

在此介紹給每晚用功很晚的考生一些飲料與點心。

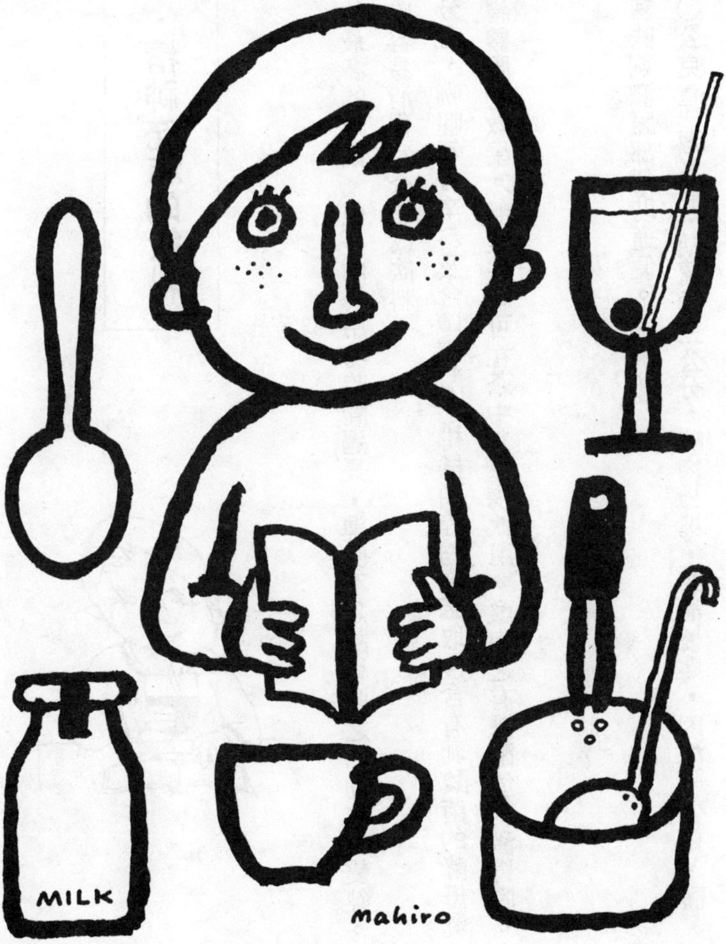

消除疲勞、精神充沛的飲料

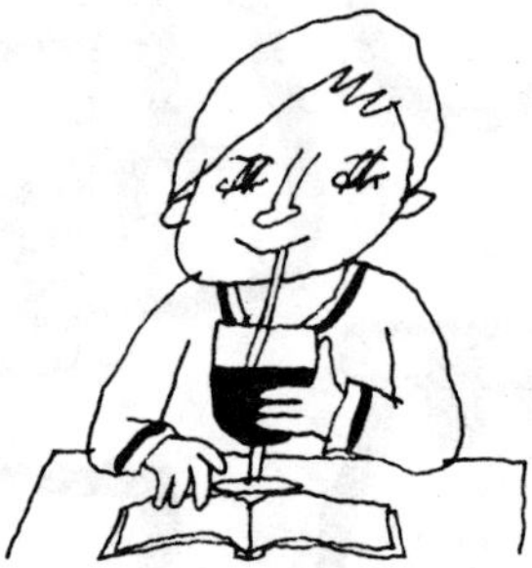

初中、高中是吃的最多的時期。但是由於用功時間過長，運動不足故胃腸之活動也就變鈍。在此可用同樣材料做成容易消化的食物或飲料。

爲了促進胃液之分泌，咖哩等香辛料及含檸檬酸之柑橘類等均應攝取。含有乳酸菌的酵母乳及民間藥之蘆薈具健胃整腸的效果。無食慾時可在茶中加酸梅飲用。酸梅之有機酸能刺激胃腸。

咖哩湯

效用：所含之辛辣味刺激腸部幫助通便。

材料：花椰菜五〇公克、洋蔥¼個，胡蘿蔔三公分，燻肉½塊，奶油½匙，肉汁一小杯、鹽、胡椒、咖哩粉。

作法：⑴將花椰菜用水洗淨，加入少許鹽及醋用水煮之。

⑵洋蔥、胡蘿蔔細切。

⑶燻肉各切成一公分。

⑷鍋子內放入奶油，燻肉炒之，加上洋蔥、胡蘿蔔，放入咖哩粉炒之。

⑸加上肉汁、花椰菜，用中火煮之。

⑹放入鹽、胡椒。

⑺添加吐司麵包就可作點心。

馬鈴薯湯

效用：馬鈴薯湯能促進胃腸之作用。

材料：馬鈴薯一個，葱¼個，奶油⅔大匙，肉汁一小杯，生乳脂一大匙、鹽、胡椒、芹。

作法：⑴將馬鈴薯洗淨各切片成一公分厚左右。

⑵洋葱剝皮，細切。

⑶在鍋內放入奶油，加入馬鈴薯與洋葱炒之。

(4)加上肉汁，將馬鈴薯煮軟為止。
(5)鍋內放入鹽、胡椒。
(6)加入生乳脂，熄火。
(7)放入碗內，再撒些芹菜。
※若無生乳脂可用牛乳或豆乳代替。

蘆薈汁

效用：蘆薈汁稍為苦些，但具整腸通便之效果。
材料：將蘆薈細切約一小杯量。蜂蜜適量，熱開水，檸檬汁。
作法：(1)將蘆薈洗淨，去刺，細切或用擦菜板磨碎。
(2)放入杯內加蜂蜜、熱開水、檸檬汁即可。

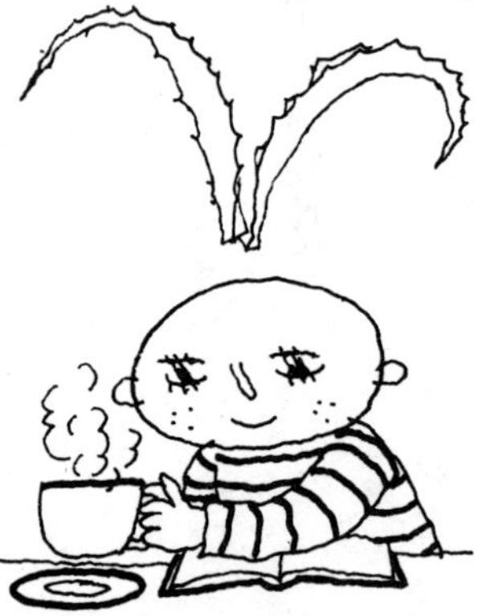

增强精力的飲料與宵夜

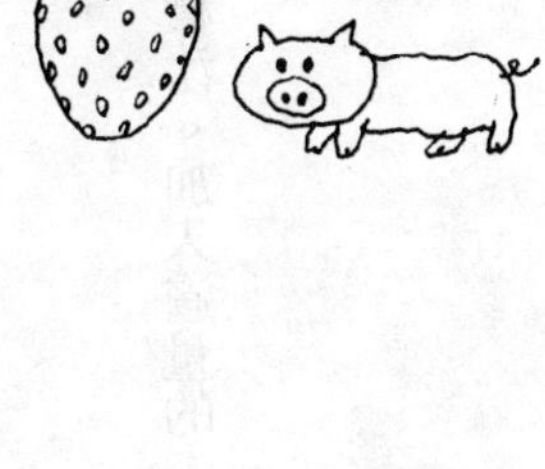

成長期的學童體力之補給是非常重要的。

體力之源爲魚肉類、蛋、牛乳等蛋白質，蔬菜、海草、豆類也必要。因此若能平衡的攝取就能增强體力。

特別是鈣與維他命B_1不足時可藉宵夜與飲料多攝取。

乾酪湯

效用：乾酪含有許多脂肪與蛋白質能使體力旺盛。

材料：高麗菜一片，洋葱¼個，乾酪兩片。湯一杯，油一大匙、鹽、胡椒、芹菜。

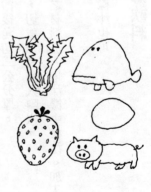

作法：⑴將高麗菜切碎，洋蔥也細切。
⑵鍋內放入油，將⑴之材料炒之，加湯來煮。
⑶放入鹽、胡椒，最後放入乾酪，熄火，撒些碎的芹菜。

青椒、胡蘿蔔、牛乳飲料

效用：此為含豐富維他命之蔬菜加牛乳之宵夜。

材料：圓青椒一個，胡蘿蔔四〇公克，蘋果一個，牛乳$\frac{2}{3}$杯，蜂蜜、鹽少許。

作法：⑴將青椒洗後縱切成四塊除去種子。
⑵胡蘿蔔洗淨後角切二公分厚。
⑶蘋果去皮，切成六片浸入鹽水。
⑷將⑴⑵⑶之材料放入果汁機中榨汁。加入適量的牛乳、蜂蜜、鹽。
最後加入冰塊、檸檬汁也可。

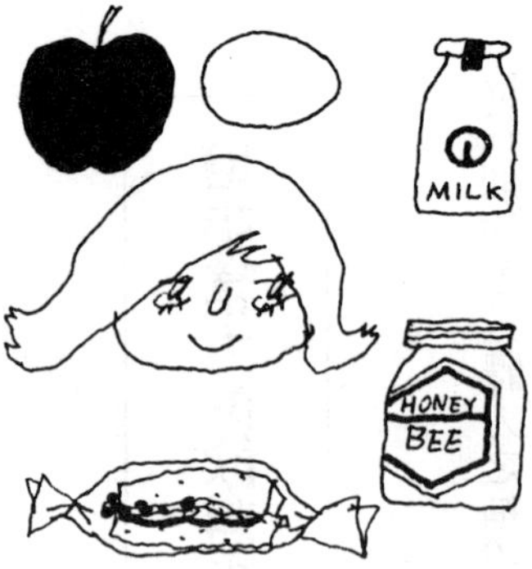

蘋果、蛋黃、牛奶飲料

效用：本飲料營養豐富，蘋果又具消化整腸之作用。

材料：蘋果一個，蛋黃一個，蜂蜜適量，牛乳一杯。

作法：⑴將蘋果去皮，浸入鹽水，然後放入果菜機中榨汁。

⑵將牛乳溫之加入蜂蜜。

⑶蛋黃放入牛乳中攪拌，再加入⑴之材料煮之即可。

牛乳湯

材料：高麗菜、胡蘿蔔、洋葱各二〇公克，牛乳一杯，蛋一個，小麥粉二小匙，鹽、胡椒、奶油一大匙，餅乾少許。

作法：⑴將高麗菜、胡蘿蔔、洋葱細切。

⑵在鍋內放入奶油，加蔬菜炒之，小麥粉弄柔軟後放入，然後再煎之，牛乳一點點放入，用弱火煮。

⑶加上鹽、胡椒、蛋黃即可。

⑷放入杯內後可將弄碎的餅乾撒於其上。

橘子蛋黃汁

效用：為良質之蛋白質與維他命C之組合。

材料：橘子一個，蛋黃一個，芹葉五〇公克，砂糖適量、鹽。

作法：⑴橘子去皮，切半。

⑵將芹葉洗淨，切細。

⑵在果菜機中放入蛋黃與⑴⑵之材料，加¾的水及砂糖、鹽即可。

豆乳橘子汁

效用：豆乳含植物蛋白質、維他命B類，加上新鮮的橘汁更好。可添加些鈣粉。

材料：豆乳一杯，橘子一個，蜂蜜適量，鈣粉少許。

作法：⑴將橘子榨汁。

⑵加入豆乳、蜂蜜。

⑶加上鈣粉攪拌即可。

有益頭腦的飲料

對成長之頭腦發育有益的為氨基酸，含於魚貝肉類、牛乳、乳製品、大豆中。頭腦容易健忘是由於維他命B_1之不足，而精神焦躁則是鈣之不足。

頭腦疲倦時，離開桌子，到厨房去做宵夜，轉移頭腦之使用，也是一種辦法。而且又飲下一些有益頭腦之飲料也不錯。

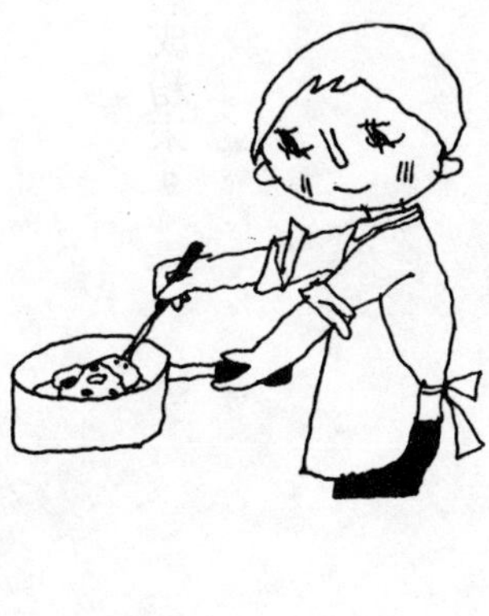

蕃茄蛋汁

效用：蕃茄含有檸檬酸，蘋果酸能消除疲勞，而蛋之蛋白質對腦的營養有益。

材料：蕃茄汁¾杯，檸檬切片，檸檬汁½大匙，蛋一個，蜂蜜適量。

作法：(1)將蛋打散，一點一點地放入蕃茄汁攪合。

(2)加上蜂蜜與檸檬汁。

(3)再添加檸檬片即可。

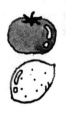

蘋果、檸檬、昆布飲料

效用：昆布含有許多鈣，對腦之集中力有益。

材料：蘋果一個，檸檬½個，蛋黃一個，昆布三〇公分左右。

作法：(1)將蘋果去皮，各角切成二公分，浸入鹽水。

(2)檸檬輪切片，然後榨汁。

(3)在果汁機內放入蛋黃，蘋果水½杯及適量蜂蜜。

(4)昆布放於網上用弱火燒之，再切成細片，放於缽內磨成粉末。

(5)在杯內添加昆布粉末、檸檬汁。

※若市面上有賣昆布粉末亦可使用。

蕃茄牛乳汁

效用：本果汁含有良質蛋白質、維他命、礦物質。

材料：洋蔥½個，芹四公分、乳酵少許，蕃茄汁二〇〇c.c.，牛乳四〇〇c.c.，奶油與小麥粉二大匙。

作法：⑴洋蔥、芹菜切細，用火炒之。

⑵然後放入小麵粉炒一炒，再放入牛乳煮之。最後加上蕃茄汁、鹽、胡椒、乾酪即可。

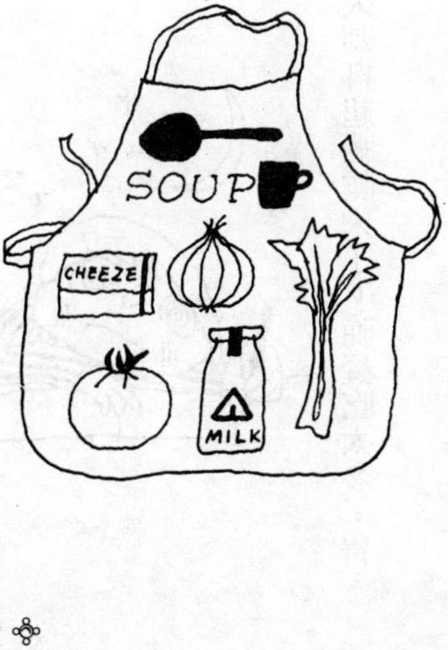

清醒頭腦、消除睏倦的飲料

「今夜我一定要好好用功一番」，但是面對著書桌沒多久却打起瞌睡來了。晚餐吃太多，胃部飽滿，大腦的機能變鈍，睡眠中樞之作用就昇高。

咖啡、維他命B_1、C之食品，香辛料、酸味的東西均有清醒頭腦，消除睏倦的效果。茶葉之咖啡因雖有一時的效果，但攝取過量時，神經高昂，集中力反而減退。

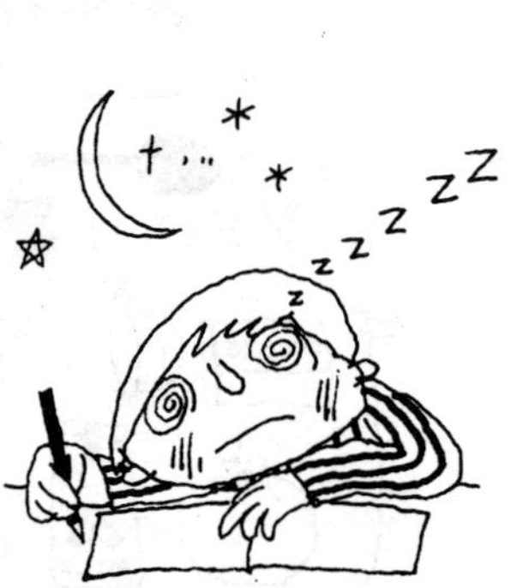

燻肉湯

效用：高麗菜含有穩定精神的良質之鈣，及含抗潰瘍之因子。

材料：燻肉一小塊，高麗菜葉一片，胡蘿蔔三公分，馬鈴薯½個，洋蔥¼個，奶油一大匙，肉汁一杯，鹽、胡椒、餅乾一塊。

作法：(1)燻肉各切片一公分厚。

(2)高麗菜葉與胡蘿蔔也各細切一公分厚。

(3)馬鈴薯也切片。

(4)洋蔥薄切之。

(5)鍋內放入奶油、燻肉，蔬菜等火熱後放入，再加入肉汁來煮。

(6)鹽、胡椒添加上去。

(7)餅乾弄碎後也加入。

蛋花湯

效用：蛋含蛋白質，洋蔥含刺激成分能消除疲勞、睏倦。

材料：蕃茄一個，洋蔥¼個，蛋一個，湯一杯，鹽、胡椒粉、芹菜少許。

作法：(1)蕃茄各角切成二公分厚。

(2)洋蔥角切成一公分厚。

(3)鍋內放入湯、洋蔥煮之，等柔軟後再放入蕃茄，打散的蛋、鹽、胡椒、芹菜卽可。

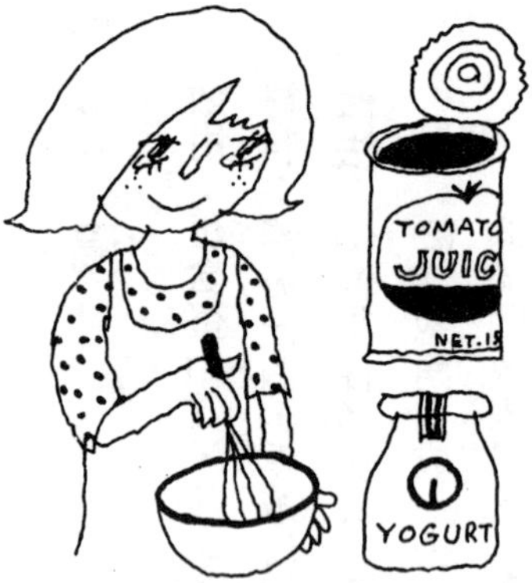

蕃茄酵母乳

效用：爲補給維他命類之飲料。

材料：蕃茄汁$\frac{1}{2}$杯，酵母乳一瓶，蛋黃一個。

作法：(1)碗內放入蛋黃，打散後一點一點放入酵母乳。

(2)然後再放入蕃茄汁攪拌卽可。

紅茶蘇打飲料

效用：紅茶中之咖啡因，及蘇打（汽水之類）之成分能消除睏倦。

材料：紅茶一小杯，蘇打一五〇c.c.。

作法：(1)先作成糖精，以砂糖二對水一之比例放入鍋內煮之，使之溶化冷卻。

(2)杯內放入紅茶，加入$\frac{1}{3}$之熱開水，使之冷卻。

(3)然後放入糖精，及蘇打。

(4)檸檬薄片也放入。

創造婦女的美與健康之清爽飲料

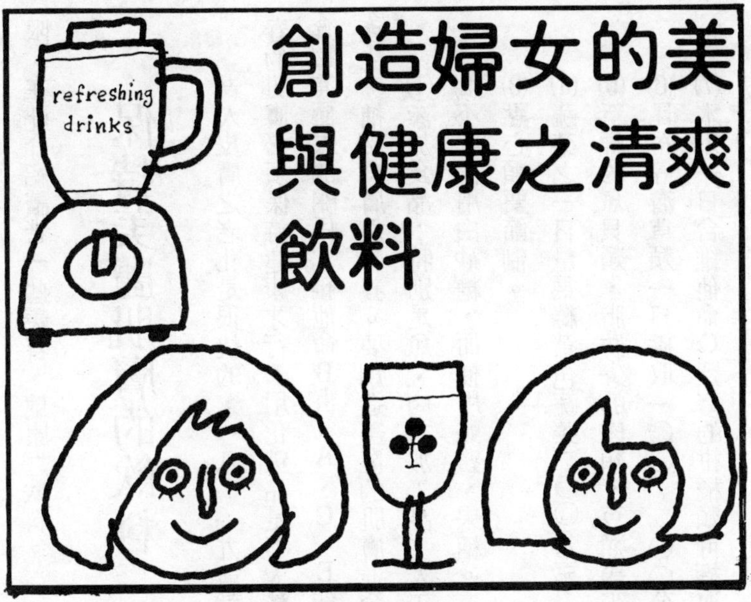

美容飲料能促進體內之新陳代謝，但飲料之材料必須選用新鮮，避免有食品添加物、農藥、及公害之污染等，而且不能以味道爲第一，應考慮營養之平衡，不要損害自然的營養下來飲用。

例如果菜汁，有許多人喜歡加多量的糖，這樣果汁中的維他命或礦物質的作用就變成低下，於美容、健康上也無法發生作用。糖分攝取過分會使血液中性脂肪增加，生果菜汁就無用了。放些蜂蜜比砂糖好，但也不可過量，糖分攝取過多與中年以後之肥胖、糖尿病有關。

飲量方面要注意的是不可飲過量，水分過剩會增加腎臟之負擔。一日量爲二〇〇c.c.～五〇〇c.c.，蔬菜與果汁白天喝比較合適。有放入酒精的飲料則晚上比較好，但以一〇〇c.c.爲限。在此介紹讀者一些美容、健康之飲料。

保持美麗肌膚的飲料

吾人皮膚之老化是很快的，一八～一九歲就開始生出小皺紋，「皮膚爲內臟之鏡」，要有青春的肌膚必須保持健康才行。用化粧品是不太能消去皺紋與黑斑的。皮膚之好壞與每日所攝取的食物有極大的關係。維他命B群、A、C、E能促進皮膚之代謝，防止黑色素之沈澱及小皺紋之產生，補給皮膚之營養。要創造美麗的肌膚進食時要注意下列事項。

(1)添加食品：特別是魚、肉之加工品，人工果汁等應極力避免。
(2)不要使用白砂糖，而使用蜂蜜、果糖。
(3)點心類要節制。
(4)蔬菜之一日量爲綠黃色蔬菜二〇〇公克，淡色蔬菜二〇〇公克，芋類一〇〇公克等均平衡攝取
(5)新鮮的魚貝類、脂肪少的肉類、豆類等蛋白質食品可平衡配合攝取。
(6)昆布等海草類一日攝取一〇〇～二〇〇公克。
(7)水果一日含維他命C豐富的柑橘類可攝取一〇〇～一五〇公克。

(8)酵母乳一日可攝取一〇〇～一五〇公克。
(9)對美肌有效之薏仁一日一回做爲主食攝取。
(10)新鮮果菜汁一日一～二杯。

草莓果菜汁——對粗糙的皮膚有效

材料：草莓八個，蘋果¼個，小松菜三〇公克，芹菜三〇公克，綠蘆筍二根，奶粉一大匙。
作法：(1)將草莓洗淨去蒂，蘋果去皮。
(2)將(1)之材料與小松菜、芹、綠蘆筍放入果菜機中榨汁，再放入奶粉攪拌即可。
※對皮膚疲勞、過敏症、雀斑、黑斑、皮膚黑有效。做好果菜汁後要立刻飲用，此點很重要

柿葉蘋果汁——對預防黑斑、雀斑有效

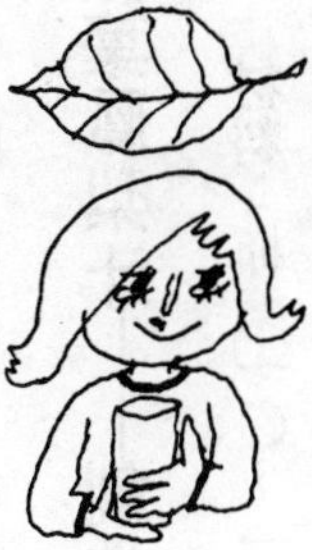

材料：柿葉一二～一三片，蘋果一個，芹三〇公克，檸檬¼個。
作法：(1)將蘋果去皮，和柿葉、芹菜，一齊放入果菜機內。
(2)榨汁後再添加檸檬汁。
※柿葉要使用柔軟的嫩葉。含維他命C，可防止黑斑、雀斑、

對高血壓、動脈硬化亦有益。

柿葉鳳梨汁——創造白色的肌膚

材料：柿葉一〇～一二片，鳳梨一五〇公克，芹菜二〇公克，蕃茄½個，檸檬¼個。

作法：⑴將鳳梨及蘋果去皮，與柿葉、芹菜一起放入果菜機內。

⑵添加檸檬汁。

※柿葉較苦，鳳梨味道較好，故鳳梨可多放些。含維他命C，對日曬、黑色素沈澱、青春痘有效。對高血壓者亦有益。

芹菜檸檬汁——防皮膚曬黑

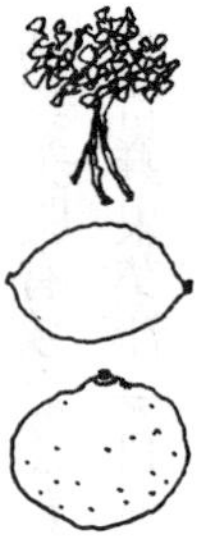

材料：芹菜三〇公克，檸檬一個，橘子一個。

作法：⑴將芹菜洗淨切細，然後用布擠汁。

⑵檸檬、橘子各切半擠汁。

⑶然後與⑴之材料混合。

※此一杯的果菜汁約含一二〇mg的維他命C，具防止皮膚

曬黑的效果。外出前飲用。

鳳梨蔬菜汁——防止日曬、治療皮膚曬黑

材料：鳳梨一〇〇公克，圓青椒一個，蕃茄一個，高麗菜葉一片，芹菜三〇公克。

作法；鳳梨去皮，將全部的材料放於果菜機中。

※此果汁一杯（二一〇c.c.）約含維他命C一三〇mg，對皮膚曬黑有效。此外日曬後皮膚之恢復也有效，高血壓者亦適合飲用。

有益便秘的飲料

每日排便順利對保持健康有極大的關係，便秘藉藥物並非解決的辦法，只有改善飲食，使腸部作用正常才是眞正有效之辦法。故要注意下列幾點。

⑴早餐後通便

早餐後是最好催起便意之時刻，胃部送入食物後，就引起大腸催便之收縮運動，特別是早上起來後胃部非常敏感，便意非常强。

常。

⑵新鮮的蔬菜及水果要平衡攝取

纖維質的蔬菜要攝取外，維他命、礦物質豐富的蔬菜、水果也要充分補給，使胃部之作用正常。

⑶海草類每日不可缺少

海草類之吸收率較差，故能刺激腸部，增加便量就能促進排便。

⑷紅豆要多攝取

含維他命B_1、B_2、B_6非常豐富，能強化腸之作用，纖維質具通便之作用。

⑸良質的植物油要充分攝取

油之攝取量過少時排便就不能順利進行，紅花油含維他命F，可防止血管老化。

⑹頑固的便秘多喝酵母乳

乳酸菌在腸內促進維他命之合成，殺死有害細菌，促進有益菌之成長，調合腸之作用。

便秘有效之飲法

(1)每日不要喝相同之果汁，在此所介紹之果汁均嘗嘗看。

(2)緊張便秘（腸之蠕動運動較鈍型）時早上起來空腹就立刻飲用二〇〇～三〇〇c.c.果菜汁，加冰塊亦可。

(3)痙攣性便秘（蠕動運動敏感型、下痢、便秘交互產生）空腹或食後一回量飲用果菜汁一〇〇～二〇〇c.c.以下，不要加冰塊。痙攣性便秘嚴重時，一回喝一〇〇c.c.，午前、午後（晚餐前）各飲二回。

(4)緊張性、痙攣性便秘均有時，起床後或進食時飲用二〇〇c.c.。

酵母乳草莓汁

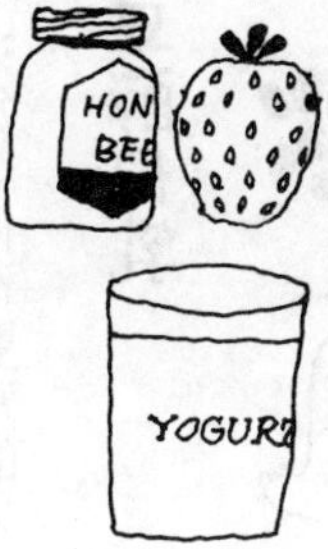

材料（一人分，以下同）：小麥胚芽一大匙，草莓七個，酵母乳一〇〇c.c.，蜂蜜一大匙。

作法：(1)將草莓用鹽水洗淨，去蒂。

(2)將(1)之材料與胚芽、蜂蜜一齊混合放入果汁機中。

※爲維他命豐富的果汁，對美容有效，小麥胚芽磨成粉末使用亦可。

紅豆酵母乳

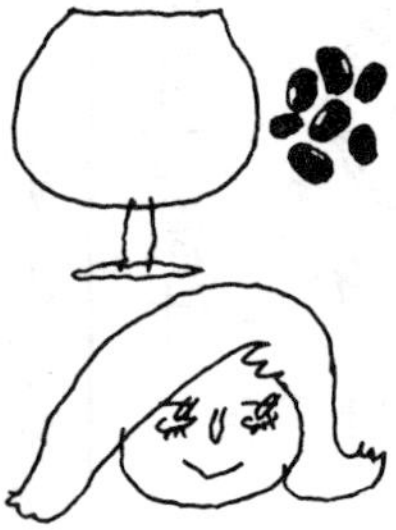

材料：煮熟紅豆一二〇公克，酵母乳七〇c.c.，蜂蜜一大匙。

作法：將全部材料混合放入果汁機中。

※**慢慢的咬嚼飲用**　空腹時飲之，繼續一週有效。除便秘外對肩酸、脚倦、腎臟、肝臟弱者亦有益，對過肥胖者飲之亦有好處。

芹菜蕃茄汁

材料：芹菜五〇公克，蕃茄一・五個，檸檬¼個。

作法：將芹菜、蕃茄放入果菜機中榨汁，再加上檸檬汁卽可。

※具增强精力之效果，可加少許的鹽或胡椒飲用，添加鳳梨、蘋果、香瓜汁亦可，含維他命B_1、B_2、B_6豐富，肌膚粗糙、容易疲勞者飲之有效。

酵母乳桃子汁

材料：桃子（成熟的）½個，酵母乳一〇〇c.c.，蜂蜜二大匙。

作法：⑴將桃子去皮，切成一半，除去種子。

⑵將桃子、酵母乳、蜂蜜一起放入果汁機中。

※此果汁若喝二～三日還不太見效時，可增加桃子量。桃子之纖維與酵母乳所含之乳酸菌能促進通便，具效果。乳酸菌能促進腸內維他命之合成，殺死有害菌，促進有效菌之成長，調和腸之機能。

咖啡酵母乳

材料：濃咖啡一〇〇c.c.，酵母乳八〇c.c.，蜂蜜二～三小匙。

作法：沖泡濃咖啡後放涼，再加上酵母乳，蜂蜜放於果汁機中攪拌。

※咖啡所含之刺激物能促進腸之蠕動作用，對緊張性便秘有效。但痙攣性便秘則不一定有效，因爲便秘種類不同，其食物療法也就不一樣。

消除更年期障礙之飲料

更年期在醫學上來說是性機能漸漸衰退，生理漸漸變無之時期，更年期因個人差異而不同，四五～五〇歲者最多。

症狀有多種，頭昏眼花、心臟急速跳動、脈搏增快、神經焦躁、血壓變動等。此外也會引起耳鳴、肩酸、頭暈、手足冰冷、便秘、下痢、失眠、頭痛等症狀。

更年期不必過分擔憂，儘快使症狀減輕，調和健康基礎才是最重要的，故攝取食物時白砂糖、添加食品、動物性高蛋白、高脂肪食品均要節制。不要使身體呈酸性過多狀態，攝取鹼性食品以平衡之。維他命B群、E、鈣、檸檬酸等均要攝取，這樣就能壓制體內老廢物代謝之增高，保持清潔血液，在此建議攝取綠色蔬菜、酵母乳、牛乳，以下介紹一些健康果菜汁，更年期前三〇歲、四〇歲者請飲用。

牛乳胡蘿蔔汁——對更年期之焦燥有效

材料：（一人分，以下同）

牛乳一五〇c.c.，脫脂奶粉一大匙，胡蘿蔔七〇公克，檸檬1/6個，蜂蜜二小匙。

作法：(1)將胡蘿蔔去皮，用擦菜板弄碎再擠成汁。

(2)牛乳、脫脂奶粉、檸檬汁與(1)之材料放入果汁機中攪拌。

※含豐富的鈣、維他命B、葉紅素，具鎮靜作用之飲料。而且能增強體內之抵抗力。

芹菜蘋果汁——對冷感、頭昏眼花具效果

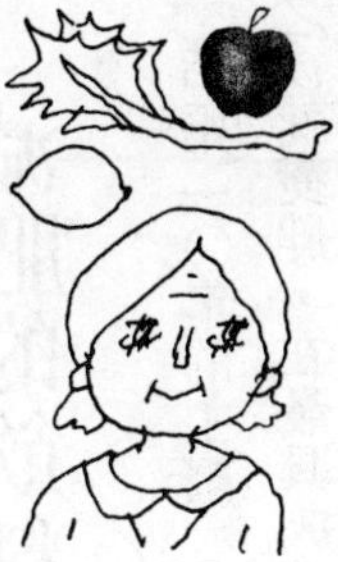

材料：芹六〇公克，蘋果一小個，檸檬¼個。

作法：蘋果去皮，配合芹菜放入果汁機中，再加檸檬汁。

※芹菜對血液循環有益，能抑制頭昏眼花、焦躁。早上、中午喝較好。

冷感、頭昏眼花、焦躁，更年期症狀較多者可飲此汁。

酵母乳蕃茄汁——消除胃之疲勞、肩酸

材料：蕃茄一個，酵母乳八〇c.c.。

作法：(1)蕃茄去蒂、皮，亂切之。

(2)與酵母乳放進果汁機中。

※胃腸較弱者，容易肩酸者，常飲酵母乳不錯，加上蕃茄含鹼性度較高，對肩部酸痛具效果。生有青春痘者亦可飲用，有益處。

檸檬酸飲料——對肩部酸痛功效迅速

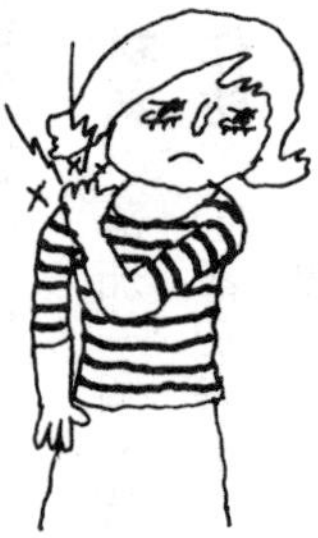

材料：梅油½匙，檸檬⅙個，蜂蜜二小匙，開水一四〇c.c.

作法：將蜂蜜與梅油混合，加上開水，攪拌之後，加上檸檬汁。

※檸檬酸之作用對肩部酸痛非常有效，喝醉酒、宿醉者飲之亦有效。

減肥的飲料

結婚一〇年的主婦一〇〇人之體重經過調查發現比婚前多一〇公斤以上者佔五〇%，生了孩子之後就變胖，在最具成熟美的四〇年代却變成肥胖身軀實在太可惜了。

要使妊娠中增加之體重在產後六個月，或至少一年內恢復正常之體重是很重要的，中年太胖顯出老化現象，又是導致成人病之因，故必須恢復苗條的身材才行。

要使消費之卡路里（增加）而攝取之卡路里減量。高糖質食品，味道濃厚的料理、濃湯均要節制。

飲料方面避免放砂糖，但水果、蜂蜜也要控制得好，此外促進代謝之維他命B_1、B_2、F、碘、檸檬酸等均要攝取。

而果汁也含卡路里，一日三杯、四杯喝下時卡路里就會過量。此點要注意。

放入胚芽之水果汁——減肥者代替早餐飲之

材料：（一人分，以下同）

小麥胚芽一大匙，香蕉½根，草莓五個，蕃茄½個，牛乳一〇〇c.c.。

作法：香蕉、蕃茄去皮，草莓洗淨去蒂，材料全部放入果菜汁中。

※此種果汁一杯約含一五八卡路里，想減肥者可代替早餐用。

昆布檸檬水——促進新陳代謝、去除贅肉

材料：昆布三～四個，海帶五公分，檸檬½個，開水⅓杯。

作法：⑴昆布洗淨，海帶切成片一公分。

⑵⑴之材料在水中浸一晝夜，取出之加上檸檬汁攪拌即可。

※對便秘、高血壓、動脈硬化、糖尿病、指甲容易折斷者亦有效。

增胖的飲料

瘦弱的原因是由於神經質、腺病質、胃弱、肌肉質、神經衰弱、胃下垂、飲食不規則、偏食等，其中最多的是由於胃弱、胃下垂、神經質、飲食不規則所致。

以肥胖者之飲食來考慮瘦弱者之飲食則是大錯特錯了，太胖者，油膩的食物、白米、酒、甜的食物不能多攝取，而胃腸弱者這些東西也是不能多攝取。

神經質者白米、甜食攝取過多時維他命B_1、鈣不足，還是一直瘦弱神經質，胖不起來。速食品、漂白、著色之食品會引起胃、肝臟痛要避免，攝取食物時，與其考慮量不如考慮質，首要重新鮮。脂肪植物性比動物性好，白米、白砂糖、白麵包要避免，多攝取含有較多醣類的馬鈴薯，大豆等良質蛋白質。要增胖比減肥困難，但只要過規律的生活就可改善之。

蜂蜜酵母乳——想增胖者之飲料

材料：煮熟栗子三個，酵母乳八〇c.c.，蜂蜜三小匙。

作法：將栗子煮熟後去皮，加入酵母乳、蜂蜜，放入果汁機內。

※若不用酵母乳可用牛乳代替，加入一些檸檬亦可。

胡蘿蔔、朝鮮人參精飲料——保有豐滿的身材

材料：人參精一・五匙，胡蘿蔔一根，蘋果一個，芹菜四〇公克。

作法：蘋果、胡蘿蔔去皮，配合芹菜放入果汁機內榨汁，再加入人參精攪拌。

※對胸部小者、月經不順、貧血、低血壓、瘦弱身軀者有效。

消除冷感症的飲料

冷感症爲女性特有的症狀，手、脚、腰若異常的冷不是眞正的健康身體，末梢神經之作用不良，貧血、低血壓也會招致冷感症，此外冷感症也會引起神經痛。

冷感症的體質血液循環不好，老化現象迅速，身體容易疲勞，要消除冷感症必須攝取維他命B_1、B_2、E、鉄、脂肪酸，以强化末梢神經之作用，不致引起貧血。

維他命少的糖質食品卽白米、精白米、白砂糖，均要控制，此外爲了使血液循環好，天然之

香辣料也要適當的攝取。

冷感症者喝之蔬菜、水果汁等具利尿作用之飲料要在午飯前飲用。

晚上則喝水果鷄尾酒，約八〇c.c.卽可，避免攝取水分過多。

我建議在夏天冷氣房內或冬天喝一些溫暖的飲料。蛋白質不足而招致冷感症者應多加牛乳、豆乳、脫脂奶、蛋於飲料中。胃腸弱者可添加植物性酵素。

大蒜、芹菜雞尾酒——冷感症者之晚間飲料

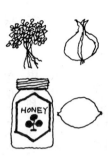

材料：大蒜酒四〇c.c.，芹二〇公克，檸檬1/4個，蜂蜜一小匙。

作法：(1)將芹菜切細用布擠壓成汁。

(2)將大蒜酒、芹菜汁、檸檬汁、蜂蜜混在一起。

※對低血壓者亦有益，使血液循環良好，強化體力。

番紅花、檸檬雞尾酒

材料：番紅花酒二大匙，檸檬1/3個，蜂蜜二小匙。

作法：番紅花酒、檸檬汁、蜂蜜混合之卽可。

※在睡前飲用。番紅花酒能使血液循環良好，治冷感症、月經不順也有效。加檸檬汁、蜂蜜較好飲用。

有益低血壓者的飲料

不論年紀多大，或多小，只要最高血壓在一百以下，最低血壓在五〇以下者，都被認爲是低血壓患者。如果是由心臟病、肺部的疾病或癌症等引發低血壓的話，則需要徹底的治療，但如只是單純的低血壓的話，即大可放心。一般低血壓患者自己本身常發覺會出現倦怠、無精打采、脾氣焦躁等自覺症狀，而且非常痛苦，同時對體力方面沒有自信。因此，低血壓患者們與其提高血壓，倒不如恢復强健的體力來得重要。

增强體力方面，首先減少主食，增加副食的攝取量，提高全體食物的營養價值是最重要的。低血壓患者同時也須在飲食方面適量地使用天然的香辛料，以增進食慾或提高胃液的分泌，並促進血液循環。每天早上一杯生果汁非常有效。

生薑果汁——充滿活力的早晨

材料（一人分，以下同）

生薑汁⅔小匙，高麗菜一片，荷蘭芹三〇公克，中型蕃茄半個，大青椒一個，芹菜二〇公克，大蘋果半個。

作法：⑴生薑洗淨榨汁。

⑵蘋果、蕃茄去皮，將所有材料混合，放入果汁機中打拌均勻，然後加入薑汁。

※天然的香辛料具有增進血液循環的效果。

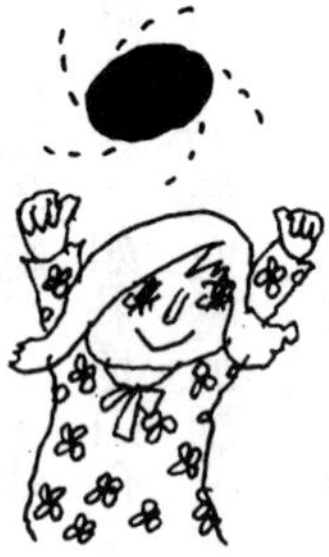

蒜頭芹菜汁—體力衰弱者

材料：蜂蜜醃的蒜頭中型三個，芹菜三〇公克，酸乳酪一〇〇c.c.，半個檸檬汁，蜂蜜二小匙。

作法：⑴芹菜葉切碎，以紗布包著，榨汁備用。

⑵加入蒜頭、酸乳酪、檸檬汁、蜂蜜、置於果汁機內打勻。

※如不用果汁機時，可將蒜頭切碎，和全部材料混合絞汁。討厭蒜頭臭味者可待晚飯之後再喝。

強化果汁——體力不支者

材料：蛋黃一個，草莓五個，中型香蕉半條，牛奶一〇〇c.c.，小麥胚芽一大匙，粉末葉綠素一小匙，蜂蜜兩小匙，檸檬1/6個。

作法：⑴香蕉去皮，草莓去蒂。

⑵以少量牛奶溶解粉末葉綠素。

⑶以⑴、⑵加入蛋黃、牛奶、胚芽、檸檬汁、蜂蜜等，置於果汁機內打勻。

※本果汁營養價值相當高，是低血壓者的增強精力補品。沒有草莓的話，可用季節性的水果。

有益貧血者的飲料

俗語常說，三個女人中就有一個患貧血，一般人誤以為貧血只是輕微的症狀，不足掛齒，但血液變薄則體力的消耗劇烈，容易疲勞，體力不足，同時更加速老化。

此時應充份地攝取蛋白質、鐵質、維他命C、維他命B_{12}，以及葉酸等純正的食物。

一個人每天的鐵質須要量是十mg，女性的需要量則高達一五mg。鐵質含量豐富的食物是海苔、紫菜、羊栖菜、嫩芽、酵母、蜆、鰹魚、肝、牡蠣、紫蘇葉、菠菜、蘿蔔乾、蕎麥、鮑魚、泥鰍、若鷺魚、蒸後發酵的大豆、黑糖、葡萄乾等等。

此外鐵質須在溶解狀態下才能被腸所吸收，但與丹寧結合的話，則無法溶解而成為塊狀，對身體毫無助益。因此飯後立刻喝下濃茶或咖啡等不適宜。

紅蘿蔔芹菜汁——促進血色

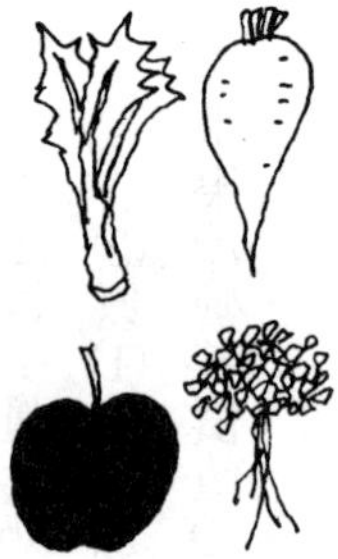

材料：（一人分，以下同）

紅蘿蔔一〇〇公克，荷蘭芹三〇公克，芹菜二〇公克，蘋果一個，檸檬1/6個。

作法：蘋果去皮，和芹菜等放入果汁機內打勻後，再加入檸檬汁。

※這是含有豐富的鐵質、維他命A、B_1、B_2的果汁，可增強抵抗力，並有恢復疲勞的效果。

綠豆漿果汁——培養體力

材料：豆漿一五〇c.c.，雞蛋一個，檸檬1/4個，粉末葉綠素一小匙，蜂蜜一大匙。

作法：⑴以少量牛奶先溶解粉末葉綠素。

⑵加入豆漿、鷄蛋、檸檬汁、蜂蜜，放入果汁機內拌打均勻。

※用芹菜汁或紫蘇汁代替粉末葉綠素亦可。本果汁含有豐富的蛋白質，是創造體力的最佳飲料。對於貧血而多皺紋，或無精神的人都特具成效。

紫蘇芹菜汁——補血果汁

材料：青紫蘇葉二五片，芹菜五〇公克，蘋果一個，檸檬¼個，黑砂糖一小匙。

作法：蘋果去皮，加上紫蘇葉、黑糖、芹菜，置於果汁機內拌打均勻，再加入檸檬汁。

※本果汁可補血和促進血液循環。臉色不好，及精力衰退，低血壓者飲用本品亦有效。蘋果也可用鳳梨或香瓜代替，同樣是芳香可口。

保護秀髮的飲料

女人無論到達何種年齡，那一頭烏黑柔亮的秀髮，永遠是她魅力的焦點。爲了保護秀髮，除了必須經常整理頭髮頭部外，供給頭髮必要的營養，也是一件不可忽視的事情。

供給頭髮的營養，一般來說以海藻類所含有碘質最好；除此之外，還有一些成分是必需的。諸如頭髮中的主要成份，含有硫黃的胺基酸，保護頭髮色澤的鐵質，以及維他命B_{12}、C、F、葉酸和碘。促進脂肪代謝的維他命B_2複合體，防止頭髮分叉斷裂的維他命B_{12}或A，防止產生頭皮屑的維他命B_1、B_2，促進頭部血液循環的維他命E、C、B_1、B_2、鐵質，以及其他種種酵素等。在食物方面來說，有羊栖菜、海帶、海帶根、裙帶菜、海藴、小豆、毛豆、蠶豆、菜豆、麻油、果實類、胚芽、綠黃色蔬菜、大蒜、香蕈類、芹菜、鷄蛋、淡酸乳酪等。

還有促進頭髮容易脫落及髮質變壞的原因，是由於攝取過多的抗生物質等藥物，以及不規律的飲食生活所帶來的貧血及疲勞等。

這樣地從注意內面的營養，以致於洗頭髮時所使用的洗髮精、髮油、髮霜等香料較少的良好品質的選擇，還必須勤於梳洗。

食物療法——防止頭髮斷裂分叉

材料（一人份，以下同）

小麥胚芽一大匙，蛋黃一個，牛乳一八〇c.c.，綠藻一小匙，紅花油一小匙，蜂蜜一小匙。

作法：(1)在綠藻裏加上少許牛乳使完全溶解。

(2)將全部材料放入果汁機，使完全攪合。

※對於皺紋、皮膚粗糙及便秘有良好的效果。

紅蘿蔔杏仁汁——保護頭髮色澤

材料：紅蘿蔔中一個，杏仁中二個，蘋果中½個，芹菜三〇公克。

作法：紅蘿蔔、杏仁、蘋果去皮和芹菜一起放入果菜機攪拌。

※加入少許紅花油則效果更顯著，對於由於睡眠不足等所引起的肌肉疲勞也有效果。

海帶果菜汁——防止白髮、保護頭髮

材料：不含鹽巴成份的海帶粉末一小匙，紫蘇菜葉二〇片，小松菜四〇公克，芹菜二〇公克，蘋果小一個，綠藻½匙，檸檬⅙個。

作法：(1)蘋果去皮和紫蘇菜葉、小松菜、芹菜放入果菜機攪拌。

(2)將檸檬汁、綠藻加入攪拌後的果菜汁(1)裏，再加入海帶的粉末攪拌均勻。

※對於貧血或皮膚粗糙沒有光澤的人，是一種有良好效果的果菜汁。

增強丈夫精力的飲料

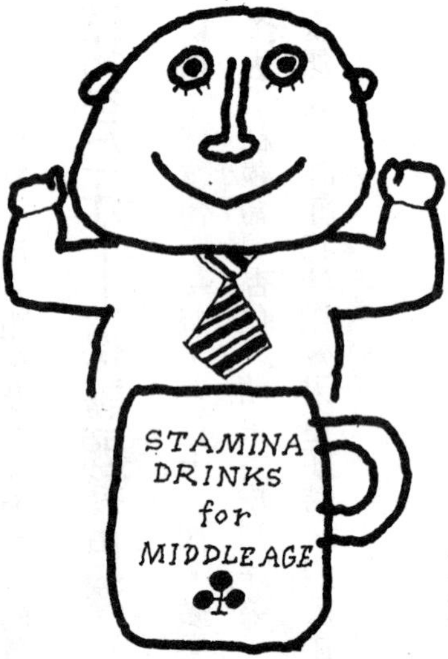

談到能夠增强精力及體能的食物，一般都會連想到含有脂肪等高熱量的東西，但是要培養具有持續性的精力、體能，則食物攝取的均衡是很重要的。這種均衡的攝取方法，隨著年齡的大小而有變化。

譬如對於正值發育的年齡，以及對於勞動量較高的一般中年人來說，當然是不一樣的。中年人如果持續不斷地攝取動物性高蛋白質、高脂肪的植物，由於他們比年輕人的新陳代謝及消耗能力較緩慢，這些食物的營養分就成爲血液的負擔，引起體液及血液的酸性化，不久就會走進一般的成人病。

動物性脂肪食品所含有的胆固醇和動物性蛋白質，確實能夠增强精力，但是如果不考慮到攝取均衡，將會是造成動脈血管硬化的原因因此，中年人要增强精力所必須注意的是保持乾淨的血液，和具有彈力及健康的血管，減少內臟機能的負荷所必須注意的飲食生活。爲了達到這個目的，首先要避免一些添加物的食品和多量殘留農藥的農作物等污染食品，並充分攝取維他命、礦物質、酵素、酵母等能夠提高身體的生理作用的營養素。其次爲了防止體液、血液的酸性化，也要攝取足夠的鹼性食品及含鈣量高的食品。

中年人能夠採取均衡的飲食生活，對於健康的重要性，相信大家也都有些了解。下面所要介紹的早晨果菜汁及睡前飲料，都是具有增加健康、强化體能、精力的東西。

晨間飲料使體力旺盛

早晨一杯新鮮的果菜汁，可以說是值千金的。榨取的新鮮果菜汁，不僅是維他命、礦物質及酵素的寶庫，同時能夠抑制腸內的有害細菌，提高有利細菌的作用。

生果菜汁含有多量的營養素，且鹼性度高。當人體喝下去後二〇分鐘以內，就能夠被血液吸收，運送到身體各部分去，成爲血液及肉體，强化內臟的功能，促進身體各機能活潑有力。

尤其當早上起來之後，喝生果菜汁能刺激胃部，促進酵素的分泌及增進食慾，並加强消化的功能。還有新鮮的蔬菜和水果所榨取的果菜汁，不僅有解毒、利尿作用，並能提高廢物的新陳代謝。提高生果菜汁效用的喝法：

(1)選擇綠色新鮮的蔬菜。(2)加入平常不經常攝取的蔬菜。(3)使用季節性的材料。(4)將蔬菜和水果洗乾淨，有皮則去掉，避免殘留農藥的危害。(5)注意水果及蜂蜜糖分的含量。(6)必須完全壓榨過後才喝。(7)選擇適合自己體質及症狀的東西。(8)要有耐性地每天持續不斷。

成人病體質者之晨間飲料

小松菜蘋果汁——增進健康、防止高血壓

材料：（一人份）：小松菜三〇公克，蘋果大一個，檸檬¼個。

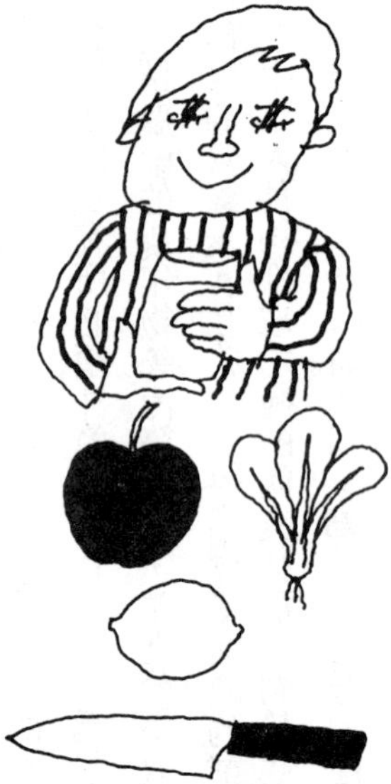

作法：(1)小松菜洗乾淨，蘋果去皮。

(2)將(1)的材料放入果菜機壓榨，加入檸檬汁。

※最好使用較好及高香味的蘋果，這樣就能去掉小松菜的腥味。請增加小松菜的量到自己所習慣的味道。小松菜含有紅蘿蔔素、維他命B_2、B_1、C，尼古丁酸、鈣質等，對於高血

壓、糖尿病及過敏性體質的人有特別的效果。也適合抽煙和喝酒的人。

冬天混合蔬菜——增强冬天的活力

材料：甘藍菜五〇公克，茼蒿菜四〇公克，芹菜二〇公克，蘋果中⅔個，橘子中一個。

作法：⑴蘋果、橘子去皮，芹菜、甘藍菜、茼蒿菜洗淨。

⑵將⑴所有的材料放入果菜機中磨榨。

※在榨好的果菜汁中滴進三～四滴的紅花油，更能夠提高效果，並且對於身體的抵抗力有增强的作用。因爲紅花油含有抑制不飽和高級脂肪酸、胆固醇的油酸等。

這是使用冬天的蔬菜和水果所做的果菜汁，對於高血壓、動脈硬化及患有成人病的人，具有顯著的效果。

防止成人病、具有强精效果的低熱量果菜汁

材料：芹菜二〇公克，鳳梨一〇〇公克，沙拉生菜½棵，蕃茄中½個，檸檬¼個，小松菜三〇公克，小麥胚芽一大匙，黃豆粉一大匙。

作法：⑴蕃茄、鳳梨去皮，其他蔬菜洗淨。

(2)蔬菜和水果一起放入果菜機壓榨過後，加入檸檬汁、胚芽、黃豆粉末攪拌均勻。

※適合於各種體質的人，是一種鹼性而能增强精力的果菜汁。尤其是患有成人病及過敏性體質的人，持續不斷地飲用此種果菜汁，能改善身體的體質，並且增强體力。

消除疲勞、增强體力的芹菜混合果菜汁

材料：芹菜六〇公克，紅蘿蔔中½條，甜椒中二個，蘋果小一個，梅肉精⅓小匙。

作法：(1)紅蘿蔔、蘋果去皮，芹菜、甜椒洗淨。

(2)將(1)的材料混合放入果菜機壓榨，加入梅肉精攪拌均勻。依自己的喜好，可以加入蜂蜜。

※含有豐富的維他命B_1、B_2，對任何一種體質的人來說，是增强精力的果菜汁。除了使用這些材料之外，再加入二〇公克左右的洋蔥，更具有效果。持續飲用，可以去除疲勞，恢復體力。

預防腦溢血的芹菜混合果菜汁

材料：芹菜七〇公克，菊苣三〇公克，蕪菁小一個，橘½個，蘋果小一個。

作法：(1)橘子、蘋果、蕪菁去皮，芹菜、菊苣洗淨。

(2)將(1)的材料混合放入果菜機壓榨。

※**注意事項** 芹菜有降低血壓的作用。由於冬天所攝取的生菜一般較少，因此在每天早上喝此種果菜汁，可以防止血壓的上升。冬天血壓容易上升，而且容易引起腦溢血，爲了有效防止，請經常飲用。

將小松菜、金橘加入此種果菜汁，更能夠增加效果。

預防感冒、過敏性的V・C果菜汁

材料：芹菜三〇公克，柳橙中½個，草莓中五個，蕃茄小一個，鳳梨六〇公克。

作法：(1)草莓去蒂、柳橙、蕃茄、鳳梨去皮，芹菜切段。

(2)將(1)全部材料混合放入果菜機壓榨。

※可以使用橘子、廣柑、檸檬或金橘等其他柑橘類的水果代替柳橙。柑橘類含有豐富的維他命C，容易患感冒的人可以喝此種果菜汁加以預防。也適合肩膀僵硬及過敏性體質的人，以及喜好高爾夫球的人。對於日曬過後的皮膚，也有顯著的效果。

動脈血管硬化的預防——海帶根香蕈精

材料：海帶根四～五個，乾香蕈中三個，檸檬¼個，水一杯。

作法：(1)海帶根和香蕈稍爲洗過後，放入水中浸一個晚上，夏天請放入冰箱。

(2)隔天將海帶根和香蕈取出，將泡過的水加入檸檬汁攪合。

※由於海帶、香蕈有降血壓的作用，患有高血壓的人早上起床後，立刻將此汁喝下，另外在早飯後，請再喝其他一杯果菜汁。海草類含有豐富的碘質，能夠促進物質的新陳代謝，並能預防動脈血管硬化。取出來的海帶和香蕈可以用來做菜。

具有降低膽固醇的紅花油綠色蔬菜果菜汁

材料：紅花油一小匙，沙拉生菜½棵，甘藍菜葉一片，芹菜二〇公克，甜椒中一個，蕃茄中½個，蘋果中½個，檸檬¼個。

作法：(1)蘋果、蕃茄去皮，其他蔬菜洗淨。

(2)將蘋果、蕃茄、沙拉生菜、甘藍菜、芹菜、甜椒混合放入果菜機，加入檸檬汁、紅花油調拌均勻。

※腸弱、下痢的人請減少紅花油的用量，胃腸好的人請稍微加多一點。

此果菜汁含有豐富的葉綠素和維他命，能夠清淨血液。

降血壓及治過敏性的柿葉蘋果汁

材料：柿葉中一片，蘋果小一個，芹菜二〇公克，檸檬½個。

作法：(1)蘋果去皮，其他材料洗淨。

(2)將蘋果、柿葉、芹菜混合放入果菜汁攪拌後，加入檸檬汁。

※柿葉請使用四～六月左右的嫩葉。柿葉含有多量的維他命C，對降低血壓有顯著的效果。不僅能夠減少動脈血管硬化、糖尿病、心臟病、過敏性等，對於腫泡、青春痘、皮膚粗糙等煩惱，也有良好的效果。因此請在柿葉剛長出時嘗試看看。

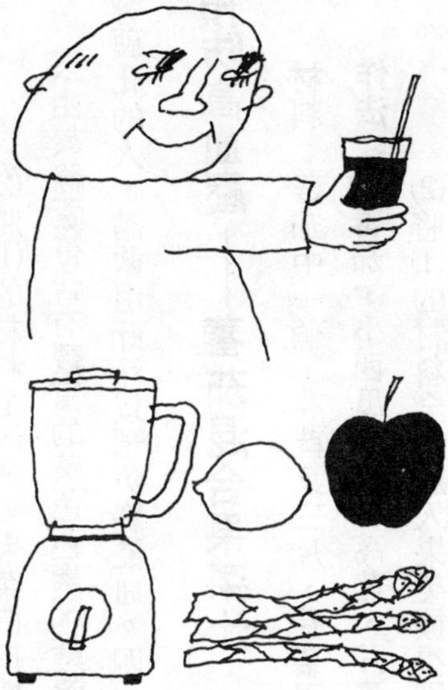

預防腦溢血──綠蘆筍汁

材料：綠蘆筍六棵。萵苣葉二片，草莓中六～七個，蘋果中½個，檸檬½個。

作法：(1)蘋果去皮，草莓去蒂。萵苣、綠蘆筍也洗淨。

(2)將(1)的材料全部放入果菜機攪拌後，加入檸檬汁。

※由於綠蘆筍含有豐富的黃色色素配糖體，能夠降低血壓和強化血管，擔心高血壓和動脈血管硬化的人，請飲用此汁以預防腦溢血。四～七月左右，是綠蘆筍的生產期。

預防高血壓——蕃茄混合果菜汁

材料：蕃茄中一個，萵苣葉三片，芹菜四〇公克，小西瓜½個，檸檬¼個。

作法：(1)蕃茄、小西瓜去皮，萵苣、芹菜洗淨。

(2)將(1)的材料全部放入果菜機裏壓榨後，加入檸檬汁。

※由於蔬菜和水果含有多量的鈣質，如果充份攝取，能夠將尿中的鈉質順利排泄掉，以防止血壓的上升。

不限於這裏所舉出的材料，也可以使用沙拉生菜、甘藍菜、甜椒替換。

預防體液變成酸性——甘藍菜、小松菜汁

材料：甘藍菜五〇公克，小松菜五〇公克，芹菜二〇公克，蘋果½個，檸檬½個。

作法：(1)蘋果去皮、甘藍菜、小松菜、芹菜先洗淨。

(2)將(1)的材料全部放入果菜機攪拌後，加入檸檬汁。

※每天喝含有豐富的維他命、紅蘿蔔素等的混合蔬菜汁，能夠中和具有酸性傾向的體液，尤其是常在外面吃飯的人，大都攝取酸性食物，爲了預防疾病的發生，請多飲用此種果菜汁。

强化心臟功能——芹菜綠蘆筍汁

材料：芹菜五〇公克，綠色蘆筍一〇〇公克，蘋果中½個，檸檬½個。

作法：(1)蘋果去皮，芹菜、綠蘆筍洗淨。

(2)將(1)的材料一起放入果菜機壓榨後，加入檸檬汁。

※由於含有豐富的維他命B_1、B_2，能夠强化心臟功能，對於心臟衰弱的人，請經常飲用此種果菜汁。綠色蘆筍能夠强化心臟及肝臟的機能。還有所含的黃色色素配糖體，也能增强毛細血管的抵抗力。

預防肥胖、促進新陳代謝——芹菜海帶水

材料：芹菜二〇公克，海帶根五～六個，檸檬½個。

作法：(1)海帶根稍微洗過後，放入一〇〇c.c.的水裏浸一個晚上。

(2)芹菜洗淨切成細絲，包在紗布內榨汁。檸檬用絞汁器壓榨。

(3)取出(1)的海帶根後，加入芹菜汁與檸檬汁。

※由於對於所有的成人病有良好效果，並能促進身體各部門的新陳代謝，所以是一種防止老化的長壽飲料。海草類所含的碘質，不僅能夠促進新陳代謝，對於預防動脈血管硬化、糖尿病、過敏性體質、便秘等也具有良好的效果。

吸煙過多的人——芹菜橘子汁

材料：芹菜三〇公克，橘子小的一個，蘋果中¼個，蜂蜜二～三小匙。

作法：(1)橘子、蘋果去皮，芹菜洗淨。

(2)將(1)的材料全部放入果菜機壓榨後，加入蜂蜜調合均勻。

※吸煙過多的人，血管比較容易老化，因此必須攝取能夠強化血管的維他命P及C，以及清淨血管的葉綠素和高鹼性的東西。芹菜及橘子尤其是具有此種功能的食品，請多加以利用。

有助於高爾夫球運動的果菜汁

材料：蕃茄中的一個，檸檬小的一個，沙拉生菜中½棵，芹菜二〇公克，蘋果小的一個，脫脂奶粉一大匙，小麥胚芽二大匙，蜂蜜二小匙。

作法：⑴蕃茄、檸檬、蘋果去皮，芹菜洗淨。

⑵將⑴的材料全部放入果菜機，加入脫脂奶粉、胚芽、黃豆粉、蜂蜜調合均勻。

※此種果菜汁含有多量的維他命、礦物質、蛋白質和酵素，如果難喝的話，請加入鳳梨，味道比較好。

强化血管、預防腦溢血——金橘汁

材料：金橘六～七個，沙拉生菜葉四片，蘋果小一個，蜂蜜一小匙。

作法：⑴由於金橘皮要放入果菜機，請洗乾淨。蘋果去皮，其他材料也洗乾淨。

⑵將⑴的材料全部放入果菜機壓榨後，加入蜂蜜。

※金橘含有豐富的維他命P、C，能夠强化血管。由於冬天能夠引起腦溢血，尤其必須每天飲用金橘汁，以增强細胞血管壁的抵抗力。

增强體力抵抗力——V．A果菜汁

材料：芹菜三〇公克，紅蘿蔔中½條，甜椒中二個，小松菜三〇公克，西瓜中½個，檸檬¼

個，紅花油二～三滴。

作法：⑴紅蘿蔔、西瓜去皮，甜椒、芹菜、小松菜洗淨。

⑵將⑴的材料全部放入果菜機壓榨後，加入檸檬汁調合均勻，然後再加入紅花油攪拌至完全溶解。

※注意事項　加入少量的油，能夠提高體內紅蘿蔔素的吸收，充份供應眼睛的營養。對於皮膚粗糙、皺紋、凍傷等，具有良好的醫療效果。

喝酒過多及肝臟衰弱者之飲料

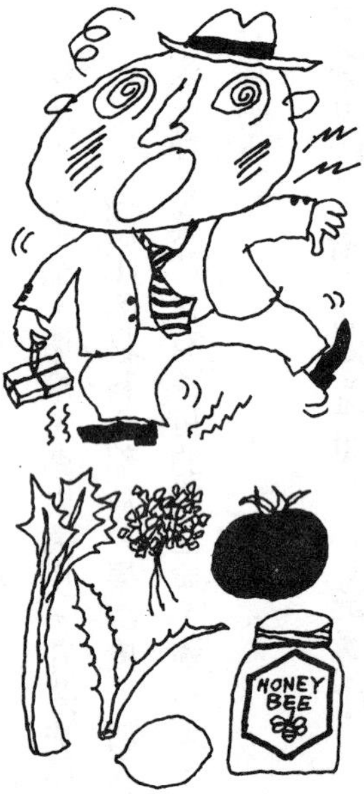

強化肝臟功能——V・B果菜汁

材料：芹菜七〇公克，蕃茄小的一個，蘋果小一個，蘆薈一〇公克，蜂蜜一～二小匙，檸檬½個。

作法：⑴蕃茄、蘋果去皮，芹菜、蘆薈洗淨。

⑵將⑴的材料全部放入果菜機壓榨後，加入檸檬汁、蜂蜜調合均勻。

※這是一種含有豐富維他命B群、強鹼性果菜汁。多喝對於疲勞的肝臟有良好效果，還能充份供應增强肝臟功能所需的營養。

精力減退及容易疲勞的人，請多喝此種果汁。對於糖尿病及性機能衰弱的人也具有很大的效果。

加酸梅的翠綠果汁──提高解毒效果

材料：中型高麗菜一片，中型沙拉菜葉一片，青紫蘇葉一〇片，荷蘭芹一〇公克，圓青椒（柿子椒）中型的兩個，王子香瓜中型的取一半，去子削皮，酸梅肉精華三分之一匙，蜂蜜二小匙

作法：⑴王子香瓜削皮去子。圓青椒削成兩半去子。

⑵以⑴項中的二物和高麗菜、沙拉菜、青紫蘇之葉、荷蘭芹等一同放入果汁機中打散，並加入酸梅肉，予以打勻。

※如沒有香瓜時，請利用鳳梨、桃子、或蘋果代替。

此種果汁對各種成人病，以及變態反應（Allergio）等都具有良好的治療效果。

豆漿加酵母乳——過份疲勞以及肝臟過勞有效

材料：豆漿一〇〇c.c.，酵母乳八〇c.c.，荷蘭芹五公克，紅蘿蔔二〇公克，中型蘋果1/4個，檸檬1/4個，蜂蜜二小匙。

作法：(1)蘋果、紅蘿蔔去皮，荷蘭芹折枝洗淨。

(2)以(1)項的物品加入豆漿、酵母乳、檸檬汁、蜂蜜，以果汁機打勻。

※食用時與其用喝的，倒不如用湯匙舀着喝好好咀嚼。能夠給予機能低下的肝臟充份的營養，加強其功能。或加入黃豆粉、小麥胚芽，更可增加蛋白質和維他命的成份，也可適用於早餐。

海帶蕃茄長生酒——高齡度飲料

材料：海帶五～六條，中型蕃茄一個，芹菜一〇公克，荷蘭芹五公克，洋葱一〇公克，半個檸檬。

作法：(1)海帶洗淨，置於八〇c.c.的水中浸泡一晚後取出。

(2)蕃茄、洋葱去皮，芹菜切枝。

(3)於(1)、(2)中加入荷蘭芹、檸檬汁，放入果汁機內打勻。

※本汁不但有益於便秘，同時解毒力很强，更可强精。糖尿病患者更是有效，濾過後的海帶可用於其他料理，由於已軟化，故味道相當可口。

柿子高麗菜汁——宿醉的第二天早上

材料：中型柿子一個，中型高麗菜兩片，1/6個檸檬。

作法：(1)柿子去皮去子，高麗菜洗淨。

(2)將柿子和高麗菜置於果汁機中打勻，並加入檸檬汁。

※所謂宿醉是酒後體內酒精仍殘留不散的狀態。生果汁能迅速的被血液所吸收，能立刻解酒，並迅速排泄酒精分，保護肝臟。

除柿子之外，利用梨子、枇杷、香瓜、西瓜等水果亦有相同效果。

胃腸或肝臟衰弱時，可加入蘋果、芹菜、蕃茄生飲。

小松菜蘋果酸乳酪——有助變態體質者飲料

材料：小松菜（油菜的一種）五〇公克，中型蘋果1/2個，檸檬1/4個，酵母乳八〇c.c.，脫脂奶粉一大匙，兩小匙的蜂蜜。

作法：⑴蘋果削皮，小松菜洗淨。

⑵用⑴的材料加脫脂奶粉打勻。

⑶以⑵的材料加酵母乳、檸檬汁、蜂蜜等再置於果汁機中打勻。

※除小松菜之外，可用高麗菜、沙拉菜或萵苣等代替，每天飲用。因爲加入了蜂蜜、脫脂奶粉、酵母乳、所以並不難喝。

荷蘭芹、酸梅肉蜂蜜——容易濕疹的人

材料：梅肉精小匙約$\frac{1}{3}$～$\frac{1}{4}$，荷蘭芹二〇公克，蜂蜜二小匙，水七〇c.c.。

作法：⑴荷蘭芹洗淨，切成小碎片，用紗布包好，擰出其汁。

⑵把芹汁和水、酸梅精、和蜂蜜放於茶杯內攪拌均勻。

※搔癢嚴重時，每天可喝兩三次無妨，症狀稍輕時，減爲每天一次而繼續喝。濕疹嚴重時，儘量減少蜂蜜的用量。容易出濕疹的原因有很多，所以最好到專門的醫生那兒去做詳細的檢查。

胃腸弱者之飲料

蘿蔔蘋果汁——胃口不佳胸悶的人

材料：蘿蔔五〇公克，芹菜二〇公克，小蘋果一個，¼個檸檬。

作法：⑴蘿蔔、蘋果去皮，芹菜洗淨。

⑵配合⑴的材料加入檸檬汁置於果汁機中打勻。

※蘿蔔含有澱粉分解酵素，有助於消化。蘋果也是胃腸衰弱者的最佳水果。有些人一吃甜食、餅乾就會胸口鬱悶，食慾減退，這種症狀服用本果汁最好。此外，感冒時，於本果汁中加蜂蜜會有意外的治療效果。

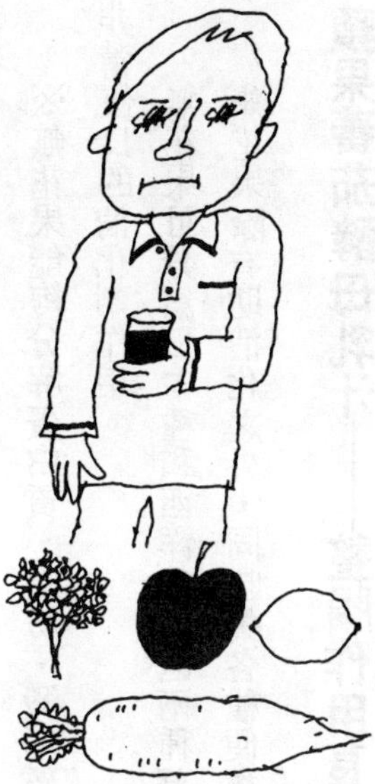

無花果香蕉酵母乳——豐富的酵素有益便秘者

材料：大型無花果一個，中型香蕉半根，酵母乳八〇c.c.，蜂蜜兩小匙。

作法：無花果、香蕉去皮，所有材料放於果汁機中打勻。

※無花果能夠分解蛋白質、脂肪、澱粉質等成爲各種酵素，所以當做飯後水果的話，能擁有非常優良的消化劑作用。

無花果可分爲日本種和西洋種，但兩種都盛產於初秋的時候。

無花果除有助消化之外，同時對各種便秘也有效果，所以飯後食用的話，也能夠消除便秘。

蘋果蕃茄酵母乳汁──整腸作用良好

材料：小型蘋果½個，蕃茄½個，酵母乳八〇c.c.。

作法：蘋果、蕃茄去皮，和酵母乳一起置於果汁機中打勻。

※蘋果、酵母乳有極大的整腸效果，再加上含有豐富維他命B群的蕃茄則效果更加顯著。經常飲用的話，胃腸的作用必逐漸增强。

同時對胃下垂、便秘、胸悶、神經痛、風濕、面疱等症狀也有效果。胃腸消化不正常則易長面疱，所以必須由體內解毒才有效果。

酸梅紫蘇汁──容易下痢者

材料：酸梅兩個，青紫蘇一〇片，二～三小匙的蜂蜜，開水一〇〇c.c.。

作法：⑴酸梅洗淨，浸於水中數小時，等大部份的鹽分消失後，再取出去子。

⑵將⑴的酸梅肉，和紫蘇葉、蜂蜜、開水等放入果汁機中。

※酸梅應取用沒有人工加色素的酸梅才好。如不浸水去鹽的話，對高血壓和心臟病者有害，所以必須去鹽才行。

容易下痢的人請每天飲用。容易肩膀疼痛、蕁麻疹的人也可飲用有效。

加入酵素的高麗菜汁——潰瘍性的胃腸病

材料：中型高麗菜葉三片，芹菜二〇公克，小蘋果一個，1/6個檸檬，植物性酵素的粉末兩小匙。

作法：⑴蘋果去皮、高麗菜、芹菜洗淨。

⑵在⑴的材料中加入檸檬汁，放入果汁機中打勻，並加酵素粉混合均勻。

※除高麗菜之外，偶而也可用小松菜代替。

植物性酵素是用蔬菜、野草或水果用特殊方法製造而成的酵素，市面上可買得到。

創造夫妻兩人精力與健康之睡前酒

所謂睡前酒就是睡前爲求安睡所喝的酒。從事神經勞動或激烈的神經性疲勞時，常由於神經緊張而無法入睡，這種情況下，如果用少量的酒精引導神經使之鬆弛的話，就可一睡到天亮。沈睡可消除肉體和精神的緊張，同時更是明天健康和精力的基石。

製造效果性的睡前酒最重要的事項有幾個：(1)水份不要加入過量，最多不可超過一八〇c.c.。(2)少量的使用高酒精含量的酒。但如果飲用像啤酒那種低含量的飲料過多的話，半夜還須常上厠所，反而收到反效果就不好了。(3)糖尿病、心臟病患者在飲用睡前酒時，也須注意含糖量的多寡。(4)睡前酒無須每天服用，可配合自己的體質服用。特別是有成人病或潰瘍症狀的人，更不可每天服用。

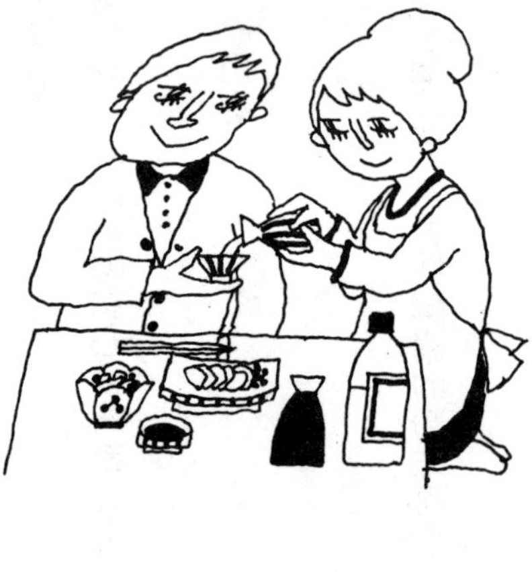

有助丈夫旺盛精力的飲料

芹菜酸梅酒——强化體力

材料：芹菜二〇公克，梅子酒三〇c.c.，檸檬八分之一個。

作法：⑴芹菜洗淨，切碎用紗布包裹絞汁。

⑵用⑴的材料加入梅子酒拌勻，並放入檸檬汁。

※可强化末梢神經的功能，和强精。

梅子酒的作法：

將青梅擦淨，放入消過毒的容器內，其上放入松葉（青梅一．二公克用三〇根松葉），冰砂糖（六〇〇公克）。並注入米酒一．八公升，密閉置於陰暗之處。經三個月後即可飲用。梅子酒不可飲用太多。

檸檬蒜頭雞尾酒——具有卓越强精效果

材料：兩大匙檸檬酒，蒜頭酒一～二匙，⅙個檸檬。

作法：檸檬酒、蒜頭酒、檸檬汁、兩小塊冰等置於容器內搖晃均勻，倒入杯中。

※蒜頭酒有股味道，非常難以下喉，加入檸檬酒後則變得芳香可口。愛好蒜頭的人可和檸檬酒等量配合亦無妨。

本酒可防止體液的酸性化，對於經常感冒、下痢、或沒有體力的人都特具奇效。但請配合你的體質飲用。

加梅子酒的蘋果湯——腸子衰弱的人

材料：½個蘋果，¼個檸檬，梅子酒一～二大匙，蜂蜜⅔小匙。

作法：⑴蘋果去皮後切成薄片，置於小鍋子內加入蜂蜜以弱火煮。

⑵加入檸檬汁，於沸騰之前將火熄掉。

⑶加入梅子酒，攪拌均勻。

※蜂蜜可依梅子酒的甜度酌量增減，這種酒有整腸作用，可於第二天早上暢快的通便。同時有助於神經的安定。梅子酒可依個人的嗜好增加至三大匙無妨。

綠藻酸白蘭地——誘導安眠

材料：綠藻粉末（葉綠素，chlorella）一小匙，½個柑桔，白蘭地兩大匙，蜂蜜兩小匙。

作法：⑴柑桔榨汁，混合白蘭地、蜂蜜。

⑵小冰塊兩三塊加入⑴之中攪拌，並混合加入葉綠素。

※對於酒精份攝取過多的人而言，偶爾也須飲用這種雞尾酒以保護胃或肝臟。

糖尿病的人，或過肥等人飲用時不要加入蜂蜜。可利用含砂糖熱量三〇分之一的低糖類「馬爾畢多」。

牛奶泡泡飲——消除神經的緊張

材料：牛奶一二〇c.c.，脫脂奶粉一大匙，蜂蜜一小匙，杜松子酒二大匙。

作法：(1)牛奶中加入脫脂奶粉，仔細攪拌均勻。

(2)容器中加入杜松子酒和蜂蜜在(1)之內，搖拌均勻後，注入杯中。

※牛奶和脫脂奶粉中所含有的鈣質、維他命可使因酒精分而高昂的神經緊張緩和下來，發揮鎮靜的效果而誘導安眠。

牛奶具有緩和鎮定神經的作用，是睡前最優秀的飲料品。杜松子酒很香，也是良好的睡前酒。

香蕉泡泡飲——想長胖

材料：香蕉半條，牛奶一五〇c.c.，檸檬¼個，蜂蜜一大匙，杜松子酒兩匙。

作法：(1)香蕉去皮後，和牛奶、檸檬汁、蜂蜜混合用果汁機打散均勻。

(2)杜松子酒加入(1)內，再度打勻。

※這是易於吸收的高熱量睡前酒，蜂蜜可依各人的愛好酌量增加。

一根香蕉含有半碗飯的熱量，但却具有米飯所沒有的維他命A或B_2及維他命C。而且又是容易吸收的糖質來源，是過瘦或胃下垂的人最好的水果。

甜酒蛋雞尾酒——强化精力

材料：兩大匙甜酒（白葡萄或紅葡萄皆可），五、六滴白蘭地，蛋黃一個，檸檬汁半個分，蜂蜜一大匙。

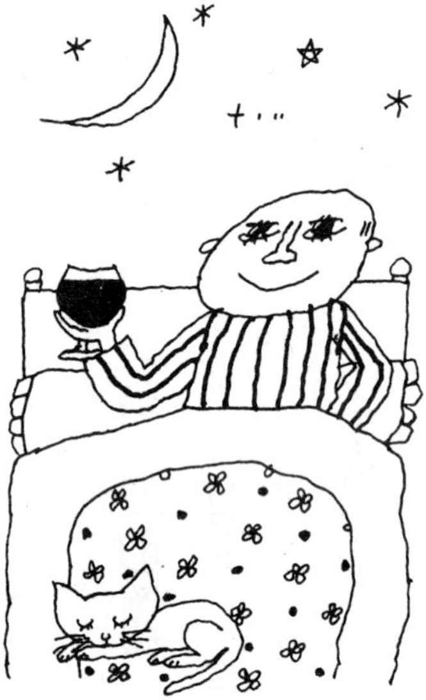

作法：全部材料放於容器內，攪拌均匀後，注於玻璃杯內。

※這是營養價值頗高的鷄尾酒。蛋黃裏面含有大量的胆固醇，所以動脈硬化者或高血壓的人最好一星期喝一次即可。但是加入高鹼性的檸檬後，相互間能保持平衡。

這個不但可當睡前酒，同時也可當健康性的飲料。

綠雞尾酒——貧血者強化精力

材料：芹菜二〇公克，紫蘇酒三大匙，¼個檸檬，一小匙蜂蜜。

作法：⑴芹菜切碎絞汁。

⑵將⑴的芹菜汁、紫蘇酒、檸檬汁、蜂蜜等放於容器內，攪拌均勻之後注入杯子內。

※這是含有豐富的胡蘿蔔素、鐵質、葉綠素的睡前酒。容易疲勞和血色不良的人最具效果。

紫蘇酒的作法：紫蘇葉和穗洗淨，去掉水分，切碎後先用包裹，再置於容器內，加入五倍的米酒，兩個月後就可以食用。

蘆薈雞尾酒——過敏性體質的人

材料：蘆薈粉末⅓小匙，黑葡萄酒三大匙，小蘋果一個，蜂蜜二小匙。

作法：⑴蘋果削皮，放入果汁機內打勻。

⑵將⑴和其他材料全部混合後置於容器內攪拌均勻，或放入果汁機內攪拌亦可。

※蘆薈是解毒力很强的藥草，所以對過敏性體質和肝臟障礙者亦有奇效。潰瘍者可得減少葡萄酒的份量較好，蘆薈可自行栽培，但購買市面上出售的粉末不但方便，

而且易於飲用，可節省不少時間。

木瓜葡萄酒——胃部痛楚而無法入睡者

材料：木瓜¼個，檸檬汁⅓個份，葡萄酒（黑白皆可）三大匙，蜂蜜一～二小匙。

作法：⑴木瓜去皮，取出其內的種子。

⑵所有的材料混合，用果汁機攪拌均勻。

※木瓜之中除含有維他命C、胡蘿蔔素之外，尚含有豐富的木瓜因，木瓜因有充份的分解酵素，因爲這是濃度很夠的飲料品，所以暴飲暴食之後，成爲最佳的睡前飲料。也是胃部疾患無法成眠者的最佳飲料。以白蘭地代替葡萄酒亦可。

蜂蜜加蛋黃酒——剛患感冒者

材料：蛋半個，日本酒（無添加酒）一三〇c.c.，蜂蜜二～三匙。

作法：⑴鷄蛋打散放於小鍋內，加入蜂蜜後攪拌均勻。

⑵以極小的火煮，加入少量的酒，並迅速地用筷子拌勻。

⑶等成爲黏糊狀時，立刻將火關掉，小心注意，千萬不要煮成固體狀態。

※從古以來，蛋酒就被認爲是有助於感冒的睡前酒，飲下蛋黃暖身之後，可充分地將汗趨出體外，出汗時拭乾，好好休息，到第二天早上卽能精神愉快。

金橘酒——强化血管

材料：（一次製造的需要量）金橘五〇〇公克，米酒〇．九公升，蜂蜜三〇〇公克。

作法：⑴金橘去蒂，逐個洗淨，拭乾之後，以小刀在每個金橘切出數道縱的切痕。

⑵將⑴的材料、和蜂蜜、米酒放入於可封密的瓶子之內，加蓋後置放兩個月。取出當睡前酒飲用時，每天的數量，約以三〇c.c.爲適度。

※金橘皮含有豐富的維他命C及D，所以具有强化血管的作用，同時也是高血壓和動脈硬化者的良藥。容易感冒者和牙齒容易出血的人也有奇效。

紅蘿蔔甜酒——加强抵抗力

材料：紅蘿蔔五〇公克，蘋果半個，兩大匙黑葡萄酒，白蘭地三～四滴，一小匙的蜂蜜。

作法：⑴紅蘿蔔、蘋果削薄片榨汁。

⑵加上蜂蜜予以攪拌均匀。

※即使討厭紅蘿蔔的人，本果汁也相當易於下嚥。紅蘿蔔中含有豐富的胡蘿蔔素，同時也是高鹼度的食品，睡前使用此種蔬菜或水果的飲料，則有助於增進健康。

糙米酒——寒冷天的滋養睡前酒

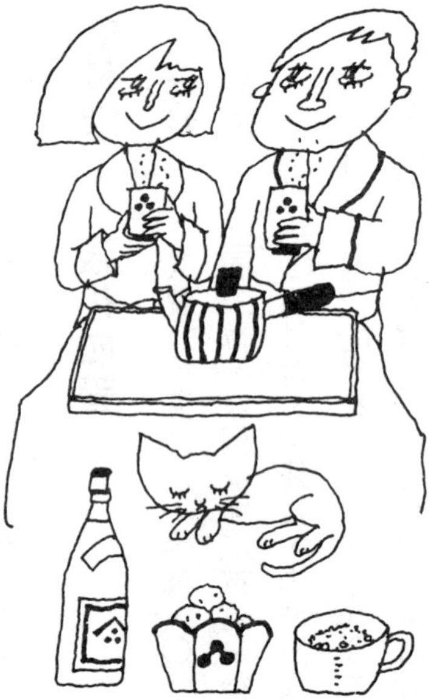

材料：糙米兩大匙，海帶原汁（以海帶所熬出的濃湯）兩杯、酸梅一個，米酒五〇c.c.。

作法：(1)糙米洗淨後置於鍋內，加入海帶濃湯後以弱火熬煮成五分之一份量的米湯。

(2)酸梅浸於水中半天左右以去除鹽份，去除了之後放入於(1)內。

(3)將(2)注於厚杯內並加酒，予以拌勻。

※這是助長健康長壽的睡前酒。如溫度過高則傷胃，所以應待稍涼後再慢慢飲用。感冒初期飲用也有效果。

鳳梨雞尾酒——熱天的柔和睡前酒

材料：鳳梨七〇公克，酸乳酪六〇c.c.，白葡萄酒三〇c.c.，白蘭地三～四滴，蜂蜜一小匙。

作法：⑴所有材料全部冷藏備用。

⑵鳳梨去皮，加上全部材料，置於果汁機中打勻。

※夏天酷熱而難以就寢時，這是冰涼柔和而芳香可口的睡前酒。如加冰塊使用的話，則水份變成太多，所以應將材料先冷藏備用較佳。

這是含有豐富的維他命B群以及維他命C的香甜、柔和的營養飲料。

草莓雞尾酒——老煙槍的飲料

材料：草莓五個，檸檬酒三〇c.c.，檸檬汁⅓個份，兩小匙蜂蜜。

作法：用鹽水將草莓洗淨，去蒂以後，混合其他的材料放入果汁機中拌打均勻。

※草莓是含有大量維他命C和檸檬酸的水果。

本果汁對於高血壓、低血壓、糖尿病、肝臟病也具有效果，大量抽煙的人，有必要補充充分的維他命C，所以本鷄尾酒最適合於老煙槍。

草莓如不用鹽水浸洗去蒂的話，會變成多水且淡而無味。

高麗人參飲料——低血壓者的精力食品

材料：朝鮮人參酒二〇c.c.，梅子酒一〇c.c.，檸檬酒一〇c.c.，一小匙的蜂蜜。

作法：將全部材料放入容器內攪拌均勻後即可飲用。

※可增加血液循環，同時可迅速地恢復疲勞。患有潰瘍者，請以蘋果汁加上一〇c.c.的人參酒飲用。

高麗人參酒的作法：先準備廣口瓶，以開水消毒後拭擦乾淨，用曬乾的人參時取二〇〇公克，生人參的話則選擇長約二〇公分的一根，放入瓶內，再放入三五度的米酒一．八公升，封閉瓶口保存於陰暗處，經一個月後就可飲用。

白蘭地壽參茶——强化晚上精力

材料：白蘭地一小匙，朝鮮人參茶二～三小匙，蜂蜜一～二小匙，檸檬1/6個，開水一五〇c.c.。

作法：(1)把人參茶放入溫過的茶杯內，後加入開水。

(2)再加入蜂蜜、檸檬汁，攪拌均勻後加入白蘭地。

※這種飲料，可使身體非常的暖和，所以是初秋到冬天的最佳睡前酒。夏天飲用此酒會使身體更熱而難以入睡，所以最好是不要喝。

高血壓者也不適合此飲料，人參茶市面有售。

芹菜雞尾酒——恢復慢性疲勞

材料：芹菜酒兩大匙，檸檬¼個，蘋果¼個，蜂蜜一～二小匙。

作法：⑴蘋果削薄片，榨出其汁。

⑵於⑴中加入檸檬汁、蜂蜜攪拌均勻後，再加入芹菜酒。

※本品是含有豐富的維他命B_1、B_2，以及維他命C、檸檬酸等的飲料。提高體內老舊廢物的新陳代謝，是適合於各種類型人物的精力飲料，夏天時加冰或冷凍再喝也可。

芹菜酒　將芹菜的莖、葉切碎，置於紗布袋內，加入四倍的米酒，密閉封口，放置兩個月即可。

高血壓者的睡前酒

材料：香蕈酒兩大匙，金橘酒⅔匙，檸檬¼個。

作法：香蕈酒、金橘酒、檸檬汁混合在一起，予以攪拌均勻。

※香蕈、金橘、檸檬等具有降低血壓的效果。但香蕈酒、金橘酒的度數很高（酒精含量高）所以不可喝過多，最好只能到三〇c.c.～四〇c.c.。

當然沒有高血壓現象者，本品也是優良的有益健康的睡前酒。香蕈、金橘都需洗淨拭乾，香蕈加上冰糖、米酒，金橘則加上米酒。

大展出版社有限公司
品冠文化出版社

地址：台北市北投區(石牌)
致遠一路二段 12 巷 1 號
郵撥：0166955～1

電話：(02)28236031
28236033
傳真：(02)28272069

圖書目錄

・生活廣場・品冠編號 61

1.	366 天誕生星	李芳黛譯	280 元
2.	366 天誕生花與誕生石	李芳黛譯	280 元
3.	科學命相	淺野八郎著	220 元
4.	已知的他界科學	陳蒼杰譯	220 元
5.	開拓未來的他界科學	陳蒼杰譯	220 元
6.	世紀末變態心理犯罪檔案	沈永嘉譯	240 元
7.	366 天開運年鑑	林廷宇編著	230 元
8.	色彩學與你	野村順一著	230 元
9.	科學手相	淺野八郎著	230 元
10.	你也能成為戀愛高手	柯富陽編著	220 元
11.	血型與十二星座	許淑瑛編著	230 元
12.	動物測驗—人性現形	淺野八郎著	200 元
13.	愛情、幸福完全自測	淺野八郎著	200 元
14.	輕鬆攻佔女性	趙奕世編著	230 元
15.	解讀命運密碼	郭宗德著	200 元

・女醫師系列・品冠編號 62

1.	子宮內膜症	國府田清子著	200 元
2.	子宮肌瘤	黑島淳子著	200 元
3.	上班女性的壓力症候群	池下育子著	200 元
4.	漏尿、尿失禁	中田真木著	200 元
5.	高齡生產	大鷹美子著	200 元
6.	子宮癌	上坊敏子著	200 元
7.	避孕	早乙女智子著	200 元
8.	不孕症	中村春根著	200 元
9.	生理痛與生理不順	堀口雅子著	200 元
10.	更年期	野末悅子著	200 元

・傳統民俗療法・品冠編號 63

1.	神奇刀療法	潘文雄著	200 元

2.	神奇拍打療法	安在峰著	200 元
3.	神奇拔罐療法	安在峰著	200 元
4.	神奇艾灸療法	安在峰著	200 元
5.	神奇貼敷療法	安在峰著	200 元
6.	神奇薰洗療法	安在峰著	200 元
7.	神奇耳穴療法	安在峰著	200 元
8.	神奇指針療法	安在峰著	200 元
9.	神奇藥酒療法	安在峰著	200 元
10.	神奇藥茶療法	安在峰著	200 元

・彩色圖解保健・品冠編號 64

1.	瘦身	主婦之友社	300 元
2.	腰痛	主婦之友社	300 元
3.	肩膀痠痛	主婦之友社	300 元
4.	腰、膝、腳的疼痛	主婦之友社	300 元
5.	壓力、精神疲勞	主婦之友社	300 元
6.	眼睛疲勞、視力減退	主婦之友社	300 元

・心 想 事 成・品冠編號 65

1.	魔法愛情點心	結城莫拉著	120 元
2.	可愛手工飾品	結城莫拉著	120 元
3.	可愛打扮&髮型	結城莫拉著	120 元
4.	撲克牌算命	結城莫拉著	120 元

・法律專欄連載・大展編號 58

台大法學院　法律學系／策劃
法律服務社／編著

1.	別讓您的權利睡著了(1)	200 元
2.	別讓您的權利睡著了(2)	200 元

・武 術 特 輯・大展編號 10

1.	陳式太極拳入門	馮志強編著	180 元
2.	武式太極拳	郝少如編著	200 元
3.	練功十八法入門	蕭京凌編著	120 元
4.	教門長拳	蕭京凌編著	150 元
5.	跆拳道	蕭京凌編譯	180 元
6.	正傳合氣道	程曉鈴譯	200 元
7.	圖解雙節棍	陳銘遠著	150 元
8.	格鬥空手道	鄭旭旭編著	200 元

9. 實用跆拳道	陳國榮編著	200 元
10. 武術初學指南	李文英、解守德編著	250 元
11. 泰國拳	陳國榮著	180 元
12. 中國式摔跤	黃　斌編著	180 元
13. 太極劍入門	李德印編著	180 元
14. 太極拳運動	運動司編	250 元
15. 太極拳譜	清・王宗岳等著	280 元
16. 散手初學	冷　峰編著	200 元
17. 南拳	朱瑞琪編著	180 元
18. 吳式太極劍	王培生著	200 元
19. 太極拳健身與技擊	王培生著	250 元
20. 秘傳武當八卦掌	狄兆龍著	250 元
21. 太極拳論譚	沈　壽著	250 元
22. 陳式太極拳技擊法	馬　虹著	250 元
23. 二十四式/三十二式 太極拳/劍	闞桂香著	180 元
24. 楊式秘傳 129 式太極長拳	張楚全著	280 元
25. 楊式太極拳架詳解	林炳堯著	280 元
26. 華佗五禽劍	劉時榮著	180 元
27. 太極拳基礎講座：基本功與簡化 24 式	李德印著	250 元
28. 武式太極拳精華	薛乃印著	200 元
29. 陳式太極拳拳理闡微	馬　虹著	350 元
30. 陳式太極拳體用全書	馬　虹著	400 元
31. 張三豐太極拳	陳占奎著	200 元
32. 中國太極推手	張　山主編	300 元
33. 48 式太極拳入門	門惠豐編著	220 元
34. 太極拳奇人奇功	嚴翰秀編著	250 元
35. 心意門秘籍	李新民編著	220 元
36. 三才門乾坤戊己功	王培生編著	220 元
37. 武式太極劍精華 +VCD	薛乃印編著	350 元
38. 楊式太極拳	傅鐘文演述	200 元
39. 陳式太極拳、劍 36 式	闞桂香編著	250 元

・原地太極拳系列・大展編號 11

1. 原地綜合太極拳 24 式	胡啟賢創編	220 元
2. 原地活步太極拳 42 式	胡啟賢創編	200 元
3. 原地簡化太極拳 24 式	胡啟賢創編	200 元
4. 原地太極拳 12 式	胡啟賢創編	200 元

・名師出高徒・大展編號 111

1. 武術基本功與基本動作	劉玉萍編著	200 元
2. 長拳入門與精進	吳彬　等著	220 元

3.	劍術刀術入門與精進	楊柏龍等著	元
4.	棍術、槍術入門與精進	邱丕相編著	元
5.	南拳入門與精進	朱瑞琪編著	元
6.	散手入門與精進	張 山等著	元
7.	太極拳入門與精進	李德印編著	元
8.	太極推手入門與精進	田金龍編著	元

・道學文化・大展編號 12

1.	道在養生：道教長壽術	郝 勤等著	250 元
2.	龍虎丹道：道教內丹術	郝 勤著	300 元
3.	天上人間：道教神仙譜系	黃德海著	250 元
4.	步罡踏斗：道教祭禮儀典	張澤洪著	250 元
5.	道醫窺秘：道教醫學康復術	王慶餘等著	250 元
6.	勸善成仙：道教生命倫理	李 剛著	250 元
7.	洞天福地：道教宮觀勝境	沙銘壽著	250 元
8.	青詞碧簫：道教文學藝術	楊光文等著	250 元
9.	沈博絕麗：道教格言精粹	朱耕發等著	250 元

・易學智慧・大展編號 122

1.	易學與管理	余敦康主編	250 元
2.	易學與養生	劉長林等著	300 元
3.	易學與美學	劉綱紀等著	300 元
4.	易學與科技	董光壁 著	元
5.	易學與建築	韓增祿 著	元
6.	易學源流	鄭萬耕 著	元
7.	易學的思維	傅雲龍等著	元
8.	周易與易圖	李 申 著	元

・神算大師・大展編號 123

1.	劉伯溫神算兵法	應 涵編著	280 元
2.	姜太公神算兵法	應 涵編著	元
3.	鬼谷子神算兵法	應 涵編著	元
4.	諸葛亮神算兵法	應 涵編著	元

・秘傳占卜系列・大展編號 14

1.	手相術	淺野八郎著	180 元
2.	人相術	淺野八郎著	180 元
3.	西洋占星術	淺野八郎著	180 元
4.	中國神奇占卜	淺野八郎著	150 元

5. 夢判斷　淺野八郎著　150元
6. 前世、來世占卜　淺野八郎著　150元
7. 法國式血型學　淺野八郎著　150元
8. 靈感、符咒學　淺野八郎著　150元
9. 紙牌占卜術　淺野八郎著　150元
10. ESP超能力占卜　淺野八郎著　150元
11. 猶太數的秘術　淺野八郎著　150元
12. 新心理測驗　淺野八郎著　160元
13. 塔羅牌預言秘法　淺野八郎著　200元

・趣味心理講座・大展編號 15

1. 性格測驗① 探索男與女　淺野八郎著　140元
2. 性格測驗② 透視人心奧秘　淺野八郎著　140元
3. 性格測驗③ 發現陌生的自己　淺野八郎著　140元
4. 性格測驗④ 發現你的真面目　淺野八郎著　140元
5. 性格測驗⑤ 讓你們吃驚　淺野八郎著　140元
6. 性格測驗⑥ 洞穿心理盲點　淺野八郎著　140元
7. 性格測驗⑦ 探索對方心理　淺野八郎著　140元
8. 性格測驗⑧ 由吃認識自己　淺野八郎著　160元
9. 性格測驗⑨ 戀愛知多少　淺野八郎著　160元
10. 性格測驗⑩ 由裝扮瞭解人心　淺野八郎著　160元
11. 性格測驗⑪ 敲開內心玄機　淺野八郎著　140元
12. 性格測驗⑫ 透視你的未來　淺野八郎著　160元
13. 血型與你的一生　淺野八郎著　160元
14. 趣味推理遊戲　淺野八郎著　160元
15. 行為語言解析　淺野八郎著　160元

・婦 幼 天 地・大展編號 16

1. 八萬人減肥成果　黃靜香譯　180元
2. 三分鐘減肥體操　楊鴻儒譯　150元
3. 窈窕淑女美髮秘訣　柯素娥譯　130元
4. 使妳更迷人　成　玉譯　130元
5. 女性的更年期　官舒妍編譯　160元
6. 胎內育兒法　李玉瓊編譯　150元
7. 早產兒袋鼠式護理　唐岱蘭譯　200元
8. 初次懷孕與生產　婦幼天地編譯組　180元
9. 初次育兒12個月　婦幼天地編譯組　180元
10. 斷乳食與幼兒食　婦幼天地編譯組　180元
11. 培養幼兒能力與性向　婦幼天地編譯組　180元
12. 培養幼兒創造力的玩具與遊戲　婦幼天地編譯組　180元
13. 幼兒的症狀與疾病　婦幼天地編譯組　180元

14. 腿部苗條健美法	婦幼天地編譯組	180 元
15. 女性腰痛別忽視	婦幼天地編譯組	150 元
16. 舒展身心體操術	李玉瓊編譯	130 元
17. 三分鐘臉部體操	趙薇妮著	160 元
18. 生動的笑容表情術	趙薇妮著	160 元
19. 心曠神怡減肥法	川津祐介著	130 元
20. 內衣使妳更美麗	陳玄茹譯	130 元
21. 瑜伽美姿美容	黃靜香編著	180 元
22. 高雅女性裝扮學	陳珮玲譯	180 元
23. 蠶糞肌膚美顏法	坂梨秀子著	160 元
24. 認識妳的身體	李玉瓊譯	160 元
25. 產後恢復苗條體態	居理安・芙萊喬著	200 元
26. 正確護髮美容法	山崎伊久江著	180 元
27. 安琪拉美姿養生學	安琪拉蘭斯博瑞著	180 元
28. 女體性醫學剖析	增田豐著	220 元
29. 懷孕與生產剖析	岡部綾子著	180 元
30. 斷奶後的健康育兒	東城百合子著	220 元
31. 引出孩子幹勁的責罵藝術	多湖輝著	170 元
32. 培養孩子獨立的藝術	多湖輝著	170 元
33. 子宮肌瘤與卵巢囊腫	陳秀琳編著	180 元
34. 下半身減肥法	納他夏・史達賓著	180 元
35. 女性自然美容法	吳雅菁編著	180 元
36. 再也不發胖	池園悅太郎著	170 元
37. 生男生女控制術	中垣勝裕著	220 元
38. 使妳的肌膚更亮麗	楊　皓編著	170 元
39. 臉部輪廓變美	芝崎義夫著	180 元
40. 斑點、皺紋自己治療	高須克彌著	180 元
41. 面皰自己治療	伊藤雄康著	180 元
42. 隨心所欲瘦身冥想法	原久子著	180 元
43. 胎兒革命	鈴木丈織著	180 元
44. NS 磁氣平衡法塑造窈窕奇蹟	古屋和江著	180 元
45. 享瘦從腳開始	山田陽子著	180 元
46. 小改變瘦 4 公斤	宮本裕子著	180 元
47. 軟管減肥瘦身	高橋輝男著	180 元
48. 海藻精神秘美容法	劉名揚編著	180 元
49. 肌膚保養與脫毛	鈴木真理著	180 元
50. 10 天減肥 3 公斤	彤雲編輯組	180 元
51. 穿出自己的品味	西村玲子著	280 元
52. 小孩髮型設計	李芳黛譯	250 元

・青 春 天 地・大展編號 17

1. A 血型與星座	柯素娥編譯	160 元
2. B 血型與星座	柯素娥編譯	160 元

3. O血型與星座 柯素娥編譯 160元
4. AB血型與星座 柯素娥編譯 120元
5. 青春期性教室 呂貴嵐編譯 130元
7. 難解數學破題 宋釗宜編譯 130元
9. 小論文寫作秘訣 林顯茂編譯 120元
11. 中學生野外遊戲 熊谷康編著 120元
12. 恐怖極短篇 柯素娥編譯 130元
13. 恐怖夜話 小毛驢編譯 130元
14. 恐怖幽默短篇 小毛驢編譯 120元
15. 黑色幽默短篇 小毛驢編譯 120元
16. 靈異怪談 小毛驢編譯 130元
17. 錯覺遊戲 小毛驢編著 130元
18. 整人遊戲 小毛驢編著 150元
19. 有趣的超常識 柯素娥編譯 130元
20. 哦！原來如此 林慶旺編譯 130元
21. 趣味競賽100種 劉名揚編譯 120元
22. 數學謎題入門 宋釗宜編譯 150元
23. 數學謎題解析 宋釗宜編譯 150元
24. 透視男女心理 林慶旺編譯 120元
25. 少女情懷的自白 李桂蘭編譯 120元
26. 由兄弟姊妹看命運 李玉瓊編譯 130元
27. 趣味的科學魔術 林慶旺編譯 150元
28. 趣味的心理實驗室 李燕玲編譯 150元
29. 愛與性心理測驗 小毛驢編譯 130元
30. 刑案推理解謎 小毛驢編譯 180元
31. 偵探常識推理 小毛驢編譯 180元
32. 偵探常識解謎 小毛驢編譯 130元
33. 偵探推理遊戲 小毛驢編譯 180元
34. 趣味的超魔術 廖玉山編著 150元
35. 趣味的珍奇發明 柯素娥編著 150元
36. 登山用具與技巧 陳瑞菊編著 150元
37. 性的漫談 蘇燕謀編著 180元
38. 無的漫談 蘇燕謀編著 180元
39. 黑色漫談 蘇燕謀編著 180元
40. 白色漫談 蘇燕謀編著 180元

・健康天地・大展編號18

1. 壓力的預防與治療 柯素娥編譯 130元
2. 超科學氣的魔力 柯素娥編譯 130元
3. 尿療法治病的神奇 中尾良一著 130元
4. 鐵證如山的尿療法奇蹟 廖玉山譯 120元
5. 一日斷食健康法 葉慈容編譯 150元
6. 胃部強健法 陳炳崑譯 120元

7. 癌症早期檢查法	廖松濤譯	160 元
8. 老人痴呆症防止法	柯素娥編譯	170 元
9. 松葉汁健康飲料	陳麗芬編譯	150 元
10. 揉肚臍健康法	永井秋夫著	150 元
11. 過勞死、猝死的預防	卓秀貞編譯	130 元
12. 高血壓治療與飲食	藤山順豐著	180 元
13. 老人看護指南	柯素娥編譯	150 元
14. 美容外科淺談	楊啟宏著	150 元
15. 美容外科新境界	楊啟宏著	150 元
16. 鹽是天然的醫生	西英司郎著	140 元
17. 年輕十歲不是夢	梁瑞麟譯	200 元
18. 茶料理治百病	桑野和民著	180 元
19. 綠茶治病寶典	桑野和民著	150 元
20. 杜仲茶養顏減肥法	西田博著	170 元
21. 蜂膠驚人療效	瀨長良三郎著	180 元
22. 蜂膠治百病	瀨長良三郎著	180 元
23. 醫藥與生活㈠	鄭炳全著	180 元
24. 鈣長生寶典	落合敏著	180 元
25. 大蒜長生寶典	木下繁太郎著	160 元
26. 居家自我健康檢查	石川恭三著	160 元
27. 永恆的健康人生	李秀鈴譯	200 元
28. 大豆卵磷脂長生寶典	劉雪卿譯	150 元
29. 芳香療法	梁艾琳譯	160 元
30. 醋長生寶典	柯素娥譯	180 元
31. 從星座透視健康	席拉・吉蒂斯著	180 元
32. 愉悅自在保健學	野本二士夫著	160 元
33. 裸睡健康法	丸山淳士等著	160 元
34. 糖尿病預防與治療	藤山順豐著	180 元
35. 維他命長生寶典	菅原明子著	180 元
36. 維他命 C 新效果	鐘文訓編	150 元
37. 手、腳病理按摩	堤芳朗著	160 元
38. AIDS 瞭解與預防	彼得塔歇爾著	180 元
39. 甲殼質殼聚糖健康法	沈永嘉譯	160 元
40. 神經痛預防與治療	木下真男著	160 元
41. 室內身體鍛鍊法	陳炳崑編著	160 元
42. 吃出健康藥膳	劉大器編著	180 元
43. 自我指壓術	蘇燕謀編著	160 元
44. 紅蘿蔔汁斷食療法	李玉瓊編著	150 元
45. 洗心術健康秘法	竺翠萍編譯	170 元
46. 枇杷葉健康療法	柯素娥編譯	180 元
47. 抗衰血癒	楊啟宏著	180 元
48. 與癌搏鬥記	逸見政孝著	180 元
49. 冬蟲夏草長生寶典	高橋義博著	170 元
50. 痔瘡・大腸疾病先端療法	宮島伸宜著	180 元

51. 膠布治癒頑固慢性病	加瀨建造著	180 元
52. 芝麻神奇健康法	小林貞作著	170 元
53. 香煙能防止癡呆？	高田明和著	180 元
54. 穀菜食治癌療法	佐藤成志著	180 元
55. 貼藥健康法	松原英多著	180 元
56. 克服癌症調和道呼吸法	帶津良一著	180 元
57. B 型肝炎預防與治療	野村喜重郎著	180 元
58. 青春永駐養生導引術	早島正雄著	180 元
59. 改變呼吸法創造健康	原久子著	180 元
60. 荷爾蒙平衡養生秘訣	出村博著	180 元
61. 水美肌健康法	井戶勝富著	170 元
62. 認識食物掌握健康	廖梅珠編著	170 元
63. 痛風劇痛消除法	鈴木吉彥著	180 元
64. 酸莖菌驚人療效	上田明彥著	180 元
65. 大豆卵磷脂治現代病	神津健一著	200 元
66. 時辰療法—危險時刻凌晨 4 時	呂建強等著	180 元
67. 自然治癒力提升法	帶津良一著	180 元
68. 巧妙的氣保健法	藤平墨子著	180 元
69. 治癒 C 型肝炎	熊田博光著	180 元
70. 肝臟病預防與治療	劉名揚編著	180 元
71. 腰痛平衡療法	荒井政信著	180 元
72. 根治多汗症、狐臭	稻葉益巳著	220 元
73. 40 歲以後的骨質疏鬆症	沈永嘉譯	180 元
74. 認識中藥	松下一成著	180 元
75. 認識氣的科學	佐佐木茂美著	180 元
76. 我戰勝了癌症	安田伸著	180 元
77. 斑點是身心的危險信號	中野進著	180 元
78. 艾波拉病毒大震撼	玉川重德著	180 元
79. 重新還我黑髮	桑名隆一郎著	180 元
80. 身體節律與健康	林博史著	180 元
81. 生薑治萬病	石原結實著	180 元
82. 靈芝治百病	陳瑞東著	180 元
83. 木炭驚人的威力	大槻彰著	200 元
84. 認識活性氧	井土貴司著	180 元
85. 深海鮫治百病	廖玉山編著	180 元
86. 神奇的蜂王乳	井上丹治著	180 元
87. 卡拉 OK 健腦法	東潔著	180 元
88. 卡拉 OK 健康法	福田伴男著	180 元
89. 醫藥與生活(二)	鄭炳全著	200 元
90. 洋蔥治百病	宮尾興平著	180 元
91. 年輕 10 歲快步健康法	石塚忠雄著	180 元
92. 石榴的驚人神效	岡本順子著	180 元
93. 飲料健康法	白鳥早奈英著	180 元
94. 健康棒體操	劉名揚編譯	180 元

95. 催眠健康法	蕭京凌編著	180 元
96. 鬱金（美王）治百病	水野修一著	180 元
97. 醫藥與生活㈢	鄭炳全著	200 元

・實用女性學講座・大展編號 19

1. 解讀女性內心世界	島田一男著	150 元
2. 塑造成熟的女性	島田一男著	150 元
3. 女性整體裝扮學	黃靜香編著	180 元
4. 女性應對禮儀	黃靜香編著	180 元
5. 女性婚前必修	小野十傳著	200 元
6. 徹底瞭解女人	田口二州著	180 元
7. 拆穿女性謊言 88 招	島田一男著	200 元
8. 解讀女人心	島田一男著	200 元
9. 俘獲女性絕招	志賀貢著	200 元
10. 愛情的壓力解套	中村理英子著	200 元
11. 妳是人見人愛的女孩	廖松濤編著	200 元

・校園系列・大展編號 20

1. 讀書集中術	多湖輝著	180 元
2. 應考的訣竅	多湖輝著	150 元
3. 輕鬆讀書贏得聯考	多湖輝著	180 元
4. 讀書記憶秘訣	多湖輝著	180 元
5. 視力恢復！超速讀術	江錦雲譯	180 元
6. 讀書 36 計	黃柏松編著	180 元
7. 驚人的速讀術	鐘文訓編著	170 元
8. 學生課業輔導良方	多湖輝著	180 元
9. 超速讀超記憶法	廖松濤編著	180 元
10. 速算解題技巧	宋釗宜編著	200 元
11. 看圖學英文	陳炳崑編著	200 元
12. 讓孩子最喜歡數學	沈永嘉譯	180 元
13. 催眠記憶術	林碧清譯	180 元
14. 催眠速讀術	林碧清譯	180 元
15. 數學式思考學習法	劉淑錦譯	200 元
16. 考試憑要領	劉孝暉著	180 元
17. 事半功倍讀書法	王毅希著	200 元
18. 超金榜題名術	陳蒼杰譯	200 元
19. 靈活記憶術	林耀慶編著	180 元
20. 數學增強要領	江修楨編著	180 元

・實用心理學講座・大展編號 21

1. 拆穿欺騙伎倆	多湖輝著	140 元
2. 創造好構想	多湖輝著	140 元
3. 面對面心理術	多湖輝著	160 元
4. 偽裝心理術	多湖輝著	140 元
5. 透視人性弱點	多湖輝著	180 元
6. 自我表現術	多湖輝著	180 元
7. 不可思議的人性心理	多湖輝著	180 元
8. 催眠術入門	多湖輝著	150 元
9. 責罵部屬的藝術	多湖輝著	150 元
10. 精神力	多湖輝著	150 元
11. 厚黑說服術	多湖輝著	150 元
12. 集中力	多湖輝著	150 元
13. 構想力	多湖輝著	150 元
14. 深層心理術	多湖輝著	160 元
15. 深層語言術	多湖輝著	160 元
16. 深層說服術	多湖輝著	180 元
17. 掌握潛在心理	多湖輝著	160 元
18. 洞悉心理陷阱	多湖輝著	180 元
19. 解讀金錢心理	多湖輝著	180 元
20. 拆穿語言圈套	多湖輝著	180 元
21. 語言的內心玄機	多湖輝著	180 元
22. 積極力	多湖輝著	180 元

・超現實心理講座・大展編號 22

1. 超意識覺醒法	詹蔚芬編譯	130 元
2. 護摩秘法與人生	劉名揚編譯	130 元
3. 秘法！超級仙術入門	陸明譯	150 元
4. 給地球人的訊息	柯素娥編著	150 元
5. 密教的神通力	劉名揚編著	130 元
6. 神秘奇妙的世界	平川陽一著	200 元
7. 地球文明的超革命	吳秋嬌譯	200 元
8. 力量石的秘密	吳秋嬌譯	180 元
9. 超能力的靈異世界	馬小莉譯	200 元
10. 逃離地球毀滅的命運	吳秋嬌譯	200 元
11. 宇宙與地球終結之謎	南山宏著	200 元
12. 驚世奇功揭秘	傅起鳳著	200 元
13. 啟發身心潛力心象訓練法	栗田昌裕著	180 元
14. 仙道術遁甲法	高藤聰一郎著	220 元
15. 神通力的秘密	中岡俊哉著	180 元
16. 仙人成仙術	高藤聰一郎著	200 元

國家圖書館出版品預行編目資料

藥酒與健康果菜汁／成玉編著，一2版 一臺北市；大展，民86
面；　公分，一（飲食保健；4）
ISBN 957-557-707-8（平裝）

1. 酒　2. 方劑學（中醫）　3.飲料

411.4　　86004102

藥酒與健康果菜汁　ISBN 957-557-707-8

編著者／成　玉
發行人／蔡森明
出版者／大展出版社有限公司
社　址／台北市北投區（石牌）致遠一路2段12巷1號
電　話／（02）28236031・28236033・28233123
傳　眞／（02）28272069
郵政劃撥／01669551
E－mail／dah-jaan@ms 9.tisnet.net.tw
登記證／局版臺業字第 2171 號
承印者／國順文具印刷行
裝　訂／嶸興裝訂有限公司
排版者／弘益電腦排版有限公司
初版1刷／1983年（民72年）1月
2版1刷／1997年（民86年）5月
2版2刷／2001年（民90年）9月　　定　價／250元

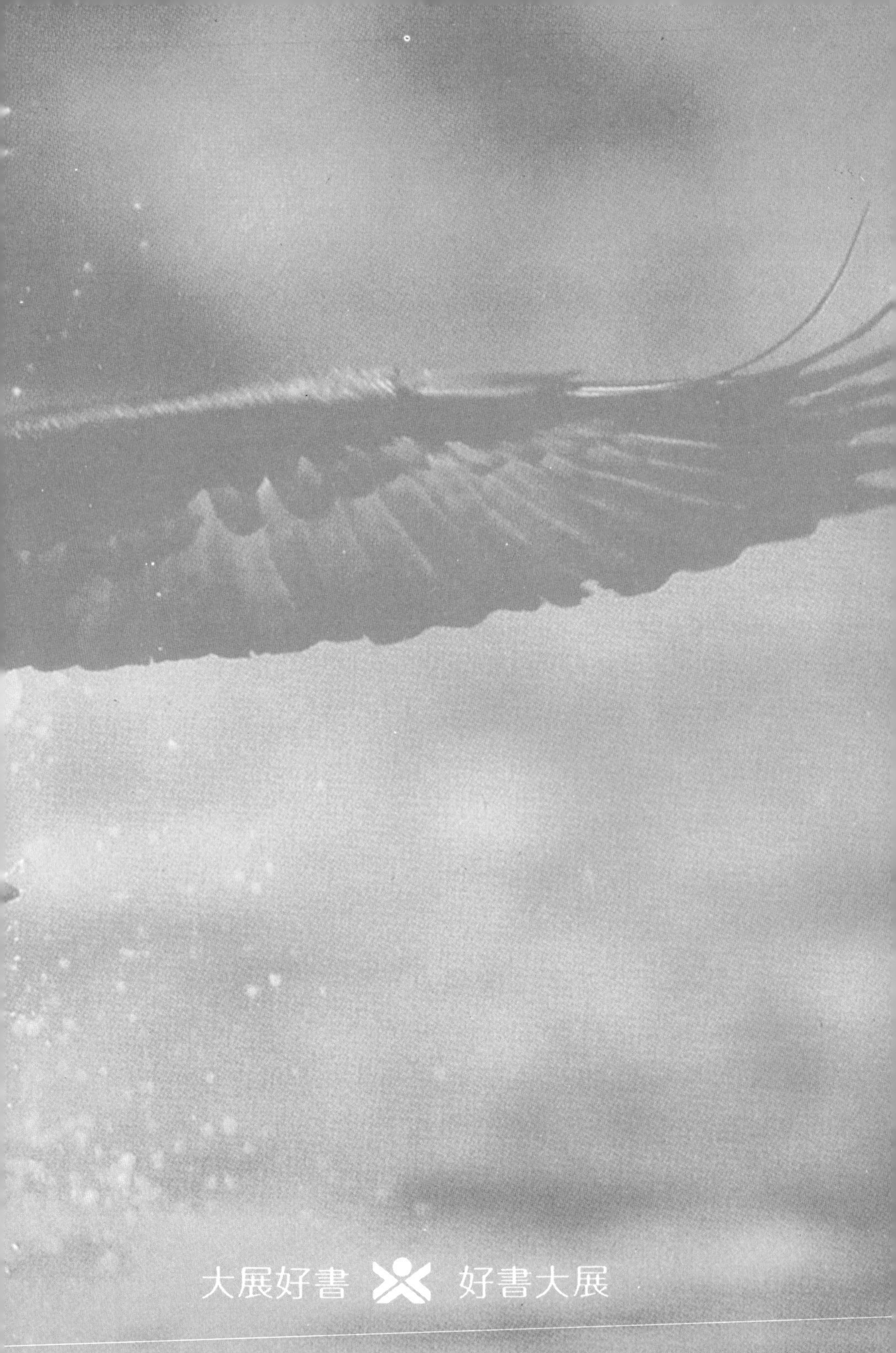
大展好書 好書大展

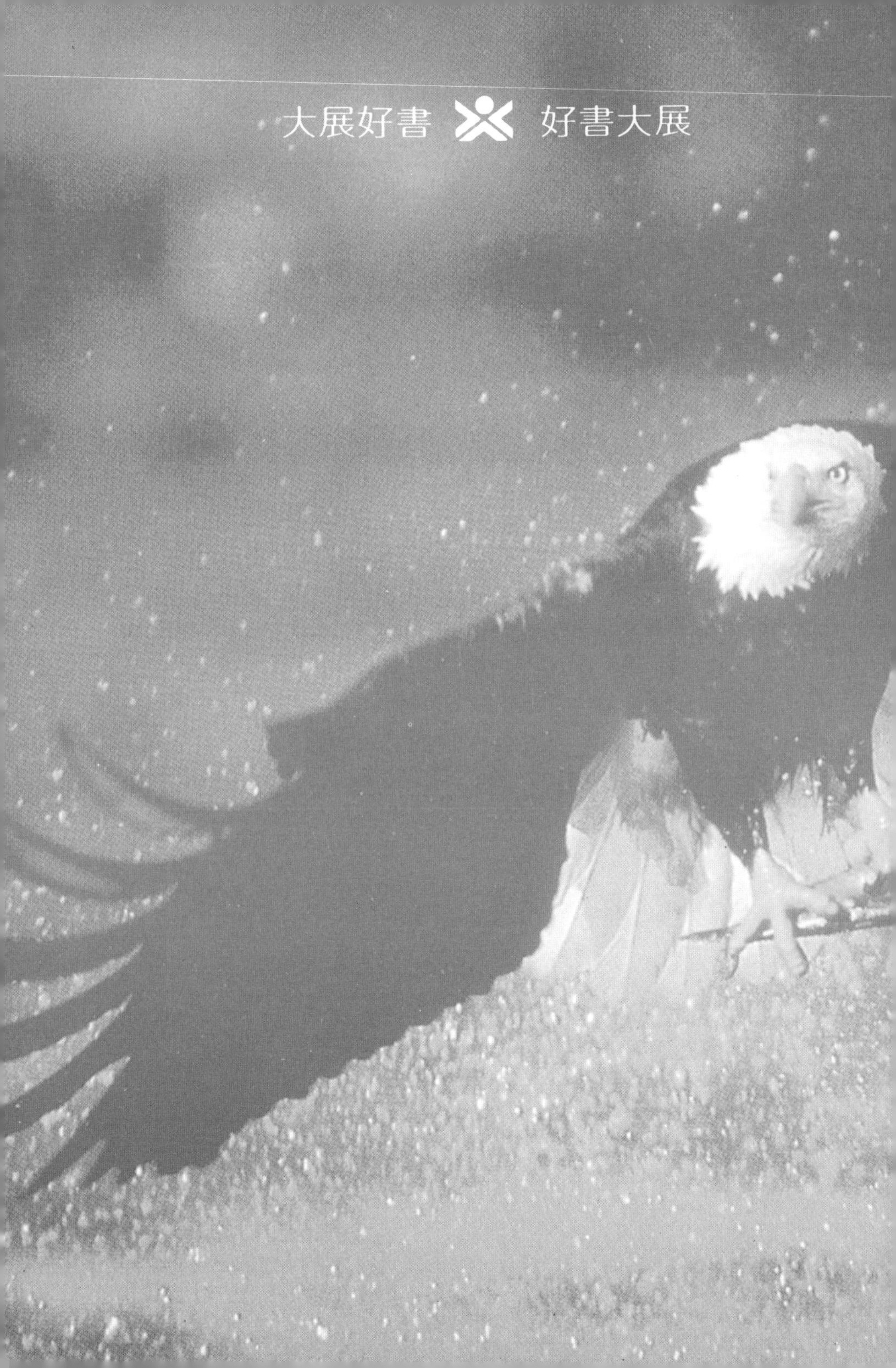
大展好書 好書大展